亜鉛の機能と健康
― 新たにわかった多彩な機能 ―

日本栄養・食糧学会
監修

駒井三千夫・神戸大朋
責任編集

建帛社
KENPAKUSHA

Zinc : An Important Essential Trace Element for Good Health

Supervised by
JAPAN SOCIETY OF
NUTRITION AND FOOD SCIENCE
Edited by
Michio Komai
Taiho Kambe

©Michio Komai et al. 2013, Printed in Japan

Published by
KENPAKUSHA Co., Ltd.
2–15 Sengoku 4–chome, Bunkyoku, Tokyo 112–0012, Japan

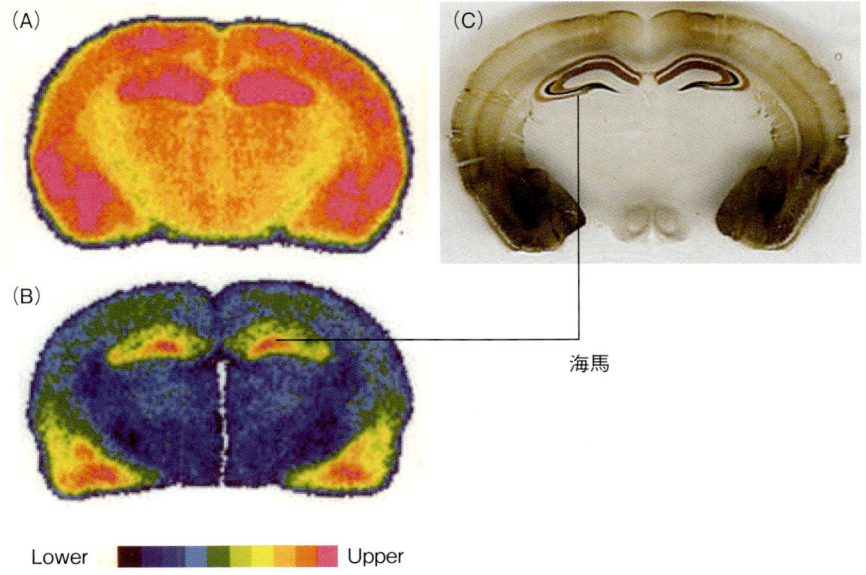

海馬

口絵-1　^{65}Zn の脳内分布と Timm's 染色（第5章，p. 133）
　ラットに ^{65}ZnCl$_2$ を静注し、12日後（A）と30日後（B）の冠状面での分布。マウス脳の Timm's 染色（シナプス小胞亜鉛を染色）（C）。

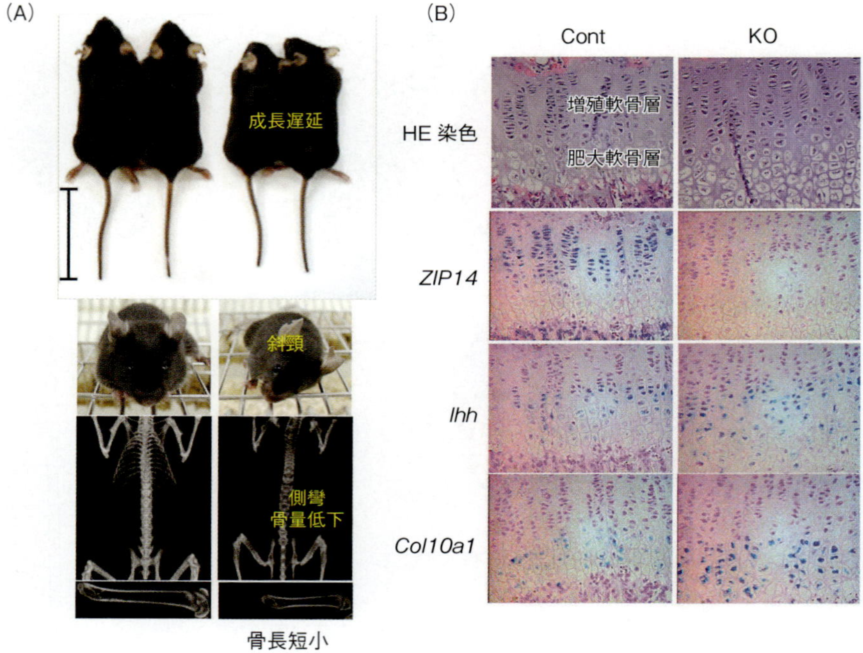

口絵-2　ZIP14はGPCRシグナル伝達を介した軟骨細胞の分化を制御する
(文献19より改変)(第7章, p.175)

A：*ZIP14*-KOマウスの表現型：*ZIP14*-KOマウスは，成長遅延，斜頸，側彎，骨粗鬆および四肢短小を呈する。

B：脛骨の軟骨成長板の組織学的解析(ヘマトキシリン・エオジン染色)：*ZIP14*-KOマウスの成長板では，肥大化の亢進(前肥大層と肥大層の伸長)が認められる(上2段)。

　軟骨分化マーカーの *in situ* ハイブリダイゼーション解析：*ZIP14*-KOマウスの成長板では，*Ihh*(前肥大層マーカー)と *Col10a1* (肥大層マーカー)のmRNA発現の亢進が認められる(下2段)。

序　　文

　最近の亜鉛研究の進展により，亜鉛は遺伝子の増幅にも直接的な関与をしているほかに，多くの酵素の活性中心として，あるいは免疫機能等の他の機能性を介してわれわれの生理機能を調節・維持してくれる微量元素であることが明らかにされてきた。外見は鉛に似ているが，鉛に比べれば著しく毒性の低い，多くの機能性を有する元素であることがわかってきた。

　亜鉛は，味覚機能の維持などのほかにもわれわれの身体の生理機能の維持に必須な働きを行っていることが，分子レベルで明らかにされつつある。例えば，亜鉛欠乏性腸性肢端皮膚炎が，小腸粘膜の亜鉛トランスポーター（輸送体）の異常による吸収不良であることがわかったのが 2002 年のことであり，これはわずか 11 年前のことである。この 10 年間，亜鉛研究に関する解明が主に亜鉛トランスポーター研究の進展によって広範囲に進んでいる。旧来の亜鉛欠乏の臨床といえば，耳鼻咽喉科等での味覚異常や唾液分泌等の口腔生理的な異常の内容が多かったが，これからはいろいろな臨床領域の未解明の疾病との関係も含めて解析されることが期待されている。

　本書は，「序章　亜鉛の多彩な生理機能」で亜鉛の機能性について総論的に紹介された後に，「第 1 章　多彩な亜鉛欠乏症―臨床と疫学」，「第 2 章　亜鉛補充療法」，「第 3 章　妊娠期・乳児期・幼児期における亜鉛の栄養的役割」，「第 4 章　亜鉛の味覚・食欲調節機能」，「第 5 章　亜鉛シグナルからみた脳の健康」，「第 6 章　消化管における亜鉛吸収のメカニズム」，「第 7 章　亜鉛シグナルによる成長と骨代謝制御」，「第 8 章　亜鉛と糖尿病」，「第 9 章　アレルギー反応における亜鉛／亜鉛トランスポーターの役割」，という構成になっている。最後の「終章　今後の展望」では，今後のいろいろな課題が述べられており，健康的な生活を送る上での亜鉛の多彩な生理機能を，分子レベルで知る必要性がまだまだ多くあることが指摘されている。今後のさらなる研究の進展が望まれる。

著者には最先端の研究を行っている新進気鋭の方々も居られるし，亜鉛研究で著名なベテランの先生方も居られる。これほど幅広い人材によって，基礎的な内容から臨床までが記載されている本はないことであろう。英訳し，日本発の書籍として世界中に公表したいレベルの内容が盛り込まれていることをご紹介して，序文としたい。

　末尾ながら，本書『亜鉛の機能と健康』は，第66回日本栄養・食糧学会のシンポジウムの中から選ばれて出版されることになったテーマである。同学会理事会の諸先生方に御礼を申し上げるとともに，出版に際して格別なご尽力をいただいた建帛社の筑紫恒男社長に深甚の謝意を表したい。

2013年3月

責任編集者　駒井三千夫
神戸大朋

目　　次

序章　亜鉛の多彩な生理機能
〔駒井　三千夫〕
1. 化学的性質……………………………………………………………… 1
2. 必須栄養素としての働き……………………………………………… 2
3. 亜鉛の解毒機能………………………………………………………… 4
4. 摂取基準と耐容上限量………………………………………………… 8
5. 食品中の含量と由来……………………………………………………10
6. 規格基準と分析法………………………………………………………12
7. 日本人の摂取量…………………………………………………………13
8. 過去の中毒事例…………………………………………………………14
9. 最近の動向………………………………………………………………15

第1章　多彩な亜鉛欠乏症——臨床と疫学
〔倉澤　隆平〕
1. はじめに…………………………………………………………………19
2. 亜鉛欠乏症の臨床………………………………………………………20
3. 論理的亜鉛補充療法の効果発現と作用機序…………………………35
4. 亜鉛の中毒について……………………………………………………45
5. 亜鉛欠乏症の疫学………………………………………………………46
6. なぜ亜鉛欠乏が生ずるのか……………………………………………50
7. おわりに…………………………………………………………………51

第2章　亜鉛補充療法
〔宮田　學〕

1. 亜鉛補充療法の基礎事項……………………………………53
2. 各種疾患における亜鉛補充療法……………………………59
3. 妊娠時，乳幼児期，手術時等における亜鉛補充療法………72
4. 高齢者の亜鉛補充療法………………………………………79

第3章　妊娠期・乳児期・幼児期における亜鉛の栄養的役割
〔長田　昌士〕

1. はじめに………………………………………………………85
2. 妊娠期における亜鉛の役割…………………………………85
3. 乳児期の亜鉛…………………………………………………95
4. 乳児期以降の小児期の亜鉛の重要性……………………… 102
5. おわりに──日本の現状を中心に………………………… 103

第4章　亜鉛の味覚・食欲調節機能
〔駒井　三千夫〕

1. はじめに……………………………………………………… 109
2. 亜鉛による味覚障害の治療………………………………… 110
3. 亜鉛欠乏ラットを用いた味覚異常のメカニズムの解明…… 117
4. 味覚機能への亜鉛酵素"炭酸脱水酵素"の寄与…………… 122
5. ラットの摂食調節における食餌亜鉛シグナルの役割……… 127

第5章　亜鉛シグナルからみた脳の健康
〔武田　厚司〕

1. はじめに……………………………………………………… 131
2. 亜鉛の吸収と脳内移行……………………………………… 132
3. Zn^{2+}シグナルと神経伝達 ………………………………… 134

4．Zn^{2+} シグナルと学習・記憶 ………………………………………… 137
　5．グルタミン酸神経毒性を介した Zn^{2+} シグナル毒性 ……………… 139
　6．亜鉛摂取不足と脳機能障害……………………………………………… 140
　7．ストレス負荷時の Zn^{2+} シグナル …………………………………… 144
　8．学習・記憶障害ならびに認知症と Zn^{2+} シグナル ………………… 145
　9．おわりに………………………………………………………………… 147

第6章　消化管における亜鉛吸収のメカニズム
〔神戸　大朋〕

　1．はじめに………………………………………………………………… 151
　2．食事中に含まれる亜鉛と亜鉛吸収に影響を与える食品因子………… 151
　3．消化管における亜鉛吸収と生体内亜鉛代謝…………………………… 154
　4．消化管における亜鉛吸収の分子メカニズム…………………………… 155
　5．おわりに………………………………………………………………… 165

第7章　亜鉛シグナルによる成長と骨代謝制御
〔深田　俊幸〕

　1．はじめに………………………………………………………………… 169
　2．亜鉛の生理的意義……………………………………………………… 169
　3．亜鉛シグナルによる成長と骨代謝制御………………………………… 175
　4．亜鉛シグナルは選択的に細胞機能を制御する………………………… 182

第8章　亜鉛と糖尿病
〔藤谷　与士夫〕

　1．はじめに………………………………………………………………… 189
　2．糖尿病とは……………………………………………………………… 189
　3．糖尿病における亜鉛の関与……………………………………………… 195
　4．糖尿病における亜鉛の役割……………………………………………… 197

5．糖尿病における亜鉛トランスポーターの役割……………………… 200
6．肥満と亜鉛……………………………………………………………… 203
7．おわりに………………………………………………………………… 204

第9章　アレルギー反応における亜鉛/亜鉛トランスポーターの役割
〔西田　圭吾〕

1．はじめに………………………………………………………………… 209
2．亜鉛供給とその細胞内調節機構……………………………………… 210
3．亜鉛キレーターによるマスト細胞活性化の抑制…………………… 212
4．亜鉛トランスポーター ZnT5 とアレルギー反応…………………… 213
5．おわりに………………………………………………………………… 219

終章　今後の展望
〔神戸　大朋〕

1．はじめに………………………………………………………………… 223
2．亜鉛の生理機能を有効活用するために……………………………… 223
3．新しい細胞内亜鉛の検出法…………………………………………… 225
4．細胞内での亜鉛代謝の全容解明に向けて…………………………… 226
5．亜鉛関連疾患の治療への応用展開…………………………………… 229
6．おわりに………………………………………………………………… 231

索　　引…………………………………………………………………… 234

序章　亜鉛の多彩な生理機能

駒井三千夫*

1．化学的性質

　日本語の"亜鉛"は，色と形が"鉛"に似ていたことに由来するとされる。鉛のほうは毒性が強く，誤って摂取した場合には腹痛，嘔吐，伸筋麻痺，感覚異常症，溶血，腎毒性などさまざまな中毒症状が現れることが知られているが，これに比べると亜鉛の毒性は低い。金属加工時の溶接ヒュームの許容濃度は，鉛（Pb自体として）が$0.15\,mg/m^3$，亜鉛（ZnOとして）が$5\,mg/m^3$までと設定されていることからも理解されよう。亜鉛は中国語では"鋅"と書き，外見から作られた日本の文字とは異なり，"亜鉛"ほど悪いイメージではない。亜鉛の最大の用途は，耐食性のメッキである（鉄板に亜鉛メッキしたトタンなど）。次に多い用途は，銅との合金である真鍮（しんちゅう）を始めとする合金材料である。亜鉛は古くは鉛と同様に毒性を持つ金属と考えられていたが，近年ではむしろ人体に必須な有用なミネラルとしての役割のほうが大きいことがわかってきた[1,2]。

　亜鉛は小さなイオン（0.065 nm）で，2価の電荷を帯びる（Zn^{2+}）。これは強いルイス酸（電子受容体）であり，より強いCu^{2+}と弱いFe^{3+}の中間に位置する。ルイス酸であるがゆえに，チオラートやアミン電子供与体と強く結合する。亜鉛には，その独自の化学特性による構造上の重要な役割がある。細胞内2価陽イオンとしての亜鉛Zn^{2+}の結合性は，Irving-Williams則（Cu＞Zn≧Ni＞Co＞Fe＞Mn＞Mg＞Caの順）に従うため，Zn^{2+}を有効に働かせるには細胞

---

*　東北大学大学院農学研究科栄養学分野

内の銅イオンが低く保たれなければならないと解釈される。亜鉛を多量に含む特定の組織や部位では，亜鉛高親和性と内外の亜鉛トランスポーターの働きによってその濃度維持が達成されていると考えられている[3,4]。

2．必須栄養素としての働き

亜鉛は，標準体重のヒトで体内に約1.5～2.5 g存在する。これは，鉄にほぼ匹敵する値である。からだ全体の主に骨格筋，骨，皮膚，肝臓，脳，腎臓などに分布し，ほとんどがタンパク質などの高分子と結合している。亜鉛含有タンパク質は，いまや3,000種類以上も同定されており[5]，亜鉛の重要性がさらに高く評価されてきている。また，亜鉛不足の栄養状態は，各種疾病の発症に深く関与している[6]。亜鉛には大きく分けて4つの生理的機能，①触媒機能（必須成分として酵素300種類以上に含まれる），②構造機能（Zn-フィンガータンパク質など）[5]，③調節機能（免疫制御，Zn^{2+}シグナルなど），そして，④解毒機能，がある。生理機能については，紙面の都合で他書に譲りたい[7-9]。

亜鉛の腸管からの吸収率は約30％程度と報告されている。吸収の過程で他の2価陽イオンである鉄や銅，カルシウムなどと拮抗することが報告されている。亜鉛の排泄は主に糞便を介して行われる。その必須栄養素としての重要性から，排泄された分は毎日補充されなければならない。もし不足してしまうと，成長障害（小人症），性的発育障害，皮膚炎，免疫機能の低下，味覚障害などといった亜鉛欠乏症に罹患する。

（1）亜鉛欠乏症の特徴

亜鉛が生物にとって必須栄養素であることは，1869年Raulinが*Aspergillus niger*の成長に必要であることを発見したのが最初といわれる。20世紀に入り，亜鉛は動植物中に一様に存在することがわかった。1934年，Toddらはラットを低亜鉛食で飼育し，その成長・発育に亜鉛が重要な役割を果たしていることを証明した。KeilinとMannは，1939年亜鉛が炭酸脱水酵素の構成成分であ

ることを発表し，300種類以上にも及ぶ亜鉛酵素発見の端緒をつくった．また，種々の機能を有するメタロチオネインは，1957年MargoshesとValleeによって発見され，1960年KagiとValleeによって精製と命名が行われたが，金属（亜鉛，銅，カドミウムなど）とシステインを多く含む低分子量のタンパク質である．メタロチオネインに結合する金属種は18種類といわれているが，通常，生体に存在するメタロチオネインは亜鉛を結合した形（Zn-MT）である．

1961年，Prasadらは，イランのShiraz地方における思春期の一群の男性に，①極端な成長の遅れ（小人症），②二次性徴の未発達，③著しい鉄欠乏性貧血，④肝・脾肥大，⑤皮膚病変，⑥土食症，などの症状を認めた．患者たちはパン種を入れない小麦パンを食べ，粘土を食べる習慣があり，さらに同じ風習のあるエジプトの村でも同じ症候群が存在するのを発見した[10]．さらに彼らは，食事中のフィチン酸による亜鉛欠乏症を疑い，患者の血漿・毛髪・白血球中の亜鉛濃度が低下していること，また^{65}Znの研究から，間違いなく亜鉛欠乏が原因であることを確かめた．そして，亜鉛の経口投与によってすべての症状を治療することができた．これが，最初のヒトにおける亜鉛欠乏症と治療法の発見である．

臨床的な亜鉛欠乏の原因としては，古くから静脈栄養・経腸栄養による摂取不足がある．亜鉛の添加により改善され，以前に比べ亜鉛欠乏は起こりにくくなったが，それでも3〜4カ月続けていると8〜9割で亜鉛欠乏が起こるといわれる．また，アルコール多飲，肝障害，腎障害，糖尿病で尿から亜鉛が排出されると過剰喪失となる．先天的な吸収障害（ZIP4不全）として腸性肢端皮膚炎があることは，第6章で述べられている．後天的な原因では豆類（フィチン酸を多く含む）の多量摂取，ポリリン酸ナトリウムなどの食品添加物摂取による吸収抑制が，薬剤による吸収障害としては，亜鉛キレート剤としてのカプトプリルなどの降圧剤を中心に約200種類が知られている．また，亜鉛に対して銅・鉄・カルシウムは吸収の段階で拮抗しあうため，サプリメントなどでそれらを含んだものを過剰に摂取すると亜鉛の吸収が抑制され，結果として亜鉛の取込み不足を招く．加えて，若者を中心とした栄養の偏りや低含有食品（精製

4　序章　亜鉛の多彩な生理機能

加工食品など）の摂取機会の増加によっても亜鉛欠乏が起こるといわれている（いわゆる"コンビニ病"，後述および，第2章参照）。

3．亜鉛の解毒機能

（1）放射線防護機能

　独立行政法人放射線医学総合研究所は，2006年3月に財団法人体質研究会との共同研究においてミネラル含有熱処理酵母に放射線障害を防護する効果があることを，マウスを用いた実験で明らかにした（プレス発表＝ホームページ http://www.nirs.go.jp/news/press/2005/03_24.shtml より）。すなわち，ミネラル含有熱処理酵母の放射線防護効果の確認実験を行い，放射線防御機能を確認した。この実験に用いた酵母は，サッカロマイセスセレビジエ（*Saccharomyces cerevisiae*）で，パンやビールの発酵に一般的に用いられている。これらの酵母等は市販されており，容易に入手可能である。抗酸化ミネラルは，亜鉛（Zn），銅（Cu），マンガン（Mn），およびセレン（Se）などで，亜鉛は約10%，マンガンと銅が5%，セレンが0.2%含有された4種の酵母が用いられた。これらのミネラル含有酵母は，サッカロマイセスセレビジエ系ビール酵母を培養する培地に硫酸亜鉛，グルコン酸銅，硫酸マンガン等の金属塩，あるいはセレノメチオニンを添加して作られた。さらに，酵母以外の成分を遠心分離して除去し，加熱乾燥（110℃，3時間）して粉末状で得られたものを与えた。本実験では市販のミネラル含有熱処理酵母（以下，ミネラル含有酵母）が用いられた。これらのミネラル含有酵母はラット経口投与で最小致死量は2.5g/kg以上と推測されている安全な物質である。

　放射線防護効果の確認実験では，雄のC3Hマウス（10週齢，体重25〜28 g）に，マウスによる放射線影響実験の致死線量である7.5 GyのX線を照射し，同種の実験の典型的な条件となる30日間の生存率が測定された。実験群は，100〜600 mg/kg（体重）の酵母を含んだ0.5%メチルセルロース懸濁液（0.3

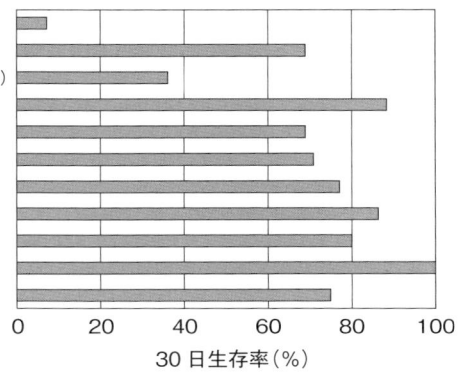

図序 - 1　各種酵母の放射線防護効果
　X線 7.5 Gy マウス全身照射，照射後 30 日の生存率，$n=16〜56$。ミネラル含有酵母は高い放射線防護効果を示している。
（独立行政法人放射線医学総合研究所プレス発表：
http://www.nirs.go.jp/news/press/2005/03_24.shtml より引用）

mL）を照射の前あるいは後に腹腔内に投与した。なお，対照群は，0.3 mL/匹の 0.5%メチルセルロース溶液を腹腔に投与した（各群 16〜56 匹のマウスを使用）。

　その結果，図序 -1 および図序 -2 に示すように，ミネラル含有酵母において高い放射線防護効果が示された。特に亜鉛酵母および銅酵母は，被曝後の投与において 30 日間生存率が 80%以上という高い生存率を示した（対照群約 7%）。亜鉛酵母は照射 60 分後投与においても高い生存率を示し，治療剤としての可能性が期待される。

（2）活性酸素（スーパーオキシド）の消去能について

　酵母とスーパーオキシドとの反応は，5,5-ジメチル-1-ピロリン-N-オキシド（DMPO）を用いる電子スピン共鳴（ESR）-スピントラッピング法を用いて行った。スーパーオキシドはヒポキサンチンとキサンチンオキシダーゼにより発生させた。DMPO-O_2^-付加体のピーク強度を半分に減少させる酵母の濃度を求め，各酵母のスーパーオキシド消去能を比較した。その結果，最も強い消

6　序章　亜鉛の多彩な生理機能

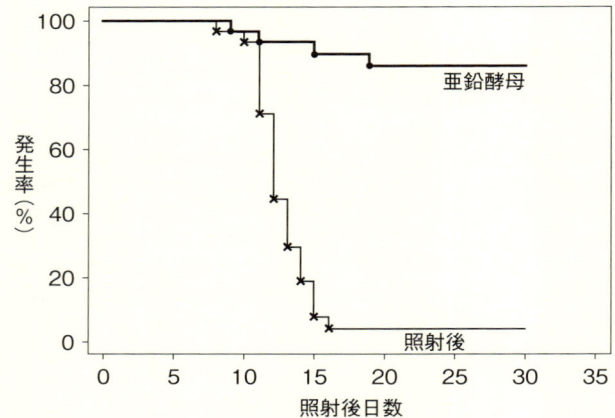

図序-2　X線 7.5 Gy マウス全身照射後，亜鉛含有酵母
（100 mg/kg）投与の 30 日間生存曲線（$n=28$）
（独立行政法人放射線医学総合研究所プレス発表：
http://www.nirs.go.jp/news/press/2005/03_24.shtml より引用）

去能を有するのは亜鉛（Zn）酵母で，この亜鉛酵母の消去能を 100 とすると，マンガン（Mn）含有酵母：47，銅（Cu）酵母：42，セレン（Se）酵母：8，パン酵母：2～10 であった。

　ミネラル含有酵母の放射線防護作用機構については今後の研究課題であるが，推察されることのひとつとして，これらのミネラル含有酵母が放射線によって発生する活性酸素類を消去して生体の損傷を防いでいる可能性があげられた。また，ミネラル含有酵母中の亜鉛・銅などは，メタロチオネインやヘムオキシゲナーゼ-1 などの抗酸化酵素を誘導する。また酵母に含まれる β-グルカンには免疫賦活作用があり，これらの作用によって放射線障害を防護しているとも考えられる。スーパーオキシド消去活性の高い酵母が，30 日生存率向上に効果的で，放射線被曝により生じる酸化的ストレスの制御に重要な役割を果たしているものと考えられるが，詳しい防御機構は今後明らかにされる必要がある。

（3）亜鉛による重金属解毒機能

　水銀，鉛，砒素，カドミウム，さらにはアルミニウムなどが中枢神経（大脳，小脳，脊髄）に慢性的に蓄積して，認知症（痴呆症），小児の自閉症，ADHD（集中力障害，多動症）などの原因となりうることはすでに広く認識されている。古くは水俣病，阿賀野川有機水銀中毒，富山神通川イタイイタイ病が有名である。重金属は末梢神経にも悪影響を及ぼして，さまざまな痛みやしびれの原因となっている。水銀はマグロ，カツオ，サケなど比較的大型の魚に多く含まれるために（食物連鎖による凝縮・濃縮の結果），海産物，寿司を多食する日本人では小児でさえ毛髪水銀濃度がアメリカ人平均値の約3倍はあることがシカゴの小児科医から報告されている。また，歯科充填物アマルガムが溶け出して体内に蓄積する危険もしばしば指摘されるところである。砒素についても，大量にヒジキなどの海産物を食べ続けた場合に体内に蓄積される可能性がイギリスから報告されている。地域によっては，コメに高濃度のカドミウムが検出されたり，飲料水の中に鉛やアルミニウムが多量に含まれている場合があることも明らかになっている。

　まず，メタロチオネインによる解毒機能について述べたい。メタロチオネインは，含硫アミノ酸であるシステインを多量に（1分子当たり20残基）含む低分子のタンパク質（分子量は約6,000～7,000）で，システインのSH基に金属を結合してその毒性を弱める働きがある。毒性の強い重金属が体内に入るとメタロチオネインが合成され，その重金属を捕捉する仕組みがある。メタロチオネインは必須元素である亜鉛によっても誘導されることが知られており，亜鉛の運搬体としての役割も持っていると考えられている。メタロチオネインは小腸，肝臓，腎臓といった防御・解毒・排泄機能を持つ臓器で発現しやすく，有害金属と亜鉛が入れ替わることによって重金属を捕捉し，尿中に排泄させる。すなわち，亜鉛不足や欠乏の状態はメタロチオネインの合成を低下させ，解毒機能を低下させる。

　重金属中毒の可能性を考えた場合には，一度信頼性の高い検査機関で毛髪内

重金属を検査してもらい，血中濃度とあわせて検討する必要がある。しかし，脳内に蓄積された重金属量を正確に測定することは不可能であり，デトックス（解毒）治療を行って臨床的に症状の改善をみながら判断しなければならない。重金属解毒治療にはキレート剤といわれる薬剤を少なくとも半年から1年かけて内服し，3カ月ごとに毛髪検査を行って臨床症状とあわせて効果を判定することも行われている。時間をかけて行う治療だけに，その際は安全性の高いキレート剤を十分注意しながら使用する必要がある。具体的には，EDTA（エチレンジアミン-四酢酸）やDMPS（2,3-dimercaptopropane-1-sulfonate）等による点滴治療や内服治療が実施されている場合があるが，これは重金属と結合させて尿中から排泄させるものである。DMPSの最大の短所はFDA（アメリカ食品医薬品局）の認可が下りていないことであり，EDTAの場合もアメリカ医師会は「EDTA点滴は医師が行うべき治療ではない」という判断を行っているため，例えば急性重金属中毒症以外への適用には慎重を期したほうがよいであろう。いずれにしても，有害重金属中毒を軽減したり予防したりするためには，日常的に必須微量元素である亜鉛，セレンなどを食事から十分に摂取しておくことが重要である。前述の亜鉛と同様，セレンの上限摂取量についても定められているので(成人男性：260～300 μg/日，成人女性：210～230 μg/日)，過剰摂取には注意する必要がある。

4. 摂取基準と耐容上限量

(1) 亜鉛の必要量（摂取基準）

　亜鉛は前立腺や精子に多量に存在し，生殖機能の維持に重要であること，また免疫機能の維持にも必須であることは，前項（2. 必須栄養素としての働き）でも触れた。亜鉛は以上のようにさまざまな重要な機能を果たしているために，毎日使われて身体から消失した分を補充しなければならない。そこで摂取基準が厚生労働省によって設定されている[11]（厚生労働省ホームページ，

http://www.mhlw.go.jp/bunya/kenkou/sessyu-kijun.html)。

摂取基準は，日本人成人における亜鉛代謝に関する研究報告がないため，わが国の成人の推定平均必要量としてアメリカ・カナダの食事摂取基準を参考に算出された。算出の手順は，①腸管以外への体外（尿・体表・精液・または月経血）排泄量の算出，②腸管内因性排泄量（組織から腸管へ排泄されて糞便中へ移行した量）と真の吸収量との関係式（回帰式），③総排泄量（腸管以外への体外排泄量に腸管内因性排泄量を加算）を補う真の吸収量の算出，④総排泄量を補う真の吸収量を達成するのに必要な摂取量の算出，である。その計算でいくと，体重 76 kg の成人では男性 11.18 mg/日，女性では 10.03 mg/日となる。この計算法は，他の年齢階級ならびに妊婦・授乳婦にも適用された[11]。すなわち，亜鉛の 1 日推奨摂取量（厚生労働省，2010 年版）は，成人の男性 12 mg，女性 9 mg（妊婦・授乳婦は，＋2〜3 mg）と定められた。

（2）耐容上限量

亜鉛過剰症と中毒について，以下に箇条書きにしてまとめた。詳細については，文献[4]に譲りたい。

① 急性の亜鉛中毒は，胃不快感・めまい・嘔気を引き起こす。
② 1 日 150 mg 以上の亜鉛摂取で催吐作用が生ずる。
③ 胃の症状は慢性中毒でもみられる。1 日 300 mg の摂取で免疫能の低下，血中 HDL コレステロール値の低下がみられるが，1 日 150 mg 摂取でも血清セルロプラスミン（フェロキシダーゼ）活性の低下がみられ，鎌状赤血球貧血患者では銅欠乏となる（亜鉛により誘導された腸管メタロチオネインが銅と結合し，腸細胞から剥離する（銅が喪失するためと考察）。
④ 1 日 100 mg 摂取でも免疫能の低下はみられる。

結局，厚生労働省が定めた 1 日の耐容上限量は，成人男性が 40〜45 mg/日，女性は 30〜35 mg/日（これ以上の量は摂取しないよう推奨される）である。

5. 食品中の含量と由来

　食品中の亜鉛含量には幅があり，赤身の肉や貝類は最もよい供給源である。植物中には穀類の胚芽部分や豆類等を除いて亜鉛は少なめである。表序－1に食品中の亜鉛含量のリストを示した[7]が，食事により亜鉛を多く摂取できる食品としては，カキ，牛肉，チーズ，煮干し，などがあげられる。亜鉛を健常人の日常の食事で賄うことは，工夫次第では可能だと考えられる。しかし，何らかの理由でこのような食品を摂取できない場合や，高齢者や乳児，あるいは通常の食事が摂取できない患者などでは，亜鉛を含む加工食品の摂取が必要となる。現在流通している加工食品には，乳児用調製粉乳やいわゆる流動食，あるいはサプリメントなどがある。乳児用調製粉乳やいわゆる流動食は総合的な栄養食品であり，銅による吸収阻害を考慮した栄養設計がなされている。すなわち，こうした食品における"亜鉛/銅"の配合比率は概ね10〜20となっている。一方，亜鉛の食品添加物（硫酸亜鉛とグルコン酸亜鉛）としての使用はごく一部に限られており，現行制度では，"栄養機能食品"や"母乳代替食品"以外に対する食品への使用は認可されていない[7]。

表序－1　食品中の亜鉛含有量*

食品名	含有量（mg）	食品名	含有量（mg）
水分含有量が40％以上のもの			
カキ	13.2	カニ缶	4.7
豚肉（レバー）	6.9	牛肉（肩ロース）	4.6
ホヤ	5.3	牛肉（尾/テール）	4.3
牛肉（肩）	4.9	タイラガイ	4.3
水分含有量が40％未満のもの			
ビーフジャーキー	8.8	タタミイワシ	6.6
パルメザンチーズ	7.3	抹茶	6.3
煮干し	7.2	松の実	6.0
ピュアココア	7.0	ゴマ	5.9

*：可食部100g当たりで含有量が高い食品のリスト。

ところで，われわれを取り巻く環境では食品中の亜鉛が欠乏しやすい状況になってきている。現在，推察されている食物中のミネラル（鉄，銅，ヨウ素，マンガン，セレン，亜鉛）が減っている原因を以下に紹介する。

① 農畜産物からの減少の可能性〔化学肥料の施肥のなされ方（亜鉛に関しては行政の指導も含めて再検討されたほうがよい）に問題があるともいわれているが，耕地への排泄物を介した有機物循環がなくなったことによる可能性もあり，なお研究が不十分である〕。要するに，土壌中のミネラル不足→植物のミネラル不足→動物のミネラル不足，という図式がある（植物体，動物体を食べるヒトへの影響）。

② 精製食品や加工食品の増加＝調理済みの出来合いの食物を食べる習慣が常習化（コンビニ・レストラン等の24時間営業体制の影響が大きいので，電力不足ばかりでなく食生活改善のためにも見直されるべきであろう）。

③ 食品添加物中の亜鉛キレート剤の影響（腸管からの吸収を妨害，体内からの排泄も促進→たとえ亜鉛を摂取していても亜鉛欠乏になる）。食品添加物を悪者として扱っているわけではなく，あくまでも偏食的な多食の場合にのみ問題となる，という考え方である。いわゆるコンビニ病といわれるものであり，著者の大学院の授業でも毎年30人に1～2人は該当者（味覚異常者）がいることからも，現実的な説といえよう。以下に亜鉛キレート作用があるといわれている添加物をあげる。

・ポリリン酸ナトリウム，ポリリン酸カリウム：結着剤，品質改良材
・エチレンジアミン四酢酸ナトリウム（EDTA-Na）など：酸化防止剤
・カルボキシメチルセルロースナトリウム（CMC-Na）：増粘剤，ゲル化剤，安定剤，糊料

また，天然のフィチン酸（豆類などに多い）にも亜鉛キレート能はある。しかし，特定の食品摂取に偏らなければ，日常生活ではそれほど注意する必要もない。つまり，ここでは加工食品や豆類を食べるなといっているわけではないので，誤解されないよう注意されたい。偏食的な多食は気をつけよう，という主旨である。

6．規格基準と分析法

（1）亜鉛の規格基準

　保健機能食品は，特定保健用食品および栄養機能食品の2種類の類型からなり，それぞれに独自の機能を表示することができるものである。栄養機能食品と称して販売するには，栄養機能食品の規格基準（「1日当たりの摂取目安量に含まれる栄養成分量」の上限値・下限値）に適合するとともに，当該栄養成分について栄養機能の表示を行う場合には，次に示す"栄養機能表示"に併せて，当該栄養機能表示それぞれに対応する"注意喚起表示"を表示しなければならない。

① 規格基準：3〜15 mg。
② 栄養機能表示：『亜鉛は，味覚を正常に保つのに必要な栄養素です。亜鉛は，皮膚や粘膜の健康維持を助ける栄養素です。亜鉛は，タンパク質・核酸の代謝に関与して，健康の維持に役立つ栄養素です』。
③ 注意喚起表示：『本品は，多量摂取により疾病が治癒したり，より健康が増進するものではありません。亜鉛の摂りすぎは，銅の吸収を阻害するおそれがありますので，過剰摂取にならないよう注意してください。1日の摂取目安量を守ってください。乳幼児・小児は本品の摂取を避けてください』。

（2）亜鉛の分析法

　具体的には，試料を酸処理後，必要に応じ溶媒抽出法，キレート樹脂を用いたイオン交換法により前処理，または乾式灰化法による前処理を行い，原子吸光分析法にて分析する。最近，機能発現時に細胞内に生ずるイオン化亜鉛（Zn^{2+}）を測定する蛍光プローブの開発がなされ，生理学領域では有効な解析手段となっている。また，研究用等としてはICP-MS分析を行う場合もある。

表序-2　文献によるヒト血清亜鉛値の基準値（mg/dL）

・Prasad ら（1963 年）:（19 例）:102±13（範囲:80〜99 mg/dL）
・Davies ら（1972 年）:男性 30 例，95±13 　　　　　　　　　　女性 30 例，96±10（(男女）範囲:76〜125 mg/dL）
・氏家ら（1978 年）:男性 50 例，91±11（範囲:69〜114 mg/dL） 　　　　　　　　　女性 28 例，93±16（範囲:61〜126 mg/dL）
・越智ら（1997 年）:（22 例），98±13（範囲:85〜111 mg/dL）
・柳澤ら（1999 年）:（範囲:84〜159 mg/dL）

　最近，ヒトの血清亜鉛濃度の測定と評価には，新しい考え方が提案された。血清亜鉛濃度は個人ごとに正常範囲が異なることもあり，必ずしも身体の亜鉛栄養状態を的確に示すものではないため，現在新たな検査指標が出てくることが期待されている。しかし，血清亜鉛濃度が，いまのところ亜鉛栄養状態の臨床判断材料となっている。また，これには日内リズムがあることから，午前中採血による原子吸光測定法によって測定された場合には多施設との比較の意味でも信頼のおけるデータとなる。さらに，検査協会等で現在一般に採用されている血清亜鉛の基準下限値は 65 μg/dL であるが，多くの臨床家からこれでは低すぎるという主張がなされた。このため，日本微量元素学会においても，血清亜鉛の基準下限値を 80 μg/dL と修正するよう外に向けて提言された（表序-2[12]）。

7．日本人の摂取量

　2010 年版の亜鉛の食事摂取基準は，4．摂取基準と耐容上限量の（1）項でも述べた。2010 年の国民健康・栄養調査によれば，通常の食品から成人男性は平均 8.7 mg，女性は平均 7.2 mg 摂取しており，2010 年版の摂取基準より低い値となっている。平均値が摂取基準値よりも低いということは，摂取量ごとの度数分布を考えれば半分以上の人たちが摂取不足気味であることを示している。また，日本人の一般的な献立による 1 日亜鉛摂取量は 9 mg 程度であり，一方で前述の調査による若い女性（20 歳代）の摂取量はわずか 6.8 mg（＝平

均値)なので,これより低い摂取量の人がいかに多いかがわかる。しかも,最近の日本の食卓は60%以上が加工食品で占められている。したがって,「総じて日本の子どもと老人・若い女性では亜鉛が不足している」と,日大名誉教授で臨床医の冨田寛氏は述べている。最近,韓国人と比べた日本人男性の精子運動量の有意な低下が報じられたが,これも原因を精査するに値する現象であろう。

食品群別摂取量からみた主要な亜鉛・鉄・銅の供給源は,2000年の科学技術庁の調査によると,以下の通りである。

① 亜鉛:穀物(32%),肉(17%),魚介(12%)
② 鉄:野菜(14%),調味香辛料(14%),穀物(12%),魚介(12%),豆(11%)
③ 銅:穀物(36%),魚介(13%),豆(11%),野菜(11%)

8. 過去の中毒事例

工場の作業者にみられる酸化亜鉛のフューム(煙霧状粉末)を吸入して起こる亜鉛熱(金属熱)に代表される中毒で,職業病の一種である。フューム吸入後2〜8時間で,インフルエンザ様の悪寒とともに発熱し,咳,頭痛,疲労感,発汗などの症状を伴うが数時間で回復する。溶接・電池製造・めっき従事者などにみられる。なお塩化亜鉛フュームを吸入すると肺炎を起こす。労働衛生上,作業空間内許容濃度は酸化亜鉛として$5\,mg/m^3$以下とされている。また,亜鉛熱のような急性の吸入毒性ばかりでなく,経口毒性も知られている。亜鉛は水に溶けやすいので,缶詰の酸性飲料中にめっきに用いた亜鉛が溶け出すことがある。20〜40 ppmで金属味を感じ,675〜2,280 ppmで吐き気を催す。許容濃度は飲料水中で1 ppmとされている。一般に,急性中毒としては400〜500 mg/kg体重の経口摂取で,3〜12時間後に発熱,嘔吐,下痢などの症状を起こすことが知られている。

具体例をあげると,1952年7月,金沢市において"乳飲料"を飲んで22名

が中毒した事例がある。症状は腹痛，嘔吐，下痢を呈した。原因は乳飲料を亜鉛引バケツに入れたために亜鉛が過量に溶出したことによる。また，1979年の産業医学誌[13]には，真鍮の楽器組み立て業を職業とする家庭での小児の亜鉛フューム慢性中毒症例（骨形成異常等）が報告されている。このように，必須栄養素といっても，過剰は害となる。

9. 最近の動向

2004年4月1日から，栄養機能食品成分に亜鉛，マグネシウム，銅の3成分が追加され，合計17成分となった。また2008年10月23日，文部科学省は，「学校給食における食事内容について」（20文科ス第754号）において各付属小中学校学校長・知事・教育長に対して，マグネシウムは食事摂取基準の推奨量（1日）の50％摂取，亜鉛については33％摂取を望ましい数値として，6歳から14歳までの児童と生徒に適用するよう通達を出した。

近年，亜鉛の必要量に対する1日摂取量は不足してきており，それが生活習慣病や老化に関係していることが明らかにされつつある。1980年代前半，アメリカで全国民の約5％が亜鉛欠乏と報告され，その後欧米では約30％が亜鉛欠乏と報告された。日本では，それまではっきりした報告はなかったが，2003～2005年，倉澤隆平医師（長野県東御市立みまき温泉診療所）らが中心となり，血清学的に亜鉛の過不足の調査が行われ，亜鉛欠乏と推定される人が約20％，潜在的欠乏と推察される人が約10％（亜鉛欠乏が計約30％）いることがわかり，亜鉛不足気味の人が多いことが広く認知されるようになってきた（NAGANO Study, 2006）。倉澤らは，亜鉛欠乏に対する亜鉛補充療法について，最近以下のようにまとめている[14]。亜鉛を補給すると，食欲不振の場合は，数日～1間週程度で治癒し，その効果発現は劇的であること，味覚障害の場合は，治癒に数週間～1カ月程度かかることがある。より長期間の味覚障害であった場合は難治の傾向があり，その発現は徐々で治癒不可能のときもある。なお，現在一般に使われている亜鉛補給剤は，亜鉛含有胃潰瘍治療薬であ

る「ポラプレジンク」（亜鉛とカルノシンの錯体）であり，保険適応外であるが，味覚障害にも1日2回の服用（計150 mg/日）が標準処方として使用されている。

　また，亜鉛不足状況が生活習慣病（メタボリックシンドローム）の促進と老化促進に関与していることも示唆されてきている[15]。すなわち，がん，動脈硬化，心筋梗塞，糖尿病，高血圧，間質性腎症，認知症，高血圧，免疫不全，味覚低下，行動異常，う歯などにも関与している可能性が指摘されている。今後の疾病予防対策のうえで，食事指導の重要性が改めて認識させられる。

文　献

1) 桜井　弘：元素111の新知識．ブルーバックス（B-1192）．講談社，2006.
2) 桜井　弘（編）：生命元素事典．オーム社，2006.
3) Cousins R. J.: Zinc. In: Present Knowledge in Nutrition, 7th. ed. (ed. by Filer L. J. and Ziegler E. E.). Intern. Life Sci. Inst., Washington, DC 1996, pp. 296-306.
4) Cousins R. J.（高木洋次訳）：第35章亜鉛．最新栄養学，第9版（木村修一，小林修平監）．建帛社，2007, pp. 443-455.
5) Andreini C., Banci L., Bertini I. et al.: Counting the zinc-proteins encoded in the human genome. J. Proteome Res, 2006；5；196-201.
6) Devirgiliis C., Zalewski P. D., Perozzi G. et al.: Zinc fluxes and zinc transporter genes in chronic diseases. Mutation Res, 2007；622；84-93.
7) 長田昌士：「亜鉛」生物学的意義，必須性，そして食品における応用．化学と生物，2008；46；629-635.
8) 村上正晃，平野俊夫：亜鉛の細胞内シグナル伝達における役割．細胞工学，2008；27；237-241.
9) 関　庚善，田中慶一：メタロチオネインとその生理機能．治療，2006；88；1853-1858.
10) 冨田　寛：亜鉛研究の歴史と展開．ビタミン，2001；75；565-568.
11) 厚生労働省：日本人の食事摂取基準（2010年版）策定検討会報告書．第一出版，2009（ホームページ：http://www.mhlw.go.jp/bunya/kenkou/sessyu-kijun.html）
12) 日本微量元素学会，栄養ならびに毒性評価委員会・栄養評価部会（駒井三千夫）：血清亜鉛値の基準下限値に関する提言について．Biomed Res Trace Elem,

2010；21；43-48.
13) 岡本　裕，星加明憲，西川眞八：家庭において発生した亜鉛中毒と考えられた1小児例. 産業医学, 1979；21；554-555.
14) 倉澤隆平, 久堀周治郎, 奥泉宏康：亜鉛基礎研究の最前線と亜鉛欠乏症の臨床. Biomed Res Trace Elem, 2010；21；1-12.
15) Yanagisawa H. and Nodera M.：Zinc physiology and clinical practice. Biomed Res Trace Elem, 2010；18；43-48.

第1章　多彩な亜鉛欠乏症—臨床と疫学

倉澤隆平*

1．はじめに

　1961年，プラサド（Prasad）[1]がヒトの亜鉛欠乏症の存在を示唆する論文を出してから50年余が過ぎた。この間に，文献的には実に多彩な亜鉛欠乏症の症状が個々に報告されている。その症状は発育遅延や発育異常，性的発育遅延・無月経や精子の減少に，夜盲症（暗順応障害）などの眼科疾患，創傷治癒遅延や脱毛症等の皮膚症状・皮膚疾患，食欲不振や減退，反復性・持続性の下痢などの消化器症状，味覚障害や味覚異常に臭覚異常，貧血や免疫の低下，精神状態の異常や行動異常などと実に多彩である。しかし，日本で多くの医師は，冨田寛[2]らの長年の努力により，「亜鉛欠乏症によって味覚障害や味覚異常を呈する」ことを知識として知ってはいても，実感としてこれほど"多彩な欠乏症状がある"と知っている医師はほとんどいなかったといっても過言ではない。特に現代の飽食の時代には，体内にほんの数g含まれるだけの微量元素である亜鉛の不足が生じ，欠乏症が存在するとは，よほど特殊な状況を除いてありえないと考えられてきた。例えば，皮膚科教科書にもある腸性肢端皮膚炎のような腸管からの亜鉛吸収異常による遺伝的疾患や特殊な後天的疾患，アウシュビッツ強制収容所のような特殊な状態や未開地や開発途上国での飢餓状態，特殊な人工栄養状態や極端なダイエットなどである。そして近年になり，高カロリー栄養輸液による医原性亜鉛欠乏症の皮膚症状やダイエット，薬剤に起因する味覚障害などが注目されてはきたが，それでも，ほとんどの医師は亜

---

*　東御市立みまき温泉診療所

鉛欠乏症などはごくまれなものと考えてきた。

2．亜鉛欠乏症の臨床

(1) 多彩な亜鉛欠乏症[3,4]の発見

　2002年秋，ふとしたことから「多くの医師が考えているよりも，はるかに多くの多彩な症状の亜鉛欠乏症患者がいる」ことに気がついた。人口5,500名ほどの小さな山村の診療所で診療するようになりしばらく経って，患者も馴れてきたのか診察の後に，「歳を取るとはつまらないものだ。食事がちっとも美味くない」とか「生きるために，仕方がないから食べている」などと愚痴る患者が意外に多いことが気になっていた。そんな時に，症例1に示す精神発達遅延の患者に出会った。

《症例1》

　精神発達遅延で，長期間某施設に入所していた1929年生まれの男性。施設入所中に仙骨部に褥瘡が発症。2002年1月，褥瘡が悪化して某総合病院に入院。半年ほどの入院治療中に食欲不振となり，経管栄養を施行され，さらに拒食？となってか？　胃瘻を造設されて，2002年8月に紹介されてきた患者である。入所時，"意識のある植物人間"のような全介助状態。胃瘻栄養であり，食事は紹介状にクリニミール○○g＋食塩3gとあった。意思の疎通はほとんど不可能で，食事の介助にも頑として口を開かず。線状ではあるが3度の難治性の仙骨部褥瘡があり，頻回の体位交換や種々の局所療法でも全くの変化なしであった。「なぜ拒食なのか？」，フッと「味覚障害ではないか？」と考え，血清亜鉛値の測定をすると，42 μg/dLであった。㈱SRLの基準値は65〜110 μg/dLであるから，これは「間違いなく，亜鉛欠乏による味覚障害である」と考え，亜鉛含有の胃潰瘍治療薬のプロマック® 150 mg/日（亜鉛量34 mg）〔一般名ポラプレジンク（L-カルノシン亜鉛錯体）〕で亜鉛補充療法を開始したところ，アッという間に，まず，難治であった褥瘡が治癒し，食事もどんどん

食べ始め，2カ月後には胃瘻も不要となり抜去した。4カ月後には元気度も改善して簡単な会話も可能となった。血清亜鉛値の変化は 42 → 54 → 45 → 50 → 56 → 67 μg/dL であった。後から考えると，この症例は亜鉛欠乏による味覚障害ではなく，亜鉛欠乏による食欲不振からの拒食で，食欲不振，褥瘡，元気さの低下，精神状態などが亜鉛との関係を示す衝撃的症例であった。

《症例2》

症例1とほぼ同時期に受診した1912年生まれの女性。1999年8月より，後で振り返ると，典型的な亜鉛欠乏症状の繰り返す食欲低下，浮腫，痴呆様症状，ADL の低下，アフタ性口内炎の発症などがあり，そのつど，エンシュアリキッド®（総合栄養剤）の投与を受け軽快し，受診を中断した患者である。2002年2月に，左足関節外顆部に褥瘡が発症。往診では，室内をポツリポツリと歩く元気のないお年寄りと拝見した。褥瘡は家族の丁重なる介護や著者らの種々の局所療法にも治癒せずに悪化。半年後の8月には，食欲不振が進行して，さらに仙骨部や左大転子部にも新たな褥瘡が発症した。9月には，食事に顔を背けて食べない拒食状態となった。やはり味覚障害かと血清亜鉛値を測定したところ，56 μg/dL であった。大転子部の褥瘡はどんどん悪化し，皮下脂肪層に大きくトンネル状態となった。89歳で，半年以上も続く褥瘡に新たな褥瘡も加わって，悪化し，食欲は全くなく，食事には顔を背け食べず，動けず，傾眠傾向となった。もう手当の方法もなく，ボロボロの状態であるので，9月30日の往診時に，「もう寿命です」と宣言した。しかし，血清亜鉛値は 56 μg/dL で，亜鉛欠乏はあるので試みにプロマック®を処方したところ，2週後の往診で本当に驚いた。食欲が劇的に回復していたからである。症例1のこともあり，褥瘡は？　と見て，「やや軽快か？　欲目か？」とカルテに記載している。3週後には元気が出て，褥瘡は何となく締まって肉芽が出てきた。2カ月後には，食欲は良好で褥瘡はほとんど治癒した。翌年3月には普通食を食し，日常生活動作（ADL）は向上，褥瘡なしの状態となり，ここで，著者は"治療は完了"と考え，処方を中止した。しかし，6月中旬には，元気で食欲も良好であるが，仙骨部の褥瘡が再発。血清亜鉛値は 53 μg/dL のため，亜鉛

補充療法を再開し褥瘡は簡単に治癒した。鉄の補充療法と同様に「亜鉛にも蓄積が必要である」と気づかされた症例であった。その後プロマック®のみ継続投与して、患者は普通食を食し褥瘡の発症もなく元気に過ごし、4年後94歳で、最後の1週まで食事をして静かに他界された。家族も驚いたが、治療した著者が一番驚いた症例である。

《症例3》

1913年生まれの女性。1999年1月から、やはり後で考えると典型的な亜鉛欠乏症状の食欲不振にうつ様の精神症状、ADLの低下、続いて、原因不明の下痢が続くなどで2回も入院した。上部・下部の内視鏡はもちろんのこと、ありとあらゆる検査を受けるも特別な異常所見も発見されず。高脂血症、虚血性心疾患に加え、うつ病薬や向精神薬などの多種類・多量の薬剤の処方をされていた患者である。2000年5月に、口内が苦いと歯科を受診し、治療を受けたが全く効果はなく、7月には「舌が辛くて痛くて、食事が摂れない。食欲がない。舌の先が痛い。口や舌が気持ち悪い。歯がおかしい」などと訴えたのだが、舌や口腔内には肉眼的に何の異常所見も認められず。『今日の治療指針』（2000年版；医学書院）に従い、ありとあらゆる治療を試みるも全く効果が認められなかった。その後約2年間余にわたり、往診の度に、舌をベロベロと動かしては痛みを訴えられるが、何の有効な対応もできなかった。2002年10月に、舌痛の他に食欲不振もあり、他の不定愁訴もあるので、「舌痛も、もしかして亜鉛欠乏症か？」と血清亜鉛値を測定したところ、55μg/dLであったため、早速、プロマック®を投与。2週後の往診時に、「舌は最近痛くなくなった」という。その後は、食欲も出て、明るく元気にもなり、亜鉛補充療法を続けて舌痛の再発もなく、大量の多剤の投与も、下剤と他に1〜2の薬剤だけとなった。

《症例4》

1999年、某病院より脳梗塞後遺症などでケアポートみまき（特養）に紹介入所した1914年生まれの男性。狭心症、高尿酸血症がある。4月入所時、虚血性心疾患の重複する薬剤や眠剤、抗アレルギー薬などの多剤投与に、ステロ

イド軟膏などの外用薬が処方されていた。5月には，臀部に強い掻痒を訴え，さらに背部，仙骨部などにも掻痒を訴えるが明らかな皮疹なし。また，7月には，悲鳴をあげるほどの右口腔内の激痛を訴えるが，これも口腔内に何の肉眼的な異常所見を認めず。9月に掻痒が増悪して，両耳介部皮膚に乾燥傾向で落屑のある皮疹を生じ，その後軽快と増悪を繰り返した。12月には両側頸部，両前腕に同様の皮疹が拡大した。2000年には，頭部，顔面，両手両前腕などの皮疹と掻痒が続き，エバステル®（選択的H_1受容体拮抗薬）投与，リンデロン-V軟膏®・ローション®（ステロイド製剤）などの使用で，軽快と増悪を繰り返した。8月には，四肢を中心に慢性湿疹様皮疹が継続。11月には，下痢が続くようになる。2001年には，同様の皮疹と掻痒が全身に拡がり，テクスメテン®などの強力な軟膏療法でも軽快と増悪を繰り返し，頭部や肘部の皮疹の苔癬化が目立つようになる。皮膚科医の診断は神経皮膚炎で，掻痒がひどいために掻爬して，刺激により悪化したものであるとのことで，インファナル®（ステロイド製剤）の密閉療法や掻爬防止を指示されるが，ほとんど効果が認められなかった。2002年にも，皮疹は軽快と増悪を繰り返しながら次第に悪化した。7月から8月にかけて，時々狭心症発作を発症。10月31日に，念のためにと血清亜鉛値を測定したところ，59 μg/dLであった。2002年11月，全身の皮疹はさらに悪化し，特に顔は鼻や口周囲，眉毛部などの皮疹で浮腫状となり，全身の皮疹も肥厚してぼこぼこ状態となり，掻痒もひどく，治療法に窮した。11月21日に，"血清亜鉛値低値で，亜鉛欠乏は一応はあるので"と，プロマック®150 mg/分2/日の亜鉛補充療法の試行を開始した。2003年1月に，皮疹は基本的には変わらずであるが，「*背部や胸部の掻爬しないところは比較的きれいか？*」とカルテに記載した。1月21日，Zn：53 μg/dL，Al-P：256であった。亜鉛投与2カ月では血清亜鉛値は増加せず。「吸収障害か？」とカルテに記載。1月31日，「*上肢かなりきれいになり，発赤と苔癬傾向はやや軽快。顔も眉毛部を残して，皮疹かなり治まる*」。2月14日，「*皮疹は随分きれいになる*」。Zn：62 μg/dL。3月7日，「*皮疹，随分よくなり，特に両上肢はよい*」。4月3日，「*皮膚正常化の方向*」。4月30日，「*皮膚大変きれい*

になり，あまり掻かない。*皮膚の肥厚も薄くなる*」。5月29日，「*頭部の脂漏性皮膚炎様所見軽快*」とカルテに記載した。あれほど長く続いた皮疹・掻痒も斜体文字で示したごとく，半年余であれよあれよという間に軽快した。プロマック®をたった150 mg/日投与しただけである。

（2）亜鉛欠乏症に気づいて10年

症例1は，後から考えると精神発達遅延のために，適切な表現ができない方が，何らかの原因による亜鉛欠乏から発症・難治化した褥瘡について，某総合病院へ入院しての治療中に強度の亜鉛欠乏症となった医原病と考えられる。入院中に，同じく亜鉛欠乏から発症した食欲不振に，不適切な輸液や不適切な注入食（クリニミール®：亜鉛非含有経管栄養剤；2007年3月販売中止）による経管栄養によって，ますます亜鉛不足が悪化し，食欲不振が進行し，拒食にも至り，ついに胃瘻を造設されて，さらに続く不適切な注入食により悪循環が進行したことで，極めて強度の亜鉛欠乏症を引き起こしたのであろう。しかし，あれから10年も経った現在でさえも，多くの病院で，単に"食べないから"との理由で，次々に胃瘻が造設されている現実がある。現在，病院の医療では，ヒト全体を診ずに，病気のみを診て専門の医療をしているかのごとき間違いを犯している傾向がある。そこではヒトが生きて行くうえで最も大切な食事・栄養が軽んじられ，食欲不振には，技術的に簡単で単純な胃瘻造設が行われ，ただ生かす"不完全な栄養の給餌"がなされている。たいへんに憂うべきことである。一方，著者らにとってたいへん幸運であったことは，この患者との意思の疎通がほとんど不可能であったことである。もし「食欲がない」と訴えられていたならば，多くの病院の医師たちと同じく多くの検査をして，原因不明の食欲不振と診断をして，亜鉛欠乏症とは気がつかずに，この原稿を書くこともなかった可能性がある。

症例2も長期にわたる在宅での褥瘡に悩まされていた患者である。食が細く，ただでさえも食べない褥瘡のあるお年寄りが，傷を負ったり，後で気づいてみれば亜鉛欠乏の典型的な症状の"アフタ性口内炎"を併発したりで，食欲

不振から拒食となり，低栄養からさらに褥瘡が悪化する悪循環に陥って，身体中褥瘡だらけとなり，人生の最期を迎えることは10年前にはしばしばみられたやむをえないことでもあった。いや，現在でも，全国各地で繰り返されているといってもよい。また，症例3の舌痛，口腔内違和感も，長期に慢性的に続く下痢も，症例4の全身に及ぶ皮膚疾患・皮膚症状も，さらに口角炎も含めて，10年前には，そして今でも，臨床の現場では日常的に悩まされている一般的な疾患・症状である。成書には，その道の専門家たちによって，それぞれに何らかの処置や治療法が記述されてはいる。しかし，成書に記述された治療法で本当に治せるのか，本当に治したのか，それとも自然に治ったのかが定かではない，一般的な諸疾患・諸症状である。しかし，著者らは，その大部分が簡単で安価で，かつ安全な亜鉛補充療法で，劇的に治癒・軽快させられることを知った。

　もうひとつ，著者らにとって，たいへんに幸運であったことは，この初期の典型的な亜鉛欠乏症の4症例の血清亜鉛値がいずれもいわゆる基準値を下まわる低値であったことである。もしこれらの症例の血清亜鉛値がいずれもいわゆる基準値内の高値や，その後に著者らがしばしば経験している基準値を超えた高値であったならば，これほど多彩な多くの亜鉛欠乏症の存在に気がつかなかった可能性がある。とにかく，著者らは，診療所およびみまき福祉会のある長野県の東御市北御牧地区（旧北御牧村人口約5,500名）を主な医療圏とするこの地域で，2002年10月から2012年8月現在までの約10年間に，疑い症例約750名を超える登録症例を集積・整理している。なかには複数回にわたる多彩な組み合わせの欠乏症を呈した症例も，また，10年近くにわたり継続して追跡している症例も多数存在する。さらに1995年の当診療所開設以来のカルテがあり，2002年に著者らが亜鉛欠乏症に気づく以前からの個々人の貴重な記録も現在に続いている。これほど地域に根ざし，追跡した臨床記録は，おそらく世界のどこにもないものと考える。亜鉛欠乏症に関しての臨床は，まだまだわからないことだらけであるが，後に述べる総計4,000名を超える地域住民の血清亜鉛濃度の疫学調査結果と併せて，国民の健康に関係する重大な問題で

あると考え，この10年間，その知見の全国への周知・普及に努力してきた。しかし，まだまだ，道遠しである。しかしまた，750名余の登録症例を踏まえて，亜鉛欠乏症の臨床でわかってきたことも多い。さらに，近年の分子生物学的手法を駆使した亜鉛生物学の進歩・発展にも呼応して明らかになったこと，確実になってきたことを加え，少しの予測に，推測もまじえて，現在までの多彩な亜鉛欠乏症の多くの臨床と疫学の知見を伝えることは，著者の義務と考え，記述することとした。

（3）著者らの経験した多彩な亜鉛欠乏症[3,4]

亜鉛欠乏症に気がついてみれば，その後は合併する諸症状から芋蔓式に続々と多彩な亜鉛欠乏症を発見することとなった。例えば，食欲不振に舌痛症，口角炎に全身の膿疱性乾癬様皮疹の症例や舌痛症，類天疱瘡様皮疹に続く褥瘡例，口角炎にアフタ性口内炎と口腔内違和感の症例，舌痛症と下痢などである。そして，単純なプロマック®による亜鉛補充療法で，その症状は軽快・治癒する。

表1-1は，著者らの診療所で経験した亜鉛欠乏症の症状である。味覚障害・味覚異常はもちろんであるが，食欲不振・拒食，舌痛や口腔内違和感などの舌炎様症状や口腔咽頭症状，褥瘡の発症・治癒遅延などはしばしば遭遇し，慢性の下痢や貧血に，臭覚異常や元気度の減退，精神状態にまで及び，また，多彩

表1-1 著者らが経験した亜鉛欠乏症状（斜体字を除く）

・*発育遅延，異常*	・食欲不振，減退
・*性的発育遅延*	・食事拒否
・*精子減少，無月経*	・味覚障害（味覚異常）
・貧血	・嗅覚障害
・*免疫低下（反復する感染症）*	・舌炎様症状
・*夜盲症（暗順応障害）*	・口腔咽頭症状
・皮膚疾患，皮膚症状	・舌痛（舌痛症）
・下痢（反復性，持続性）	・元気度の減退
・創傷治癒遅延	・精神状態の変化
・褥瘡の発症，治癒遅延	・*未知の症状*

表1-2　亜鉛不足と多彩な皮膚症状

・腸性肢端皮膚炎　・褥瘡（創）
・掻痒を伴う角化傾向の強い皮疹
　　＊尋常性乾癬？
・慢性湿疹様の肥厚の強い皮疹，びらん，落屑
　　＊膿疱性乾癬？　＊アトピー性皮膚炎？
・非細菌性の水疱や膿疱形成の皮疹，びらん，角化，亀裂
　　＊掌蹠膿疱症　＊類天疱瘡様皮膚疾患
　　＊口唇炎　＊口角炎　＊アフタ性口内炎
・掻痒（かゆみ）　＊老人性皮膚掻痒症
・高齢者の脆弱な皮膚

な皮膚疾患・皮膚症状がある。

　表1-2には，現在までに亜鉛補充療法でその多くの症例が治癒または軽快し，一次的か二次的かは別にして亜鉛欠乏がその主要な原因であると考えられる皮膚疾患・皮膚症状をまとめた。教科書には，腸性肢端皮膚炎や脱毛などが典型的な亜鉛欠乏症として，しばしば記載されている。しかし，日常の診療では，全身に拡がる角化・落屑傾向の強い皮疹や慢性湿疹様の肥厚傾向の強い皮疹，表皮内の出血斑やペロリと容易に剥皮する菲薄化した脆弱な老人の皮膚，掻痒と皮膚の乾燥を主症状とするいわゆる老人性皮膚掻痒症，さらには，ほとんど皮疹のない局所や全身の掻痒のなかにも亜鉛欠乏が主要因と考えられるものがある。また，免疫やアレルギーなどが関与しているといわれる疾患や，原因不明で難治とされる疾患，類天疱瘡様皮疹が繰り返し多発する水疱症や典型的な掌蹠膿疱症や手掌足蹠の掻痒を伴う角化・びらん・剥皮などを繰り返す同類似疾患，膿疱性乾癬や尋常性乾癬，その他，爪の剥離，変形する爪甲異常などが，論理的亜鉛補充療法で劇的に治癒や改善をすることが，しばしば経験されるようになった。

　現在，その一部を少数の皮膚科医が気づき始めている[5]が，ほとんどの皮膚科医はこの事実に気づいていない。また，著者は本論文執筆中に，重度のアトピー性皮膚炎の症例を治療中であるが，亜鉛補充療法の開始4カ月目で劇的な改善を示しつつある。有沢祥子皮膚科医師は，まだ亜鉛の生体内の多彩な機

能が一般にはほとんど理解されないころより孤軍奮闘して，多くの本症症例の治験例[6]を持っている。アトピー性皮膚炎の発症原因のすべてではないまでも，また，発症の基本的体質は変えられないまでも，慢性に続く皮膚炎症状は亜鉛欠乏が主要因である可能性があると考える。是非，これらの疾患に対し，皮膚科医の関心と追試を期待したい。

表1-1の斜体字の発育遅延や夜盲症などの症例は著者らの一般の診療所では経験できないもの，確診ができないものである。また，微量元素亜鉛の生体内機能から考えれば，まだまだ多くの未知の疾患・症状が存在すると考えられ，それはあまりにも広範囲にわたり，すべてを網羅することはほとんど不可能なことである。そこで本章ではすべて，著者らが実際に経験し，実際に調査したもののみに基づき記すこととする。

（4）なぜ多彩な症状が生ずるのか

亜鉛の生体内の機能は本書において縷々述べられる。本稿では古典的な3点についてまとめておく。①人体を構成する重要なタンパク質の構造維持因子として，②酵素の補因子として，300余もあるという多くの亜鉛酵素の活性に関与して諸代謝にかかわり，③細胞内外でのシグナル因子として，生体内での情報伝達にもかかわり，生命の存在に必須の役割[7]を果たしている。

（5）亜鉛欠乏症の診断[4]

亜鉛欠乏症の診断は，まず臨床症状より疑い，疑いがあれば血清亜鉛値を測定する。血清亜鉛値の測定では，カットオフ値 $80\,\mu g/dL$[8] を参考に欠乏症の可能性を検討し，疑いが強ければ亜鉛補充療法の試行をして，総合的に診断する。

亜鉛欠乏症の症状は前述のごとく極めて多彩であるが，さらに未知の欠乏症状の存在も忘れてはならない。典型的な欠乏症状も，その多くは一般的症状でもあるので，全身状態やこれまでの経過や特に治療経過をも加味して疑う。例えば，他に原因の認められない慢性的な食欲不振は亜鉛欠乏症である可能性が

高い。長期間続く掻痒や繰り返す皮疹の発症の既往も，また現在の複数の欠乏症状の存在は，当然のこと亜鉛欠乏症の可能性が高まるので，問診が大切である。つまり，愁訴や主症状以外に，しばしば潜在的傾向にある食欲低下の傾向や軽度の掻痒，慢性の下痢など，患者が訴えない潜在的症状のチェックも大切である。

　初診時の血清亜鉛値が低値であれば，当然より亜鉛欠乏症の可能性が高いが，血清亜鉛値が高値でも欠乏症の可能性があることを忘れてはならない。疑い有症状例ではカットオフ値80μg/dL以下に亜鉛欠乏症の約90％が分布し，以上にも約10％が分布する[8]ことを参考とする。そして，欠乏症の可能性があれば，亜鉛補充療法を試行する。現状では，原則として，亜鉛含有の胃潰瘍薬であるプロマックD錠75®2T/分2/日の投与である。しかし，なかには少数例ではあるが，腸管からの吸収障害の程度などで投与法や処方の変更を要するものもある。どの期間試行するかは，その疾患・症状により効果の発現が異なるので，ごく短期から数カ月，年余を要するものまであり，後に記述するが，亜鉛補充療法の効果の発現[4,9]が遅い場合が問題である。例えば，効果の発現の遅い味覚障害や皮膚疾患・皮膚症状などでは，効果の発現の早い食欲の亢進，掻痒や下痢，さらには口角炎の治癒や軽快などが診断の確からしさを予測させ，確信を持って亜鉛補充療法を続けることが可能となる。

　食欲不振や軽度の掻痒，慢性の下痢などは意外と意識していない患者が多く，亜鉛補充療法開始でそれらの変化に初めて気がつき，報告されることもしばしばである。それとともに，現在は，血清亜鉛値の推移とアルカリホスファターゼ（Al-P）値の変動・推移[9]をも追跡し，総合的に目指した臨床症状の変化を検討する。ちなみに，亜鉛欠乏症に亜鉛補充療法を施行すると，大部分の症例において，最初の1カ月前後で血清亜鉛値は極端に上昇[9,10]し，その後初期値付近に低下してから，以後は徐々に徐々に増加して，平衡に達する。さらに長期にわたり補充療法を継続すると，平衡に達した最高値よりも，やや低下した値で再度平衡となる傾向がある。

　Al-Pは典型的な亜鉛酵素で，体内に亜鉛が補充・充足されるのに従い，そ

の活性度が変化する酵素のようである。現在の臨床では，300 もあるという亜鉛酵素のなかで，容易かつ安価に測定される酵素で，亜鉛補充療法では多くの場合，その値はかなり敏感に変動する。Al-P 値の短期・長期の生理的個体内変動許容範囲は約 10% 程度といわれているが，亜鉛補充療法では初期にこの 10% を超える変動を示すものが多く，その後亜鉛の補充に従って値は増加し，血清亜鉛値が平衡に達する少し前に平衡に達する傾向がある。その後さらに長期にわたり補充療法を継続すると，亜鉛値と同様，最高値よりもやや低下した値で再度平衡となる傾向がある。もちろん典型的な動きを示さないものもあり，特に Al-P 値のほうに多い。変動の有無は欠乏症状・欠乏疾患によるようでもあるが，まだわからないことが多い。さらなる臨床的経験の積み重ねと生化学的・基礎的検討が必要である。

(6) 血清亜鉛値について[9]

　亜鉛欠乏症の診断に血清亜鉛値が大きな意味を持つことは当然である。しかし，血清亜鉛値には顕著な個人差や日内変動がある。採血後の血清分離までの時間や手術後の変動は当然としても，食事の摂取の有無や精神的ストレス状態でも血清亜鉛値は変動するともいわれている。また亜鉛欠乏症であるから，血清亜鉛値が低値であれば欠乏症の可能性が高いことは当然であるが，現実には血清亜鉛値高値でも亜鉛欠乏症は存在[8]する。

　このことは，亜鉛欠乏症の臨床に携わった臨床医を混乱に陥れ，「血清亜鉛値が正常値（いわゆる基準値内）であるから亜鉛欠乏症ではない」と臨床的に典型的な亜鉛欠乏症さえも単純に否定する多くの医師が存在した。なかには，血清亜鉛値は欠乏症の診断に役に立たないと考える者もいた。しかし，これは「群の基準値は個の正常値ではない」ことをうっかり間違えた医学界・医療界の“いわゆる常識”から生じたことであった。もちろん，血清亜鉛値の表す生化学的意味が十分明らかでない現在でも，慢性的亜鉛欠乏症時の血清亜鉛値と，例えば，手術後に変動する急性期の血清亜鉛値の違いは明確に意識し，その値を評価する必要がある。

1) 個々人に至適な血清亜鉛値がある

著者らも亜鉛欠乏症に気がついた当初は正直いって「亜鉛欠乏症であるから，基準範囲（値）以下とはいわぬまでも，血清亜鉛値は低値である」と考えていた。しかし，注意深く日常の臨床で検討していると，続々とそれでは説明できない症例を経験することとなった。

《症例5》

1935年生まれの男性。2007年9月，約2カ月前より，米飯，蕎麦，うどんが渋い感じがする。口内が渋柿を食べたような感じであると訴え受診。味覚検査も明らかな異常所見で，典型的な口腔内違和感と味覚障害の症例である。初診時血清亜鉛値：109 μg/dL，Al-P値：152 で，亜鉛補充療法により血清亜鉛値（Al-P値）は 129（178）→ 112（191）→ 139（180）→ 132（193）と推移し，2008年3月には，すっかり口腔内違和感，味覚障害は正常化し，味覚検査も正常となった。

この症例の初診時血清亜鉛値は㈱SRLの基準値の最高値110 μg/dLにほぼ等しい高値例である。もちろん現在では，初診時血清亜鉛値がいわゆる基準値110 μg/dLをはるかに超える症例も何例かはある。2002年秋から2008年2月までの約5年余で，亜鉛欠乏症の疑い症例は500名を超え，亜鉛補充療法施行による有効・著効例で，かつデータの揃った亜鉛欠乏症確診症例は257例である。図1-1はその257例の初診時の血清亜鉛濃度の分布図である。いわゆる基準値の最低値65 μg/dLより高値に113名，44%もの欠乏症例を認める。

この257例の血清亜鉛濃度のヒストグラムから，Kolmogorov-Smirnovの正規検定で有意確率.091で，62.3 μg/dL±13.1の正規分布曲線が描ける。図1-2は，亜鉛欠乏症群と亜鉛非欠乏群の血清亜鉛分布曲線である。A曲線はSRLのいわゆる基準値65～110 μg/dLから推定した87.5 μg/dL±11.2曲線で，SRLが1980年前後に，血清亜鉛値の測定を原子吸光分析法で開始した当時，健常成人（と考えられる）162名の血清亜鉛値の分析から得られたものである〔現在，より適切な健常成人群（亜鉛非欠乏症）の血清亜鉛値分布曲線と認められるものがないので，この曲線を健常成人群の曲線と仮定する〕。B曲線は，

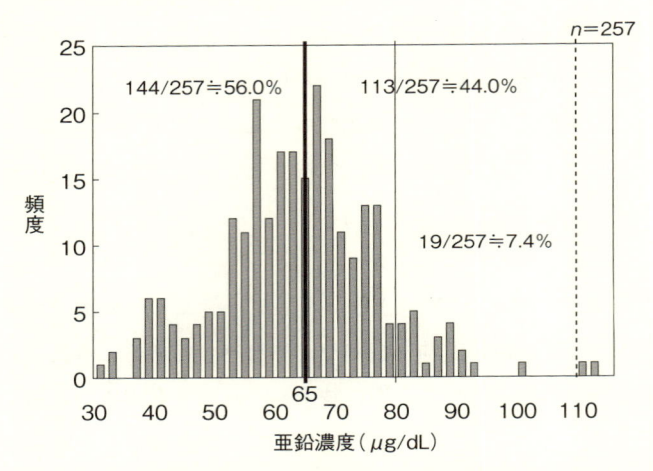

図1-1　亜鉛欠乏症確定症例の初診時血清亜鉛濃度分布（2008年2月）

62.3μg/dL±13.1の亜鉛欠乏症群の正規分布曲線で，この群の基準（範囲）値は36〜89μg/dLとなり，それぞれの基準値（平均値±2σ）の間の65μg/dL〜89μg/dLでは，亜鉛欠乏症例と亜鉛非欠乏例は大きく重なり，±3σとすればもっと広範囲で重なることになる。つまり，亜鉛欠乏症の血清亜鉛値は±2σの36〜89μg/dLの間に95％が分散して，±3σではもっと広範囲に理論的には分散しうるはずで，症例5のような初診時の血清亜鉛109μg/dLであることは少数ではあっても，ありうることである。このことはほとんどすべての生体値にいえることで，PC的デジタル思考では亜鉛欠乏症の診断はできない。当然また，多くの疾病の診断でも同様であることを，医師は忘れてはならない。つまり，個々人に至適血清亜鉛濃度が存在し，その血清亜鉛濃度からある程度血清亜鉛値が低下する状態で，亜鉛欠乏症が発症すると考えるべきである。

2）血清亜鉛値と欠乏症状の発現[8, 11]

図1-2では，A曲線とB曲線の平均値に約25μg/dLの差がある。きっと個々の症例ではそれぞれに違いがあるのであろうが，平均で約25μg/dL程度，血清亜鉛値が低下する状態で，欠乏症状が顕在化するといってよいのではない

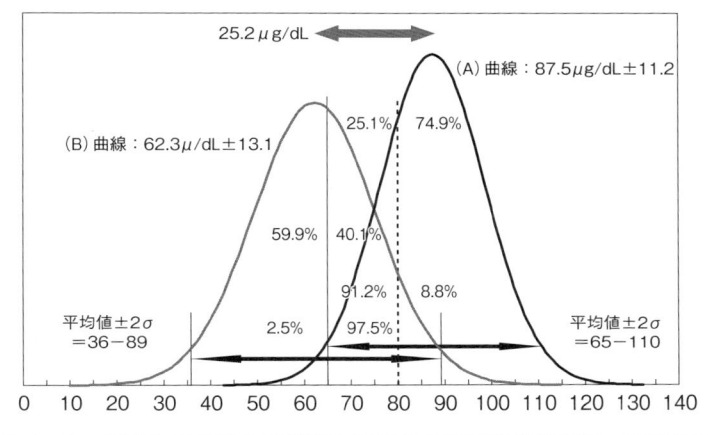

図1-2　亜鉛欠乏症群と亜鉛非欠乏群の血清亜鉛分布曲線と平均値差

かと考える。もちろん生化学的には血清亜鉛値は体内のどのような亜鉛の状態を表しているのかは不明であるため，個々の疾患・症状の軽重が血清亜鉛値の低下の程度と関係があるのかは現状では何ともいえない。例えば，ある症状は 15 μg/dL 程度低下で発症して，ある症状は 30 μg/dL 以上低下しなければ発症しないことも十分ありうるのであろう。

3）血清亜鉛値のカットオフ値[8]

亜鉛欠乏症の血清亜鉛値は低値から高値まであって，血清亜鉛値の絶対値では診断ができないことが，これほど多数の多彩な亜鉛欠乏症を見逃してきたひとつの大きな原因であった。そこで，臨床的に亜鉛欠乏症の診断の目安となる血清亜鉛値のカットオフ値が検討され，日本微量元素学会で，臨床的に，また，論理的に 80 μg/dL をカットオフ値と定められた。

図1-3は，上段にA曲線とB曲線を，下段には，それぞれの亜鉛欠乏症疑い有症状群の亜鉛欠乏群（B曲線）と亜鉛非欠乏群（A曲線）のそれぞれの割合での鏡面像の曲線を示している。カットオフ値とする 80 μg/dL の線を引くと，上段の図で，ある亜鉛欠乏症疑いの症状群の亜鉛欠乏症例では，80 μg/dL 以下に約 91%，80 μg/dL 以上には約 9% 分布することになる。亜鉛非欠乏症例では 80 μg/dL 以下に約 25%，80 μg/dL 以上には，約 75% 分布すること

34　第1章　多彩な亜鉛欠乏症—臨床と疫学

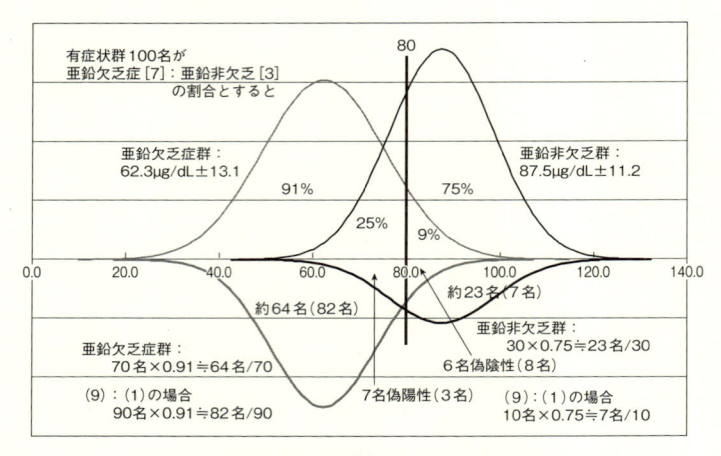

図1-3　血清亜鉛値80μg/dLの意味するもの

になる．疑い症状群内での亜鉛欠乏群と亜鉛非欠乏群の割合が症例の積み重ねで判明すれば，下段の図のごとく，その割合が7：3や9：1によって，それぞれの診断のその確かさが予測できる．例えば，褥瘡のような，ほとんど例外的症例を除いて，亜鉛欠乏症例であることが認められれば，カットオフ値はほとんど必要ないが，食欲不振のような，または慢性の下痢のような多くの病態に発現する一般的症状においては，亜鉛欠乏によらない発症原因を限りなく除いた集団における血清亜鉛値が80μg/dL以下であれば，亜鉛欠乏症である確率が限りなく90％に近いといえると考える．

　定かな原因のない食欲不振症例ではこのカットオフ値80μg/dLはたいへん大きな意味を持つことになる．一方，人間ドックや地域住民検診などの多くの亜鉛非欠乏群と亜鉛欠乏群（亜鉛欠乏症群と潜在亜鉛欠乏群）の混じる集団に対してこのカットオフ値を適応することは，厳に慎まなければならないことは自明であろう．

4）日内変動[3,4]

　血清亜鉛値は以前より，個人の経時的な採血による血清亜鉛値の推移により日内変動が存在することが知られていた．図1-4に示したKITAMIMAKI

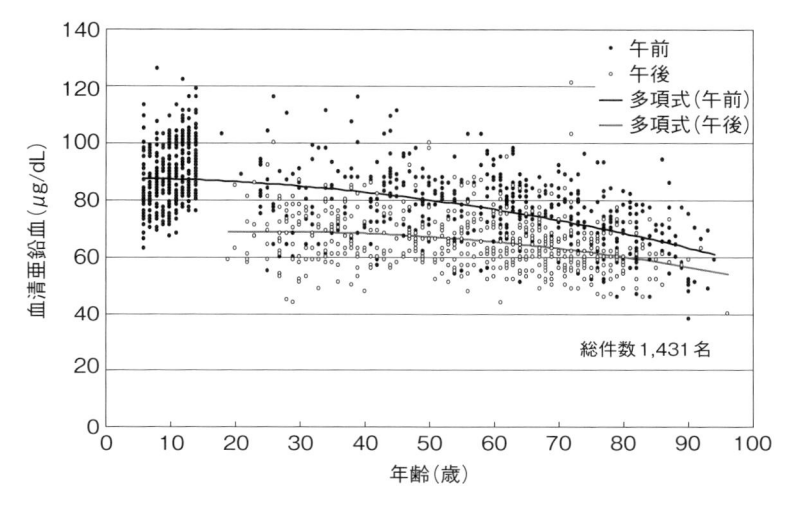

図1-4　血清亜鉛値の分布図　日内変動（午前・午後）と回帰曲線
（KITAMIMAKI Study）

Study より，地域住民の血清亜鉛濃度は午前採血群（黒丸）と午後採血群（白丸）の間に，顕著な分布の差があることが一見して明らかで，日内変動があることが集団として認められた。比較的均一な群と考えられるヘルス・スクリーニング群につき採血時間ごとに検討すると，午前8時から午後3時にかけて，血清亜鉛値はきれいに直線的に約 20 μg/dL の低下を示している。

5）日常臨床における血清亜鉛値の比較

以上の知見を踏まえて，多くの施設・症例間を含め血清亜鉛値をできるだけ適切に比較するために，日常臨床においては，食あり，午前採血，できるだけ早期の血清分離を原則とするのがよい。もちろん個々の症例の追跡では，それぞれ，一定の条件下で追跡・比較することを妨げるものではない。

3．論理的亜鉛補充療法の効果発現と作用機序[4,11]

「亜鉛補充療法による亜鉛欠乏症への効果の発現の時期は症状により異なる」臨床上のこの知識は，亜鉛欠乏症の診断の推定や亜鉛補充療法試行と継続の可

否や治癒の判定と補充療法完了の推定などの論理的亜鉛補充療法の基礎となる。それぞれ短期で簡単な亜鉛欠乏症の治療から長期間の治療や難治と考える症例まで，論理的亜鉛補充療法施行の経験を記述し，最近の亜鉛生物学の進歩発展と併せて，多彩な亜鉛欠乏症の発症機序の推定も含めて考察してみたい。

(1) 食欲不振[4]

食欲不振に対しては1～2週のごく短期間で効果が発現する。なかには，翌日にも効果が発現するものもあり，その発現の様子は劇的である。多くの場合，亜鉛欠乏による食欲不振に対する亜鉛の効果発現は確実であり，補充療法に特別な策を要さない。

ごく短期の食欲の回復は脳の摂食中枢へのニューロペプチドYなどの刺激物質に関係しているものかと考えられるが，亜鉛の吸収から効果の発現の間の詳細な生化学的機序はまだ不明である。しかしまた，長期的な食欲の改善には，消化器系の諸亜鉛酵素の活性や代謝系の改善，また消化管の細胞の新生・維持，さらには，全身状態の改善に関係する諸要因の関与も考えられる。

一次的な亜鉛欠乏による食欲不振のほかに，近年，入院医療において，慢性・急性疾患時の二次的亜鉛欠乏による食欲不振に，簡単に胃瘻が造設される傾向にあることは，たいへん憂慮されることである。病院での単なる食欲不振に胃瘻を造設することは厳に慎しむべきものである。また，がんの終末期の消耗や食事量の減少からの二次的な亜鉛欠乏による食欲不振に対し，短期的な機序による亜鉛の効果は，緩和医療においても期待される。

しばしば，亜鉛の味覚障害との関連から，成書などでは味覚障害と食欲不振の関係が強調されているが，味覚障害と食欲不振は別の機序によるものであり，特に短期の機序とは別もので，多少の味覚障害があってまずくても「ヒトは食欲があれば食べる」のである。

(2) 味覚障害[2,4]

味覚障害への亜鉛の効果発現には数週から数カ月を要し，なかには不可逆の

ものもある。味覚はなかなか複雑で、甘味、塩味、苦味、辛味が、一応はそれぞれに回復しても、旨味がわからないなどとしばしば訴えられる。味覚そのものが主観的な感覚で、味覚検査なども客観的な定量検査とはならず、論理的な亜鉛補充療法に適用することは難しい。味蕾細胞の新生・維持だけでなく、関連の諸酵素活性のこと、神経伝達のこと、神経細胞の死なども関係するのかもしれない。

　味覚障害については、冨田寛らによる多くの研究[2]があるので詳細は譲るが、味覚障害の大部分はACE比測定[12]による検討を含め、一次的であれ二次的であれ、主要因は亜鉛欠乏によると考えられる。また、味覚はたいへん複雑な感覚で、論理的亜鉛補充療法で合併する他の症状が改善しても、味覚障害はなかなか難治で、旨味などすっきりと満足を得られない傾向がある。

(3) 舌 痛 症 [4, 11, 13]

　舌痛症の大部分は亜鉛補充療法により数週から数カ月で治癒[11]する。論理的亜鉛補充療法では、一般に時々痛みを忘れる時が生じ、時々痛みを忘れる日が生じては痛みがぶり返し、徐々に徐々にと軽快していくことが多い。2002年10月から2009年3月までの8年半の間の、著者らの亜鉛欠乏症疑い登録症例598例中、舌痛を訴えた41例48症例の分析で、治癒したものは23例30症例で、7例が治癒後に再び血清亜鉛値が低下して再発・再々発し、亜鉛補充療法で簡単に治癒している。治癒の可能性大であるが判定未定7例、判定保留のもの9例、非亜鉛欠乏は2例であった。判定未定の7例は、治癒症例と同じく、痛みを忘れる時や忘れる日が生じたり、痛みが軽快したりの治癒傾向の経過をたどった後に、比較的長期の投薬を受けて、外来再受診を中止したものである。判定保留は初診または再診のみで治療を中断したものである。

　治癒した症例の大部分は1～4カ月で舌痛は回復・改善するものが多いが、なかには6カ月から年余を要したものも3例あった。口腔内違和感に合併し、ヒリヒリ、ピリピリとか、しみるというだけの単純な多くの舌痛症と、少数ではあるが、亜鉛欠乏症の他の複雑な皮膚症状や味覚障害などを合併するものと

は若干違うのかもしれない．また，口腔内違和感は舌痛より比較的短期間に軽快治癒するが，しばしば合併する口乾感（口渇ではない）は，唾液の分泌量にも肉眼的舌の乾燥にも問題はないのに，やや難治の傾向がある．近年，亜鉛イオンによる NMDA（*N*-methyl-D-aspartate）受容体の活性抑制機序[13]が解明され，舌痛症の発症の一部が解明されたが，亜鉛の腸管からの単純な吸収問題から NMDA 受容体に亜鉛イオンが発現するまでの代謝経路のなかにも問題があるのかもしれない．

　短期間の治癒症例の多くは原則的亜鉛補充療法でよいが，長期間要するものでは，腸管からの吸収に問題があるのか，血清亜鉛値の変動も典型的な動きを示さず，症状の変化もくすぶっていることがある．そんな時には，原則のプロマックD錠75® 2T/分2/日投与を，同2T/分1/日に変更するとか，3T/分1/日または倍量投与すると急激に血清亜鉛値が上昇し，症状も変化するものがある．現在までに，論理的亜鉛補充療法でも血清亜鉛値低値で変化なく治療を中止した症例1例と血清亜鉛値の上昇や他の諸症状は変化しているが，舌痛がなかなか完治しない症例など2～3例の難治症例を持っている．亜鉛補充療法のみでなく＋αが必要なのかもしれない．

　舌痛症は，これまでは専門とする口腔外科や歯科の専門医たちにより，その多くは原因は不明で難治であり，しばしば精神的なものとされて，SSRI（選択的セロトニン再取込み阻害薬）や SNRI（セロトニン・ノルアドレナリン再取込み阻害薬）などの抗うつ薬がもっぱら処方されている．なかには精神的なものもあろうが，その前に，簡単で安価かつ安全な論理的亜鉛補充療法を試みてほしいものと考える．

（4）皮膚疾患・皮膚症状 [4, 11, 14]

　皮膚疾患（表1-2）の亜鉛補充療法の効果発現は，その皮膚疾患・症状によるが，一般に1～6カ月を要する．部分的な皮膚疾患の掌蹠膿疱症や手掌の発赤肥厚に掻痒を示す類似疾患では，1～2カ月で劇的に改善するものもあるが，全身にわたる皮疹の疾患・症状は6カ月から年余を要すと考えたい．皮膚

は表皮の細胞層と真皮や皮下の結合組織[14]の新生・維持や肥満細胞などの免疫系[5,15]の機能が複雑に絡み合って，正常に再生・維持されているもので，そのすべてに亜鉛が何らかの関与をしているようである．亜鉛のそれぞれの場での種々のかかわり方によって，亜鉛関連の皮膚疾患・症状に種々な差が出るのであろう．

1）掻痒症

乾燥性皮膚状態と特別の皮疹を認めない，いわゆる老人性皮膚掻痒症の掻痒は亜鉛補充療法で短期に，なかには翌日にさえも，劇的に軽快・改善することが多い．しかし一方，少数ではあるが，かえって掻痒が増悪するものもある．たいへん興味のある臨床的効果の発現である．また閉塞性肝疾患や慢性腎不全，糖尿病などによらず原因の定かでない，全身諸処に，または広く全身に発症する皮膚掻痒症・症状のなかに，亜鉛補充療法にて徐々に軽快し，治癒するものがある．また地域に腰を据え，長期間にわたり皮膚症例を検討していると，症例4のように，諸種類の皮疹の発症前に全身の掻痒が頑固に続く症例をしばしば経験する．著者らの亜鉛欠乏症登録症例においては，振り返ってしばしば認められる発症の経過でもある．

ほんの一部の皮膚科医を除いて，亜鉛がこれほど皮膚の新生・維持に大きな機能を果たしており，その欠乏が多くの皮膚疾患・皮膚症状を発症させ，論理的亜鉛補充療法により劇的に改善・治癒させられることに気がついていない．亜鉛欠乏性の皮膚疾患として教科書的である腸性肢端皮膚炎のように，亜鉛トランスポーター（ZIP4）の発現異常による腸管からの亜鉛吸収異常状態[7]のみクリアすれば，短期に劇的に改善・治癒する一次的亜鉛欠乏性皮膚疾患と，たとえ一次的には別の原因であっても，二次的な亜鉛欠乏状態から皮膚症状に悪循環を生じて，立派な病名の皮膚疾患になっているものが何例かあるようで，そして単純な亜鉛補充療法により皮膚状態が劇的に改善する多くの皮膚疾患・皮膚症状がある．

2）アトピー性皮膚炎

亜鉛補充療法によって改善するものとしては，例えば，アトピー性皮膚炎が

ある。いわゆるアトピー性皮膚炎を発症しやすい体質というものはあるのかもしれない。しかし，完成された病的皮膚の状態は表皮，真皮，皮下組織，免疫関連の諸細胞[5, 14, 15]のそれぞれの機能の亜鉛欠乏による諸症状の悪循環の果てに起こっているようにみえる。著者の診療所は一般の診療所であるため，なかなか重度のアトピー性皮膚炎の患者は来ないが，現在，この論文執筆中に治療中である1症例では劇的な軽快の経過を示している。

《症例6》

1981年生まれ女性。10年余も続いた全身性の典型的な皮疹と喘息が合併する重症のアトピー性皮膚炎である。プロマック®2T/日のみを追加する亜鉛補充療法により，4カ月で劇的な皮膚の改善を示し，予想通りの亜鉛欠乏症と同じ血清亜鉛値，その他の症状の変化を示し，まるで目から鱗の経験をしている。初期の食欲亢進や血清亜鉛値および亜鉛補充療法に伴うその変動は，ほとんど亜鉛欠乏症そのものの変化である。また，この症例の複雑な皮疹，特に前額部や耳介部の皮疹のなかの皮膚の亀裂は，先行・平行する口角炎の軽快・治癒に従って改善した。口角炎の軽快・治癒は他の長期間を要する亜鉛欠乏症の理論的亜鉛補充療法の中間時期の診断示標である。この口角炎の実態は，実は表皮の炎症でなく，亜鉛欠乏による真皮や皮下の結合織の脆弱性を示すものであると考えられる。とにかく，4カ月で全身の典型的皮疹と激烈な掻痒とが共に劇的に軽快した。このアトピー性皮膚炎が今後どこまで完治するのか，コントロール可能なのかはまだわからない。しかし，亜鉛の有用性を知る数少ない皮膚科医，有沢祥子は多くの症例[6]を持っている。アトピー性皮膚炎は一次的にせよ二次的にせよ，典型的亜鉛欠乏性の皮膚状態であることは間違いないと考える。

3）高齢者の皮膚

高齢者ではしばしば軽度の外力でペロリと薄く表皮が剥皮する者がいる。このような患者は，他に特別な外力もなく表皮内出血斑や類天疱瘡様の皮疹（水疱）が多発したり，皮膚が菲薄化していることも多い。論理的亜鉛補充療法により，次第に表皮内出血斑や水疱が生じなくなり，皮膚も厚くなり剥皮も生じ

なくなる。もちろん血清亜鉛値の増加が認められることは当然である。これまでは，ただ老化現象と考えられてきたが，典型的な亜鉛欠乏の皮膚症状である。

4）類天疱瘡ほか

類天疱瘡様の水疱と全身性の類天疱瘡の関連はまだ不明であるが，類天疱瘡の皮膚が少なくとも二次的な亜鉛欠乏状態にあることは間違いなく，補充療法で皮疹の軽快と血清亜鉛値の増加が認められる。しかし，根治または，どこまでコントロール可能かはまだ不明で，現在，1症例を亜鉛補充療法で追跡中である。その他表の皮膚疾患・皮膚症状も一次的か二次的かは別にして亜鉛欠乏である。

（5）褥　　瘡 [4, 11, 14]

表皮内出血や表皮の剥皮，水疱形成やびらん，発赤や紫色化などの初期の褥瘡は1週から数週で治癒し，大部分の深い潰瘍の褥瘡はおよそ3カ月前後で治癒[4]する。

褥瘡はこれまで，慢性的圧迫に伴う局所組織の循環障害が主要因であるとされ，体位交換による除圧や局所組織の保護，局所の創傷治癒阻害因子の除去や，さらに創傷治癒促進などを目指した軟膏療法や局所処置が治療の主流をなしてきた。もちろん，褥瘡の発症に総タンパク質，Alb値やHb値などの全身的栄養状態が関与することには多くの報告があり，また，経験的には亜鉛の必要性も認識されてはいるが，臨床の現場で褥瘡発症の患者の栄養状態を食事療法で短期に改善することは必ずしも容易なことではない。結局，発症して難治化した褥瘡の治療には，もっぱら局所療法に力が注がれて現在に至っている。

しかし，褥瘡の発症・難治化の主要因は低栄養やホメオスタシスの狂いなどの全身状態，なかでも，特に亜鉛欠乏による諸代謝系の異常が主要因であることが，亜鉛補充療法の臨床研究および最近の分子生物学的亜鉛生物学の進歩で徐々に明らかとなりつつある。食事や一般的栄養の重要性はもちろんであるが，発症し難治化した褥瘡は，重度の亜鉛欠乏状態にあり，多少亜鉛が強化さ

れた食事療法では大きな効果は期待できない。しかし、プロマック®による亜鉛補充療法で劇的な効果があることがわかってきた。

1）褥瘡の論理的亜鉛補充療法[11]

褥瘡の診断は発症の状況や経過および肉眼的所見より、よほど特殊なものを除いて容易である。そこで褥瘡をみたら、補充療法前の血清亜鉛値測定の採血をして、すぐ、プロマックＤ錠75®２Ｔ／朝夕分２の原則的補充療法を開始する。多くの症例では亜鉛欠乏による食欲不振状態でもあるので、食欲の回復などの早期に効果の発現する症状をチェックする。

終末期のホメオスタシスが崩れた代謝異常状態から発症した褥瘡など少数の例外的な褥瘡を除き、ほとんどの褥瘡は亜鉛欠乏症であるので、血清亜鉛値の測定による診断確定の意義は少ない。しかし、比較的高率である腸管からの亜鉛吸収障害によると考えられる褥瘡、または高度の亜鉛欠乏状態であるためか、初期の治癒効果がくすぶる褥瘡があるので、初期値を測定しておくことが望ましい。また、短期に効果の発現する潜在症状の変化をチェックし、診断に確信を持って治療に当たるのが望ましい。

一般に補充療法開始により、数日で浸出液が減少し瘡面が何となく乾いてきた感じを受ける。発赤、紫色化や剥皮・水疱・びらんの傾向など、褥瘡の初期症状は早期に改善する。血行障害や壊死・潰瘍の進行した褥瘡でも、１週前後で浸出液の減少など炎症症状が治まる傾向を示し、ベロベロした褥瘡周辺の状態が何か締まってきたとの感じを受けることが多い。膿瘍形成や壊死が生じた場合は適切な時期に切開排膿やデブリードメントの外科処置を必要とするが、抗生物質の使用は菌血症の予防程度でよく、免疫状態の改善があると推測される。

その後、褥瘡縁が締まった感じから、現実に瘡縁が引き締まっていくようであれば、その後は適当な除圧と褥瘡の比較的簡単な局所処置で、複雑な軟膏処置などは必要としない。ただ、亜鉛補充療法開始の初期には、一部諸代謝の異常が進行してホメオスタシスの崩れた終末期発症の褥瘡と、亜鉛欠乏状態が高度のために通常量の亜鉛補充療法では進行を早急に止められない褥瘡との鑑別

はしばしば難渋することがあり，現在まだ適切な鑑別法はない。つまり，原則的な亜鉛補充療法で，上記のような瘡の状態の変化を起こさず，ベロベロと剥皮が進行したり，引き締まらずに褥瘡縁が溶けるように拡大傾向を示したり，治癒傾向がくすぶり，予測した血清亜鉛値の上昇やAl-P値の変動も定かでない場合には，プロマック®2T/1回投与や3T/1回投与，さらには倍量投与などの処方の変更や，頻回の血清亜鉛値他のデータのチェックも必要と考える。

著者らの経験では，亜鉛の吸収には1日の全投与量よりも腸管内の亜鉛濃度の影響があるようで，腸管内濃度を高める投与方法への変更が有効なことが多い。亜鉛イオンの吸収に関与する腸管細胞への亜鉛トランスポーター（ZIP4）の発現[7]などは詳細に解明されているが，ポラプレジンクの腸管からの吸収の生化学的詳細はまだ不明である。Al-P値は褥瘡ではほとんどの症例で変動するので，経験により時には血清亜鉛値の変化の代わりにAl-P値を代用することも可能である。なお，鉄欠乏性貧血の鉄補充療法時の鉄剤投与と同様に，亜鉛も生体内である程度は飽和・充足しないと，療法中止後，すぐに欠乏症状が再発する可能性があるので，褥瘡が治癒しても補充療法はしばらく継続することが望ましい。

褥瘡は終末期発症の褥瘡など例外的な場合を除いて，大部分は論理的亜鉛補充療法で治癒できるが，いったん発症すると，患者にも社会的にもその影響は大きく，発症を防ぐ褥瘡予防法の確立が望まれる。

2）褥瘡の発症機序と褥瘡予防

2008年，深田俊幸らにより，亜鉛トランスポーター（ZIP13）のノックアウト（KO）マウスを使用して，骨，歯，皮膚などの結合組織発生にかかわる亜鉛の関与の一端を分子生物学的に示した論文[14]が発表された。これは，褥瘡の発症・治癒の臨床経過の一部をもみごとに説明する発見である。

ZIP13 KOマウスの皮膚はWTマウスに比較して顕著に薄く，表皮では特別の差はないが，膠原線維が減少しており，皮膚の張力に対する強度は減弱していて，脆弱さが亢進している。KOマウスでは線維芽細胞の形態にも異常が認められている。つまり，TGF-β回路を介した亜鉛の結合組織発生への関与を

示したものであるが，褥瘡の場である皮膚の真皮，皮下組織の結合組織の新生・維持が亜鉛不足により障害されて，表皮，真皮，皮下組織が崩壊するのが褥瘡の本体と考えられる。

　亜鉛補充療法で結合組織が新生し正常化するに従い，褥瘡が締まり，回復した真皮・皮下組織の土台に表皮細胞が乗って褥瘡が治癒していくと考えると，臨床経過がみごとに説明される。もちろん，なぜ血行障害が生じやすいのかを含めて，わからないことだらけである。確かに，褥瘡には明らかに血行障害が伴う場合が大部分であるが，単純に物理的圧迫による動脈系または静脈系の循環障害とするよりも，主要因は血管内皮細胞の機能の問題であると考えたい。さらに表皮に限ると，褥瘡部位や褥瘡とは別部位にも表皮内出血斑や類天疱瘡様水疱の形成に剥皮などがしばしば合併したり，褥瘡に先行して発症したりする。おそらく表皮細胞間の，または細胞組織間の接着因子などにも亜鉛が密接に関連して，表皮には真皮や皮下組織とは別の亜鉛トランスポーターや亜鉛関与の代謝経路があると考える。

　著者らはそれぞれ主な発症機序が明らかに異なった脊髄損傷患者の褥瘡症例を持っている。1例は踵部に大きな水疱形成と血行障害を伴う皮下組織の壊死を伴う潰瘍形成のある一般的な褥瘡である。

　《症例7》[11]

　1997年1月発症の脊髄損傷例。発症数年後から身体の諸処に水疱やびらんの発症がしばしばあり，知覚がないための熱傷を疑われていたが，現在は熱傷ではなく，亜鉛欠乏による類天疱瘡様の水疱であったと考える。2001年7月より，車椅子，自動車などの移乗時に知覚がないためザクザクとした裂創が発症し，2007年4月に，著者らの診療所で亜鉛欠乏に気がつかれるまでの約7年にわたり，皮膚が菲薄で脆弱なため，繰り返しの裂傷・裂創で臀部全体が褥瘡様となったものである。創傷治癒遅延はあるが血行障害はなく，裂創からは鮮血が滴る状態であった。いずれの褥瘡も亜鉛補充療法で治癒した。

　褥瘡の発症にかかわる全身的な機序が徐々にわかってくると，褥瘡の発症予防を進めることが可能である。表皮内出血や水疱形成，剥皮などの表皮の亜鉛

欠乏の症状は，真皮や皮下の結合組織の異常を示す亜鉛欠乏状態よりも初期の欠乏状態にあるといえるのかもしれない。表皮の症状は褥瘡の発症よりもしばしば早くから発症し，潰瘍形成の褥瘡よりも亜鉛補充療法で短期間で容易に治癒する。

　褥瘡予防とは，これらの亜鉛欠乏の皮膚の早期症状を含む全身の欠乏症状をみつけて，亜鉛欠乏状態を解消することで達成される。多くの悲惨な褥瘡患者を抱えて，日々その治療に悩んでいる医療者や日本褥瘡学会は亜鉛欠乏症に関心を持ってほしいと考える。

（6）慢性の下痢・その他

　慢性の下痢のなかにも，短期に劇的に改善するものがある。どのような病態の下痢に，なぜ短期的な効果を示すのか，翌日にも効果があるものがある。腸管蠕動運動に関係する液性または神経性の機序や，腸管からの水分の吸収の機序が関係するのかもしれないが，現在，その機序は全く不明である。またおそらく，アフタ性口内炎や褥瘡と同様の組織や細胞の新生・維持に関与する機序や消化管の酵素系の活性などにも関係する，少し長期的効果が発現する機序もあるのではないかと考える。過敏性大腸症候群，潰瘍性大腸炎やクローン病などによる慢性下痢を専門とする医師の微量元素亜鉛への関心に期待する。

4．亜鉛の中毒について

　急性亜鉛中毒の報告は，亜鉛工場の爆発事故および溶接作業の際にガスとして肺から吸収することによって起こる職業病と，透析液に亜鉛が混入した場合のみである。つまり腸管および体内には厳密なホメオスタシス機能があるため，呼吸器系と静脈系以外の経口・経腸投与では，通常の投与量では中毒の報告はなく，たいへん安全な薬剤とされている。

5. 亜鉛欠乏症の疫学[3, 4, 16)]

(1) KITAMIMAKI Study[3)]

　2002年秋，旧北御牧村で多数・多彩な亜鉛欠乏症患者が存在することに気がついた著者らは，その地域住民に亜鉛不足の可能性が存在するものと推測し，2003年秋に村の資金で，村民の血清亜鉛濃度調査を行った．村で生活する村民のできるだけ多くの階層を網羅するように計画し，小・中学校児童生徒から90歳を超える高齢者まで総計1,431名の調査を行い，"KITAMIMAKI Study"[3, 4)] と名付けた．図1-4（p. 35）はその調査結果に基づく血清亜鉛濃度の分布図である．縦軸が血清亜鉛値，横軸が年齢である．黒丸は午前，白丸は午後の採血群であるが，黒丸と白丸の分布には明らかな差がある．太線は午前，細線は午後の回帰曲線である．血清亜鉛値は午前から午後に向かって低下する日内変動があることが予測された．日内変動はこれまでにも，個々の経時的採血による研究で報告されているが，それが集団として証明された．ちなみに，本調査ではできるだけ均一の集団として，ヘルススクリーニングの751名につき午前8時から午後3時のそれぞれの採血群により分析・比較した．平均値で79.0から60.7 μg/dLへと約20 μg/dL きれいに低下している．個人でも，平均でこの程度の日内変動があるのであろう．また血清亜鉛値は加齢とともに低下する傾向を示し，それが生理的なものか病的なものかの問題がある．特に超高齢者ではより低値者が多い傾向を示す．全般に性差はあまり認められないが，20～39歳の男女間にのみ，有意差をもって性差があり，女性が約10 μg/dL程度の低値である．地域住民の亜鉛欠乏傾向を証明するには，少なくともこの午後の低値群を混在させてはならない．

　図1-5は，午後採血の低値群（白丸）を除いた小学児童と中学生徒の347名と全成人518名の分布図で，比較としていわゆる基準値の最高値110 μg/dLと最低値65 μg/dLを上下の線で示した．本調査の測定をした㈱SRLの基準値

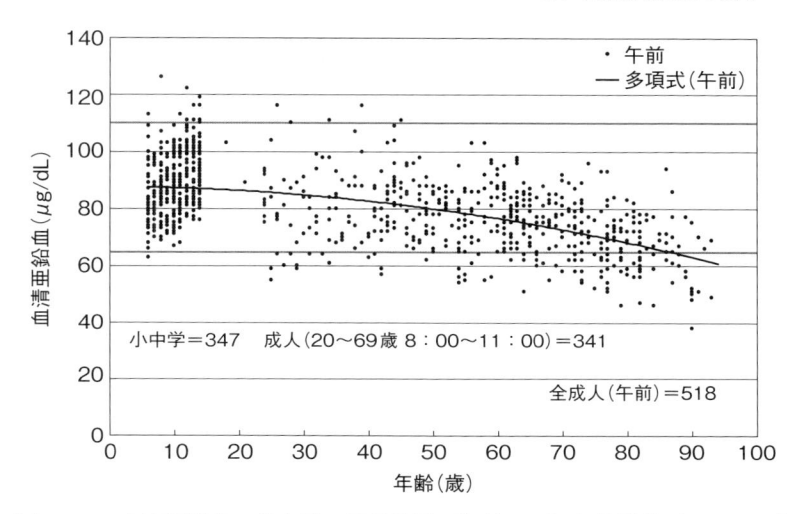

図1-5　血清亜鉛値の分布図・回帰曲線（午前のみ）と基準値（65〜110）
(KITAMIMAKI Study)

は，SRLが原子吸光法による血清亜鉛値の測定を開始した1975年前後の当時，いわゆる健常成人（と考えられた）162名の測定データより定めたものである。小学高学年児童と中学生徒の群はおよそこの基準値内に分布する傾向であるが，成人の群は基準値の比較的低値域に分布し，回帰曲線も右肩下がりで，加齢とともにより低値に分布する傾向がある。また，成人でも超高齢群ではより低値に分布する傾向があるので，さらに70歳以上の超高齢群を除き，比較検討した。当村の一般成人（20〜69歳の午前採血群341名）の血清亜鉛の平均値は78.9 μg/dLで，SRLの基準値の平均値87.5 μg/dLと比較すると約10 μg/dL低値であった。また，個々の分布をみると若年層でも存在するが，加齢とともに基準値の最低値65 μg/dLを下まわる群が増加の傾向を示している。調査した全成人の約20%がこの最低値65 μg/dLを下まわった。

　以上，多発する亜鉛欠乏症患者の発見と併せて，少なくとも北御牧村村民には亜鉛不足の傾向があるといってよいであろう。一般市民を対象とした血清亜鉛濃度調査は約25年前にアメリカで，ちょうど著者らの約10倍の14,700名の調査（The Second National Health and Nutrition Examination Survey:

NHANES Ⅱ[16]）が行われたが，著者らの調査はその後に広く一般地域住民を対象とした世界で初めての調査であった．

（2）JAPAN Report[3,4]

㈱SRL の血清亜鉛値の基準値は NHANES Ⅱ とほぼ同時期の調査で，ほぼ同じ値を示すともいえ，この 25 年間に何が生じたのかは，たいへん重大な問題である．しかし，この調査をした 2003 年当時に，村民の亜鉛不足傾向は地域性のもの，風土病的なものではないか，との批判が出るであろうことは，当然予測していたので，本調査を KITAMIMAKI Study と名付け，さらなる調査を計画して，㈱ファンケルの資金で，2005 年に市町村合併した東御市民 1,773 名に対して同様の調査を行い，TOMI Study と名付けた．しかし，近傍の地域住民調査では完全に地域性を否定できないので，2006 年，全国国民健康保険団体連合中央会からの資金で，長野県下に散在する 7 国保診療所の協力を受け，診療所受診患者 851 名の血清亜鉛濃度の調査を行い，NAGANO Study と名付けた．

この 3 疫学調査[4]では，母集団に若干の違いがあるが，その違いをも反映して，それぞれ平均血清亜鉛値が低値であることが判明した．ちなみに，TOMI Study では平均年齢 60.4 歳，平均血清亜鉛値 77.2 μg/dL，NAGANO Study では，平均年齢 73.8 歳，平均血清亜鉛値 73.3 μg/dL で，また，3 調査とも基準値の最低値 65 μg/dL を下まわる多くの分布があることが判明した．特に，高齢で病弱者が多いと考えられる診療所受診患者群である NAGANO Study では，65 μg/dL 以下に 25％以上の分布が存在している．

以上の 3 調査より，少なくとも「長野県民は微量元素亜鉛の不足傾向にある」といえ，また，長野が全国でよほど特殊な事情がない限り，全国国民も同様といえ，「日本国民は微量元素亜鉛の不足の傾向にある」ことがわかった．たいへんに重大な問題と考える．しかし，「長野県には海がないではないか」といえば，確かに海はない．「長野は田舎ではないか」といわれれば田舎かもしれない．そこで，全国 1〜2 カ所で同様の調査が行われれば，JAPAN Report として,より確かな情報を世界に発信できるであろう。ただ,小規模ではあるが,全国各地から仄聞する情報では著者の情報が正しいようである。1980年代のアメリカのように日本でも国家が主導して調査をすべき時と考える。

(3) 日本国民の亜鉛不足の程度 [3,4,8)]

　日本国民の亜鉛不足の程度を予測するには,解明しなければならない問題点が多々ある。著者らのKITAMIMAKI Studyの基準値の最低値65μg/dLを下まわった成人の割合（約20％程度）を引用して,日本人の亜鉛欠乏の程度を,およそ20％程度とするものも散見されるが,この調査データから単純にそのような引用をすることは問題である。KITAMIMAKI Studyには若年層が高齢者層に比して少ない事実がある。また,血清亜鉛値には顕著な日内変動があり,当然,生体値としての個のゆらぎもある。食の有無と亜鉛値の関係を指摘する論文もあるなど,まだ明確でないこともある。しかし,現時点で大きな問題点は,SRLのいわゆる基準値を亜鉛非欠乏者（亜鉛正常者）のものとみなすことの是非と,加齢とともに低下する傾向の血清亜鉛値は生理的なのか病的なのか,の2点である。このように現在,論点は多々あるが,それらの解明に資するデータも紙数もないので,細かなことは目をつぶるとして,推定できることを以下にまとめる。

　① 小学児童高学年から中学生徒のころまでの若齢で学校給食を含めた食事をきちんと摂取している群はそれほど大きな不足傾向はないといえるのではないかと考える。

　② 高校生からの若年の層はデータが不十分なので除くこととするが,若者の食事摂取の状況ややせ願望とダイエットの風潮に,臨床における舌痛症,口腔内違和感や味覚障害・味覚異常の発症,もしかすると精子数の減少傾向や不妊症の増加などと亜鉛不足がかかわっており,特に女性には問題があるのではないかと思われる。

　③ KITAMIMAKI Studyでは,一般成人はいわゆる基準値の最低値65μg

/dL 以下に約 20％ が分布し，高齢で病弱者の多い診療所通院患者群では約 25％ と，より高率を占めている．この数値から日本国民の亜鉛不足状態はどの程度かを推測する．図 1-2（p. 33）の A，B 曲線の二曲線図に 65 μg/dL の縦線を引くと，A 曲線の占める亜鉛非欠乏者の 2.5％ と B 曲線の占める亜鉛欠乏症者の 59.9％ が，この 65 μg/dL 以下に存在していることになる．高齢者の低亜鉛傾向は病的なものと仮定し，A 曲線を亜鉛非欠乏者の曲線とみなし，亜鉛欠乏症予備（潜在的亜鉛欠乏者）群は亜鉛欠乏症群に含まれるものと仮定すると，詳細は略すが亜鉛不足者は約 30〜40％ を占めると計算され，年齢別に超高齢群では軽く 50％ を超えることともなる．あまりに大きな数字といわざるをえない．

　高齢者の低血清亜鉛値が非生理的なものとの仮定が正しいのかどうかは，さらなる検討が必要であるが，臨床の現場での欠乏症患者発症の現状からみても，「日本国民は深刻な亜鉛不足の傾向にある」と警告を発せざるをえない．

6．なぜ亜鉛欠乏が生ずるのか

　亜鉛不足を生ずる原因はいろいろあると思われ，成書にも多くの原因が書かれている．しかし，仮説であるが大きな原因について書かせていただくならば，加齢とともに低下する血清亜鉛値は，一部生理的なことがあろうとも，亜鉛トランスポーターの発現に老化現象が関与し，腸管からの吸収が減少しているのではないかということと，最近の半世紀の急速な亜鉛欠乏傾向の進展を考えると食物（特に農業・畜産物）に問題[17]があるのではなかろうかと考える．日ごろの食べ物，海産物（魚介，海藻類）を除いて，米，麦，豆等の穀物や野菜，肉類，すべて大地から採れる．その大地がやせて，また，農業や畜産業が変化して，本章では微量元素亜鉛のことばかり述べたが，亜鉛のみならず，微量な多くのもの，科学的にはよくわかっていないが，生物にとって大切な多くのものの含有量が，食物の中から徐々に徐々に減ってきているのではないかと考えているが，いかがなものであろうか．

7. おわりに [18]

　医学・医療の歴史を振り返ってみれば，その時代その時代に正しいと考え，認められていた多くの学説や治療法が，しばしば間違いであったことがわかる．現代の医学・医療はあまりに細分化し，"ヒト"を"人"として，総合的にみる視点に欠けている．現代は，関連分野の科学・技術を含めて，細分化と同時に，より総合的に生き物をみつめる，そのような視点が求められている．

文　献

1) Prasad A., James A. and Manucher N.: Syndromes of Iron Deficiency Anemia, Hepato-splenomegaly, Hypogonadism, Dwarfism, and Geophagia. Am J Med 1961; 31; 532-546.
2) 冨田　寛：味覚障害の全貌．診断と治療社，2011.
3) 倉澤隆平，久堀周治郎・他：長野県北御牧村村民の血清亜鉛濃度の実態．Biomed Res Trace Elem，2005；16(1)；61-65.
4) 倉澤隆平，久堀周治郎・他：亜鉛欠乏症について─亜鉛欠乏症の臨床および住民の微量元素亜鉛の不足傾向について．亜鉛欠乏に関する研究会報告書．長野県国民健康保険団体連合会および長野県国保直診医師会，2006.
5) Kawamura T., Ogawa Y., Nakamura Y. et al.: Severe dermatitis with loss of epidermal Langerhans cells in human and mouse zinc deficiency. J Clin Inv, 2012; 122(2); 722-732.
6) 有沢祥子：アトピーが消えた，亜鉛で治った．主婦の友社，2002.
7) 神戸大朋：亜鉛の生理機能を司る亜鉛トランスポーター．化学と生物，2009；47；545-552.
8) 倉澤隆平，久堀周治郎，岡田真平・他：血清亜鉛値 80 μg/dL の意味するもの．Biomed Res Trace Elem，2011；22(1)；34-37.
9) 倉澤隆平，久堀周治郎：血清亜鉛の臨床的意義．生物試料分析，2008；31(2)；110-120.
10) 上瀬英彦：在宅高齢患者における血清亜鉛値の検討．日本臨床内科医会会誌，1999；14(1)；21-25.

11) 亜鉛欠乏症のホームページ：http://www.geocities.jp/ryu_kurasawa/
12) Kobayashi H., Takagi Y. and Okada A.：Measurement and clinical application of angiotensin-converting enzyme ratio in plasma for assessment of zinc nutrition. Biomed Res Trace Elem, 1995；6；117-122.
13) Nozaki C. et al.：Zinc alleviates pain through high-affinity binding to the NMDA receptor NR2A subunit. Nat Neurosci, 2011；14；1017-1022.
14) Fukada T., Civic N., Hirano T. et al.：The zinc transporter SLC39A13/ZIP13 is required for connective tissue development; its involvement in BMP/TGF-beta signaling pathways. PLoS ONE, 2008；3；e3642.
15) 西田圭吾, 平野俊夫：アレルギー応答における亜鉛/亜鉛トランスポーターの役割. 生化学, 2010；82(9)；814-824.
16) American Institute of Nutrition：Assessment of the Zinc Nutritional Status of the U.S. Population Based on Data Collected in the Second National Health and Nutrition Examination Survey. 1985, 1976-1980.
17) 渡辺和彦・他：土と施肥の新知識. 全国肥料商連合会, 2012, pp. 200-222.
18) 小川鼎三：医学の歴史. 中公新書39. 中央公論社, 1964.

第2章 亜鉛補充療法

宮田　學*

　本章では，臨床における諸病態・諸疾患における亜鉛補充療法について概観する。なぜ，人体にごく微量しか存在しない亜鉛の欠乏が，これほどまでに多くの病態や疾患において重視され，補充療法が有効であるのかについて，基本的事項をまじえて個々の疾患ごとに紹介したい。

1．亜鉛補充療法の基礎事項

(1) すべての物質は元素からできている

　人体の96～97％は，主要元素といわれる酸素（O），炭素（C），水素（H），窒素（N）の4元素で構成され，残りの3～4％がナトリウム（Na），カリウム（K），塩素（Cl），カルシウム（Ca），マグネシウム（Mg），リン（P），硫黄（S）の7つの準主要元素で構成されている（表2-1）[1]。

表2-1　人体を構成する元素

1. 主要元素	96～97％	O, C, H, N	
2. 準主要元素	3～4％	Na, K, Cl, Ca, Mg, P, S	
3. 微量元素	0.02％		
①必須微量元素		Fe, Zn, Cu, Se, I, Co, Cr, Mn, Mo	
②ほぼ必須性が確実視されている微量元素		F, Si, As, Ni, V, Sn	
③必須性が推定される微量元素		Cd, Pb, Li, Al, Pb, B, Br	

---

*　誠光会草津総合病院顧問

そのほかにも，人体には30種類以上の元素が検出されるが，すべて合わせても0.02％にすぎない。これらのうちで，現在必須微量元素として認定されているのが，鉄（Fe），銅（Cu），亜鉛（Zn），セレン（Se），ヨウ素（I），コバルト（Co），クロム（Cr），マンガン（Mn），モリブデン（Mo）の9元素である。

（2）必須微量元素としての認定要件

①ある元素が不足すると欠乏症が起こること，②その不足した元素を補給すれば欠乏症が改善すること，あるいは，③生体にとって重要な物質の構成成分であることが証明されること，の3点が必須微量元素として認定される要件である。

現在，人体にとっての必須性の可能性が高い微量元素が数種類あるが，いずれも認定されるに至っていない。

（3）生体内亜鉛含有量

生体内含有量および血清濃度が鉄とほぼ同等である亜鉛（Zn）は多彩な生理作用を有し，臨床的にも諸疾患における欠乏状態が注目されている。

成人の生体内亜鉛含有量はわずかに2～3gにすぎないが，鉄がほとんど赤血球内にヘモグロビン（Hb）の構成要素として存在しているのに対して，亜鉛は広く全身臓器の組織内に分布し，細胞内に存在する微量元素としては最も多い。亜鉛は，個体の成長発育・生命の維持に関与しており，その欠乏は種々の障害をもたらす。

（4）生体内亜鉛分布

生体内亜鉛の60％は筋肉に，30％は骨に存在し，残りの10％が肝臓，腎臓，膵臓，脳，心臓，消化管，その他，ほとんどすべての臓器に存在している。生体内で最も亜鉛濃度の高い臓器は前立腺であり，脳では記憶・学習をつかさどる海馬に高濃度に存在する。

(5) 亜鉛酵素

なぜppmオーダーの微量元素が多岐にわたる代謝機能に関与し,生命現象に影響を与えるのか,その鍵は,亜鉛が多くの酵素の活性中心に位置し,あるいは亜鉛の存在下に酵素活性を発現するため,亜鉛欠乏は,酵素活性の低下を介して重大な障害を招くからである。構成成分として亜鉛を持つ亜鉛酵素および亜鉛の存在下に酵素活性を発揮する亜鉛要求酵素は,合わせて300種以上といわれている。

(6) 多彩な生理作用

組織再生に際して遺伝情報の伝達にかかわるDNAおよびRNAポリメラーゼはじめ多くの酵素が亜鉛酵素であることは,亜鉛欠乏が遺伝情報伝達のエラーを介して,奇形や発がんの原因になることを示唆する。

90％以上の疾患の発生機序に活性酸素が関与するといわれるが,亜鉛はフリーラジカルを効率よく除去するスーパーオキシドジスムターゼ（SOD）やメタロチオネインの主要な構成元素であり,抗酸化作用は亜鉛の重要な機能のひとつである。

さらには免疫能維持に,亜鉛（Zn）,銅（Cu）,マンガン（Mn）,セレン（Se）の関与が指摘され,亜鉛はその最も基本的な部分に関与している。亜鉛の健康維持増進作用は免疫能の維持によるところが大きい。

(7) 広い安全域

微量元素の多くは安全域が狭く過剰症を招く危険性があるが,亜鉛は唯一安全域が極めて広い微量元素で,過剰症は人為的異常曝露によるもの以外は通常みられない。

亜鉛の1日必要量は10～15 mgであるが,胃潰瘍治療薬ポラプレジンク（プロマック® 顆粒15％,ゼリア新薬工業）の常用量1.0 g中の亜鉛含有量は37.5 mgであり,非代償性肝硬変症などに対する治療量としては硫酸亜鉛220～660

mg（亜鉛量として50～150 mg）が投与されている．近年，ウイルソン病に対する銅の吸収阻害剤として酢酸亜鉛製剤ノベルジン®（ノーベルファーマ（株））が発売されたが，1錠中の亜鉛含有量は小児用25 mg，成人用50 mgで，1日常用量はそれぞれ3錠である．

（8）メタロチオネイン

メタロチオネインは，1957年ウマの腎臓中に存在するカドミウム（Cd）を含むタンパク質として発見された．有害物質を排除するために多様な因子により誘導合成される．亜鉛，銅，マンガンその他の金属元素もメタロチオネインの合成を促進するが，他の金属と異なり，亜鉛は大量投与が可能でカドミウム中毒などに対する治療剤としても期待される．

（9）亜鉛欠乏症状

亜鉛欠乏症状は代謝回転の速い臓器に現れやすい．味覚障害は亜鉛欠乏の症状としてよく知られており，難治性皮膚疾患のなかには亜鉛補充療法が有効なものが多い．皮膚の代謝回転は速く，約1カ月で入れ替わってしまうため，亜鉛欠乏状態では細胞新生に必要な酵素において活性中心をなす亜鉛の補充が追いつかず完全なコピーができないため，味覚障害や皮膚疾患を発生すると考えられる．十分に亜鉛を補給してやると次回の再生は障害なく行われて治癒するという模式が考えられる．しかし，味覚障害にしろ，皮膚疾患にしろ，発症後早期に亜鉛投与を開始したものは治癒率が高いが，亜鉛投与の開始が遅れ慢性的に経過したものは治りが悪い．

（10）血清亜鉛濃度

血清亜鉛濃度の基準範囲は成書によれば84～159 μg/dLである．冨田らは，80 μg/dL未満を亜鉛欠乏症の診断基準とし，60～79 μg/dLを亜欠乏あるいは潜在的欠乏症，59 μg/dL以下を顕在性の亜鉛欠乏症として亜鉛補充療法の対象とすることを提唱している．

従来，血清亜鉛濃度は原子吸光法により測定されてきたが，比色法による自動分析用試薬キットが開発され，病院の臨床検査室を中心に普及しつつある。原子吸光法は用手的機器操作による測定誤差があり検査施設による基準値のばらつきもあるため，患者紹介あるいは研究発表に際しての統一性に関して問題が指摘されてきたが，近い将来，血清亜鉛の測定は原子吸光法から比色法にとって替わるものと思われる。比色法は原子吸光法と極めて高い相関を示すが，比色法による基準値の設定が必要である。

　血液中に存在する亜鉛量は体内の亜鉛量の1～2%にすぎず，血清中の亜鉛濃度と組織中の亜鉛濃度は必ずしも一致するとは限らない。果たして血清亜鉛濃度をもって亜鉛欠乏の指標としてよいのかという議論が常にある。白血球中の亜鉛濃度は血清中濃度の約100倍あり，組織中濃度をより反映するとして，欠乏症の基準にすべきであるという意見もあるが，日常臨床検査として簡便に測定でき広く普及している点で，血清亜鉛濃度をもって一応の亜鉛欠乏の目安とすることは妥当であると思われる。

(11) 亜鉛補充療法

　血清亜鉛濃度には明らかな日内変動がみられ，午前中は高く午後は低い。日中の活動期では亜鉛を必要とする代謝の活発な筋肉組織や肝組織などに動員されて血中より組織への亜鉛のシフトが起こるためと考えられる。同様のことが各種病態においてもみられる。亜鉛補充療法を行い血清亜鉛濃度が順調に上昇してきている過程で感染を起こしてくると，血清亜鉛濃度が明らかに低下してくる。

(12) 亜鉛トランスポーター

　近年，亜鉛のトランスポーターに関する基礎分野における進歩はめざましく，腸管吸収および細胞内への亜鉛輸送にかかわるZIPファミリー14種および細胞内から細胞外への亜鉛輸送に働くZnTトランスポーター9種が同定されている。亜鉛の吸収ひとつをとっても，同じように亜鉛投与を行っているの

に，血清濃度が速やかに上昇するものとそうでないものがある。これからは亜鉛は単なる微量栄養素としてただ補給すればよいというものではなく，個々のトランスポーターのレベルでどこに障害があって欠乏症状を起こしてきたのかを検討しなければならない時代になるであろう。

(13) 高齢者医療と亜鉛

亜鉛欠乏症状のひとつとして，易感染性があげられる。免疫能の低下により高齢者では肺炎を起こす頻度が高く死因となることも少なくない。亜鉛欠乏状態に対しては十分亜鉛を補給すべきであるというが，亜鉛投与により肺炎が予防でき重症化を防げるか，客観的事実としてのエビデンスがあるか否か二重盲検法あるいはそれに準じた臨床試験により明らかにする必要がある。療養型あるいは介護病棟や老健施設，特別養護老人ホームなどでは，ベースとして亜鉛補給を行ってもよいのではないかと考えられるが，これらの施設は定額制で健康保険の適用を受けるわけではないので，亜鉛補給は医療用亜鉛製剤を使用する必要はない。安価な亜鉛サプリメントでも，血清亜鉛濃度が上昇し肺炎の頻度が減少して抗生物質の使用量が減るのであれば，医療経済上からも施設の負担軽減という点からも望ましいことであろう。

亜鉛の補充療法を要する病態あるいは疾患は臨床各科にわたる。臨床医のみならず，看護師，栄養士，臨床検査技師その他の医療従事者にもその知識は必要で，特に栄養評価の一指標として，臨床栄養における重要性に対する認識はますます高まるであろう。亜鉛欠乏をきたす病態および主な疾患について概観したい。

2．各種疾患における亜鉛補充療法

（1）消化器疾患と亜鉛

1）肝疾患と亜鉛

　肝疾患で血清亜鉛が低下することはよく知られている。臨床における亜鉛欠乏が最も早くから注目されていたのは肝疾患で，1951年には肝疾患における血中亜鉛濃度を測定した報告がある。1956年以降 Vallee 一門は，肝硬変症における血清亜鉛濃度は有意に低下し，肝性昏睡症例では著明な低亜鉛血症を呈することを報告している[2]。

　肝疾患では，慢性肝炎から肝硬変へと進行するに従って血清亜鉛濃度は低下する（図2－1）。劇症肝炎や肝硬変では，低アルブミン血症に加えて高アミノ酸血症が著明で，アミノ酸と結合した亜鉛が尿中へ排泄されるため低亜鉛血症をきたすと考えられている。亜鉛は，核酸代謝，タンパク質代謝に重要な役割を果たしており，肝の再生には亜鉛酵素が大きく関与している。肝部分切除後の肝再生には術前から十分亜鉛を補給しておくことが必要である。

　肝性脳症に対して亜鉛投与が有効であることを1984年 Reding[3] らが報告して以来，欧米では副作用のない簡便で安全な肝性脳症の治療法として推奨されている。アンモニア代謝に関与するオルニチントランスカルバミラーゼは亜鉛酵素で，亜鉛欠乏状態では活性が低下する。肝硬変では分岐鎖アミノ酸消費が増大するが，フィッシャー比（分岐鎖／芳香族アミノ酸比）の低下は血中アンモニアの増加と相まって肝性脳症を助長する。片山らは，肝硬変症において分岐鎖アミノ酸経静脈投与に加えて硫酸亜鉛経口投与を併用し血中アンモニアの低下を報告している[4]。

　亜鉛はまた，肝の線維化を抑制する。高松らは，慢性肝疾患において亜鉛経口投与を行い，血清亜鉛著増群においては肝の線維化が抑制されることを報告した[5]。ポラプレジンクとして1日34 mgの亜鉛を1年間内服した際の血清亜

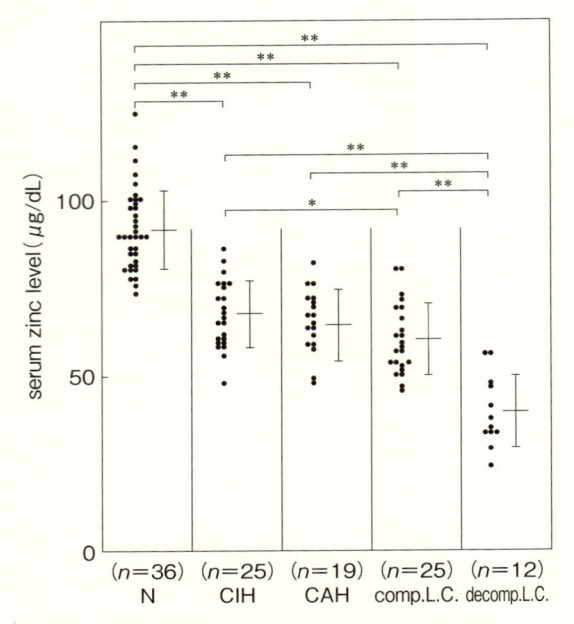

図2-1 慢性肝疾患における血清亜鉛濃度
（永井孝三・他：日本消化器病学会誌 1988；85；2618）
N：正常対照，CIH：慢性非活動性肝炎，CAH：慢性活動性肝炎．
comp. L. C.：代償性肝硬変，decomp. L. C.：非代償性肝硬変。
*：$p<0.01$；**：$p<0.001$。

鉛著増群の線維化指数は，対照群や血清亜鉛微増群に比し有意に低く，亜鉛補充療法により肝線維化が抑制されることを示した。

　肝類洞壁に存在する肝星細胞の活性化は肝線維化を促進するが，特に亜鉛欠乏によってコラーゲン合成能が亢進し肝硬変へと進展する要因になる。

　C型肝炎の60〜70％は慢性肝炎に移行し，20〜30年を経て肝硬変から肝がんへと進展する。C型慢性肝炎に対する治療の第1選択はインターフェロン（IFN）療法であるが，わが国のウイルス（HCV）ゲノタイプはIFN抵抗性のⅠb型が70％を占める。長嶺らは，1997年C型肝炎のIFN-α治療に際して亜鉛経口投与を併用するとHCV-RNA消失率（SVR），ALT正常化率ともに有意に上昇すると報告したが[6]，PEG-IFN/RBV療法などにより良好なSVRが

得られるようになり，亜鉛療法は注目されなくなった。しかし，難治例に対する亜鉛投与の意義は失われたわけではない。川口らは，IFN-α2b・リバビリン療法に亜鉛製剤としてポラプレジンク通常投与量を併用し，血球減少性副作用が抑制されることを報告している[7]。

ウイルソン病は常染色体劣性の先天性銅代謝異常症で，肝臓をはじめ中枢神経，角膜などに銅沈着をきたす。従来銅キレート剤の投与が治療の主流であったが，近年副作用の少ない亜鉛大量投与が銅の拮抗的腸管吸収阻害剤として用いられるようになった[8]。

2）胃潰瘍と亜鉛

胃潰瘍治療剤プロマック®（ポラプレジンク，ゼリア新薬工業）は亜鉛の創傷治癒作用を期待して開発された薬剤である。胃潰瘍に対してポラプレジンクを投与すると損傷胃粘膜に亜鉛が集積して潰瘍を修復するが，正常粘膜への亜鉛の集積はみられない。亜鉛は細胞増殖を促進し胃粘膜の再生を促すと同時にプロスタグランジン類似のサイトプロテクション作用により再発しにくい再生粘膜を形成する。

また，亜鉛は，インドメタシンやアスピリンなどの非ステロイド系抗炎症剤（NSAIDs）に起因する胃粘膜障害や小腸潰瘍にも有効である。NSAIDs起因性粘膜障害の発生機序として胃粘膜の微小循環における活性酸素の関与が指摘されており，ポラプレジンクはこれらの粘膜障害の予防および治療に有効である。

内視鏡的粘膜下層剥離術（ESD）後には広範囲にわたる粘膜欠損を生じるが，欠損部に生じる潰瘍の修復にも亜鉛投与は有効である。

また，胃潰瘍や胃がんが細菌感染と関係があるとは考えてもみなかったことであるが，ピロリ菌（*Helicobacter pylori*）の登場により胃潰瘍に対する考え方が一変した。ピロリ菌陽性の胃潰瘍は難治性で再発を繰り返すことが知られ，除菌治療が勧められる。この際，亜鉛を投与しておくと除菌効果を高めることができる。ピロリ菌はウレアーゼ活性を有し，ウレアーゼの作用により発生したアンモニアが菌体周辺の胃壁の酸性環境を中和することにより自らを保

護し増殖する。このウレアーゼの活性中心にはニッケルが存在し，亜鉛がニッケルと置換することによりウレアーゼ活性を低下させるため，ピロリ菌の増殖抑制効果を発揮するからである。

3）炎症性腸疾患と亜鉛

潰瘍性大腸炎やクローン病などの炎症性腸疾患では血清亜鉛の低下がみられる。潰瘍性大腸炎では，著明な低亜鉛血症を呈する症例が少なくないが，サラゾピリンあるいはステロイド治療に亜鉛補充療法を併用しても自覚症状，内視鏡所見ともに有意の改善がみられないのに対して，クローン病ではしばしば亜鉛欠乏性の皮膚病変を伴い亜鉛治療が有効である。クローン病では活動期に亜鉛の吸収が障害され血清亜鉛は低下する[9]。

高木らは，短腸症候群およびクローン病に経口亜鉛負荷試験を行い，亜鉛の腸管吸収が著明に低下していることを報告している[10]。

クローン病や短腸症候群では，中心静脈栄養が施行され良好な成績が得られているが，わが国では初期の高カロリー輸液製剤の亜鉛含有量が十分でなく重篤な亜鉛欠乏症が多発した。現在では，亜鉛，マンガンその他の微量元素が適量添加され，高カロリー輸液に伴う亜鉛欠乏症はみられなくなった。

4）膵疾患と亜鉛

膵臓は亜鉛代謝の中心的臓器のひとつである。慢性膵炎では亜鉛欠乏症がしばしばみられる。亜鉛は膵臓のランゲルハンス島のβ細胞の原形質内に多く存在し，インスリンの合成・分泌に関与している。慢性膵炎における膵性糖尿病の増悪は亜鉛欠乏による膵内外分泌能の低下が関連している。外分泌腺の荒廃に続いてβ細胞の障害が起こり，さらに進行するとα細胞にも障害が及ぶ。

実験的には，亜鉛が抗糖尿病作用を持つ可能性が示されているが，臨床的には亜鉛が糖尿病の予防や治療に有効であるという確証は得られていない。

亜鉛は膵外分泌酵素の合成にも関与し，慢性膵炎においては亜鉛の吸収障害と尿中への亜鉛排泄の増加が起こり，血中および膵組織中の亜鉛濃度は低下する。伊佐地らは，この悪循環を断ち切るには，膵酵素製剤の大量投与と亜鉛の補充療法が有効であるとしている。また，膵広汎切除後に発生する脂肪肝の予

防にも亜鉛投与が有効であると報告した[11]。膵頭十二指腸切除をはじめとする膵広汎切除後になぜ脂肪肝が起こりやすいのか不明であるが，NAFLD（非アルコール性脂肪肝）あるいは NASH（非アルコール性脂肪肝炎）と膵機能の関連は今後の大きな研究課題である。

（2）循環器疾患と亜鉛

1）高血圧と亜鉛

自然発症高血圧ラットでは亜鉛欠乏が高血圧を増悪させることが知られている。フリーラジカルのひとつであるスーパーオキシドが血管拡張物質である一酸化窒素（NO）と結合し血圧を上昇させる。亜鉛欠乏状態では活性酸素消去酵素のひとつであるスーパーオキシドジスムターゼ（SOD）の活性が低下する。

血圧に関連する一酸化窒素合成酵素やアンギオテンシン変換酵素（ACE）は亜鉛依存酵素であり，重症高血圧では血清亜鉛が低下し ACE が低値を示す。

2）心筋梗塞と亜鉛

急性心筋梗塞の発症後2時間以内に血清亜鉛濃度は著明に低下する。その低下の程度は予後を推測するよい指標となる。1976年，Low と Ikram は，心筋梗塞に合併した不整脈の程度により，重症になるほど血清亜鉛は低値を示し，亜鉛酵素である LDH とよく相関すると報告した[12]。発症後3日以内に血清亜鉛が 65 μg/dL 以下に低下したものは全例死亡したという報告もある。

近年，冠動脈疾患のリスクファクターとして亜鉛欠乏が注目され，2型糖尿病における冠疾患予防に亜鉛補充が有用であるとする報告がある[13]。

（3）血液疾患と亜鉛

1）亜鉛欠乏性貧血

亜鉛欠乏が貧血に関与していることは，1961年，Prasad らにより報告された亜鉛欠乏症の第1例においてすでに指摘されている[14]。このイランの風土病と考えられていた小人症における貧血の原因は，DNA 合成低下に起因する

ヘモグロビンの産生障害ではないかと考えられた。

その後長い間，亜鉛と貧血の関係については省みられることがなかったが，1996年，西山らは，女子長距離ランナーの貧血が鉄剤の投与のみでは改善されず，亜鉛を同時に投与してはじめて改善されることを報告した[15]。運動選手における貧血は世界的にみても大きな問題であり，早期に治療しないと選手生命を絶たれることになる。

ソマトメジンCや男性ホルモンなど亜鉛由来の造血ホルモンの低下により貧血が惹起され，重症例では男性ホルモンに依存する筋肉量が維持できないため，競技の継続が困難になる。運動量の多いスポーツ選手では，1日の亜鉛摂取量の5～10％が汗として失われるため亜鉛欠乏に陥る。

そのほか亜鉛欠乏が関与していると考えられているものに，妊産婦の貧血，重症心身障害者の貧血，未熟児の貧血などがある。いずれも鉄欠乏性貧血であるが，鉄剤の単独投与は無効である。無効であるにもかかわらず鉄剤を投与し続けて高フェリチン血症を呈した症例は，亜鉛欠乏性貧血と考えられる。

2）腎性貧血

慢性腎不全の貧血は傍糸球体装置における造血ホルモン・エリスロポエチン産生低下による骨髄幹細胞での赤芽球への分化障害に起因する。腎性貧血の治療としてエリスロポエチンの注射が行われるが，亜鉛の投与により注射量を減らすことができる。福島らは，腎機能（e-GFR）と貧血，血清亜鉛濃度の関連性を検討した[16]。

エリスロポエチン不応性貧血においても，60％の症例で亜鉛投与の併用により貧血が改善する。日本透析医学会のガイドラインにも，亜鉛投与によるエリスロポエチン減量効果について記載されている。

3）鎌状赤血球症，地中海貧血と亜鉛

鎌状赤血球症は主として黒人にみられる遺伝性疾患であるが，わが国でも散発例がみられる。鎌状赤血球性貧血患者の多くは亜鉛欠乏状態にあり，亜鉛治療が有効である。

地中海貧血では溶血発作のたびに多量の亜鉛が尿から失われ，亜鉛欠乏症を

(4) 腎疾患と亜鉛

慢性腎疾患（chronic kidney disease：CKD），特に慢性腎不全では，透析の有無にかかわらず，血清亜鉛は低値を示す。腎不全においては，食欲不振，性腺機能低下，創傷治癒の遷延，味覚障害などの亜鉛欠乏症状がしばしばみられる。

慢性腎不全患者を悩ませる合併症に難治性の皮膚掻痒症がある。抗ヒスタミン剤が無効でかゆみが強く，睡眠障害の原因にもなるが，亜鉛投与により良好な成績が得られている。

腎性貧血に対する亜鉛投与の有用性については，血液疾患の項ですでに述べたが，e-GFR と血清亜鉛濃度は正の相関関係にあり，重症例において亜鉛補充療法を行ったところ，血清亜鉛濃度の正常化とともに貧血もヘモグロビン値が平均で 1g/dL 以上改善したと福島らは報告している[16]。

(5) 皮膚疾患と亜鉛

皮膚は新陳代謝の盛んな組織で，再生機能が低下してくると皮膚の健康を保つことができない。多くの皮膚疾患では，血清亜鉛は低値を示す。低亜鉛血症をきたす疾患として，脂漏性湿疹，尋常性乾癬，類天疱瘡，円形脱毛症，皮膚がん，全身性エリテマトーデス，掌蹠膿疱症，白斑，アトピー性皮膚炎，皮膚掻痒症，下腿潰瘍，褥瘡などがある。

1）脱　毛　症

脱毛症では，血清亜鉛は低値を示す。円形脱毛症は先行する病変なく突然円形ないし楕円形の脱毛を生じるもので，心理的要因やストレスが関係していると考えられており，単発のものや 2 個以上数個までの多発性のもの，癒合して全脱毛に及ぶ悪性脱毛症などに分類されるが，いずれのタイプでも血清亜鉛は低値を示す。

欧米では 1970 年代より脱毛症に対して亜鉛治療が行われるようになった。

亜鉛補充療法により，円形脱毛症で6カ月以内，悪性脱毛症でも2年以内に完治すると報告されている。

2）下腿潰瘍

下腿潰瘍は，循環障害，肉芽腫性炎症，化膿性炎症，その他多くの原因によって起こる。下腿は循環障害を起こしやすく，その結果生じた潰瘍は難治性のものが多い。糖尿病性壊疽は難治性でしばしば下肢切断を余儀なくさせられる。閉塞性血管疾患による下腿潰瘍も難治性で，血行再建術を施行しても再発することが多い。ハンセン病における下腿潰瘍は難治性で有効な治療法がなかったが，唯一亜鉛補充療法が有効であった。

清水らは，末梢性動静脈の閉塞性疾患において血清亜鉛を測定し，閉塞性血栓血管炎（Burger病），閉塞性動脈硬化症，大動脈症候群，動脈血栓症のいずれにおいても血清亜鉛は対照に比して有意に低値を示し，これらの症例の多くは特に亜鉛投与を行わなくても血行再建術などの治療後上昇を示したが，難治例には硫酸亜鉛600 mg/日を投与し良好な成績を得たと報告している[17]。

3）熱　傷

熱傷患者では血清亜鉛は低値を示す。広範囲の熱傷では，受傷早期のショック期に血清亜鉛はむしろ高値を示し，その後24〜48時間で急激に低下する。

熱傷ラットにおいて血中および肝組織中亜鉛濃度を測定した成績によると，熱傷の程度と血清亜鉛の低下には相関関係が認められ，感染を合併すると血清亜鉛の低下はさらに顕著となる。

早期の血清亜鉛の上昇は，血管透過性の亢進により血漿成分が血管外に漏出したためにみられるみかけの高亜鉛血症であり，その後の急激な低下は損傷組織へ亜鉛が動員されるためにみられる生体内シフトによる結果と考えられた。熱傷早期には輸液治療として水分を十分補給することが必要であるが，同時に亜鉛を補給することは創傷治癒を促進し感染を防止するために重要である。

4）掌蹠膿疱症

掌蹠膿疱症は手のひらや足の裏に難治性の膿疱を繰り返す慢性の皮膚疾患で，組織学的には表皮内に好中球の浸潤を伴う膿疱がみられる。原因は不明

で，副腎皮質ステロイド外用薬やビオチンの内服治療などが行われる。倉澤らは，亜鉛欠乏症を疑い，亜鉛補充療法を試みているが，全例劇的に改善し，本疾患の主たる要因に亜鉛が関連していることはほぼ間違いないと考えている[18]。

5）皮膚搔痒症

老人性皮膚搔痒症は，特に皮疹をみることなくただ痒みによる引っ掻き傷が目立つ。慢性腎不全，特に透析中の搔痒症（uremic pruritus）は頑固で睡眠が障害されるほどであるが，有効な治療法がない。唯一，亜鉛治療が有効で，痒みを軽減することができる。早いものでは翌日に搔痒感の消失をみるものがある。肥満細胞からのヒスタミン放出は，亜鉛によって抑制され，血清亜鉛濃度とヒスタミン濃度は負の相関を示す。

6）アトピー性皮膚炎

アトピー性皮膚炎はこの50年の間に急激に患者数の増えた疾患である。アレルギーの関与があり，重症例ではIgEが著明に増加する。

アトピー性皮膚炎の治療はステロイド軟膏を中心に行われているが，難治例のなかには亜鉛補充療法が奏功するものがある。有沢らは，難治性アトピー性皮膚炎患者33名に対して従来の治療に加えて，硫酸亜鉛220 mg/日（亜鉛量として45.5 mg）あるいはプロマック®1.5 g/日（亜鉛量として51 mg）の亜鉛補充療法を行い，血清亜鉛値，血清総IgE値，臨床症状を検討し，30例に効果がみられ，無効例は3例であったと報告している[19]。近年，日本で増加している重症型・難治性のアトピー性皮膚炎の治療は従来の抗アレルギー剤，ステロイド外用剤による治療だけでは困難となっている。最近では，ステロイド無効の難治例にタクロリムス軟膏が用いられるようになったが，本剤はT細胞からのサイトカイン産生を強力に抑制する超強力な免疫抑制剤で，副作用に対しても十分注意する必要があり，皮膚科専門医にしか処方が認められていない。強力な治療の前に，安全性が高く安価な亜鉛補充療法は，有用な治療法として試みてみるべき治療法である。

7）アフタ性口内炎，口角炎，舌炎，舌痛症

いずれも口腔粘膜あるいは皮膚との移行部の炎症であるが，難治性で再発を繰り返すものが少なくない。

舌痛症に対しては選択的セロトニン再取込み阻害薬（selective serotonin reuptake inhibitors：SSRI）であるパロキセチンの投与が試みられているが，最小量で著効を示すものがある一方，増量しても全く効果を示さないものもある。舌痛症，舌炎では血清亜鉛の低下が多くみられ，亜鉛補充療法で症状が改善するものがある[18]。

8）放射線照射時の口腔粘膜障害

喉頭がんをはじめとする頭頸部腫瘍に対する放射線治療，あるいは骨髄移植の前処置としての全身照射などでは口腔が照射領域に含まれるため，口腔粘膜の障害は必発である。富士原らは，放射線照射時の口腔粘膜障害に対する予防措置として亜鉛カルノシン錯化合物であるポラプレジンクを2％カルメロースナトリウムに溶解したものを1日3回口腔内に1分間保持させた後，嚥下させることを放射線治療開始後4週間続けさせた。口腔粘膜障害の発症率は亜鉛投与群と非投与群の間に差はなく，ともに75～80％と高率であるが，障害の程度は亜鉛投与群で軽微で，重症例は亜鉛投与により回避できたことを報告した[20]。土肥らも，亜鉛含嗽薬による放射線性口内炎の治療および予防効果について報告している[21]。

9）腸性肢端皮膚炎

腸性肢端皮膚炎（acrodermatitis enteropathica）は，手，足，肘，膝などの肢端部や眼瞼，口角，陰部などに膿痂疹様の皮疹を生じ，頭髪，まつ毛，眉毛の脱毛などの皮膚症状と下痢などの消化器症状を主体とする幼児の難治性疾患である。皮疹，脱毛，下痢の3主徴に加えて角膜混濁，舌炎，口内炎，などを合併し，発育遅延，精神症状を伴う原因不明の難病で，成人期までに死亡する予後不良の疾患であった。

本症の治療にキノホルムが多用されたが，1970年にスモン病の病因として発売中止になってから，これに代わる治療法が模索されていた。1973年，亜

鉛内服により完全寛解した症例が報告され，本症が亜鉛結合タンパク質の欠損による腸管での亜鉛吸収障害に起因する遺伝性疾患であることが判明した．

　10）褥瘡と亜鉛

　褥瘡の治療や予防には体位の変換や皮膚の衛生管理が必要であるが，全身的な栄養管理も重要ある．総カロリー，総タンパク質，総コレステロールなどとともにビタミンやミネラルなどの微量栄養素の十分な補給が必要である．なかでも亜鉛の補給は極めて重要で，血清総タンパク質の上昇がみられなくても血清亜鉛濃度が上昇すれば褥瘡は治癒し再発もみられないとする意見もある．

　11）その他の皮膚疾患

　その他，多くの皮膚疾患で血清亜鉛は低値を示す．類天疱瘡，脂漏性湿疹，尋常性乾癬，膿疱性挫創など多くの皮膚疾患で低亜鉛血症がみられ，亜鉛補充療法が有効とされる．

　尋常性乾癬は全身に地図上の皮疹をきたす難治性皮膚疾患で有効な治療がないのが現状であるが，われわれは人間ドック受診者で亜鉛サプリメントの内服を勧めたところ，1年後のドック受診時に跡かたもなく皮疹が消失し驚かされた症例を2例経験している．

　老人性皮膚掻痒症も亜鉛治療による著効例がある．人工透析時の頑固な皮膚掻痒症にも唯一亜鉛投与が有効である．高齢者の皮膚は脆弱で容易に剝離し水疱を形成する．

　シミや肝斑に対する予防・治療にも亜鉛投与が有効とされ，亜鉛は皮膚の健康保持，美容に欠かせない微量元素である．

（6）膠原病およびリウマチ性疾患と亜鉛

　1）膠原病と亜鉛

　全身性エリテマトーデス（systemic lupus erythematosus：SLE）や強皮症では，血清亜鉛は低値を示す．ベーチェット病においても血清亜鉛濃度は低く，臨床症状指数（clinical manifestations index：CMI）と血清亜鉛濃度は逆相関を示す．Sharquieらは，二重盲検のクロスオーバー試験により亜鉛補充

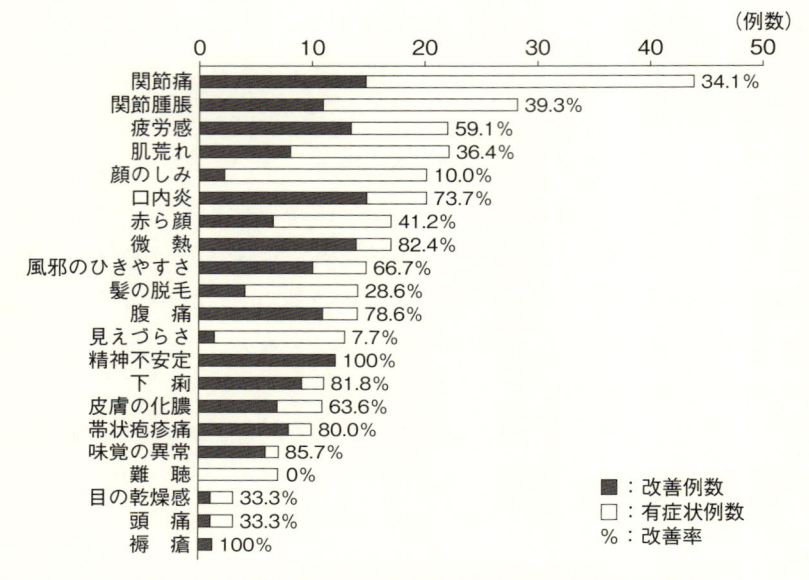

図2-2 関節リウマチの自覚症状と亜鉛投与後の改善率

症状	改善率
関節痛	34.1%
関節腫脹	39.3%
疲労感	59.1%
肌荒れ	36.4%
顔のしみ	10.0%
口内炎	73.7%
赤ら顔	41.2%
微熱	82.4%
風邪のひきやすさ	66.7%
髪の脱毛	28.6%
腹痛	78.6%
見えづらさ	7.7%
精神不安定	100%
下痢	81.8%
皮膚の化膿	63.6%
帯状疱疹痛	80.0%
味覚の異常	85.7%
難聴	0%
目の乾燥感	33.3%
頭痛	33.3%
褥瘡	100%

■：改善例数　□：有症状例数　％：改善率

（小野静一：治療別冊, 2005；87；94）

療法の有効性を検討し，亜鉛投与期間中には血清亜鉛濃度の上昇に伴い臨床症状が有意に改善したことを報告している[22]。

2）慢性関節リウマチと亜鉛

1976年，Simkinらはリウマチ患者の血清亜鉛レベルが低いことに注目し硫酸亜鉛の経口投与を試みた。小野らは，312例の関節リウマチ患者のうち228例（71.3%）は血清亜鉛濃度が70μg/dL未満で，このうち抗リウマチ薬が無効の62例に対してカルノシン亜鉛34 mg/日（ポラプレジンク常用量）を投与したところ関節痛，関節腫脹などの臨床症状は1/3以上の症例で改善したことを報告した[23]（図2-2）。

また，人工関節置換術施行例に術前より亜鉛を投与しておくと皮膚壊死や縫合不全などの合併症が少ないことを報告し，術後3日で血清亜鉛60μg/dLを維持するように術前・術後に十分な亜鉛補充を行うことを提唱している。

(7) 眼科疾患と亜鉛

1) 夜盲症と亜鉛

夜盲症はビタミンAの欠乏によって起こるが，ビタミンAの単独投与では改善効果がみられず，亜鉛の併用投与により改善する。ビタミンAと結合するレチノール結合タンパク（retinol-binding protein：RBP）は，亜鉛の欠乏時には肝臓での合成が低下し，暗順応が不良となる。アルコール性肝障害ではしばしば夜盲症がみられる。

2) 加齢黄斑変性と亜鉛

加齢黄斑変性（age-related macular degeneration：ARMD）は網膜の中心にある黄斑部の老化による変性のために，ものが歪んでみえたり，マス目の線が欠けてみえたりする疾患である。欧米では中途失明の原因の第1位にあげられる。近年わが国でも急増し，50歳以降，特に60歳代の男性に多くみられる。アメリカの加齢関連眼科疾患研究グループによる亜鉛および抗酸化サプリメントに関する大規模臨床試験で，加齢黄斑変性症に対する亜鉛の有効性が証明されている[24]。

(8) 味覚障害と亜鉛

1969年，Henkinらは，亜鉛欠乏が味覚障害をきたすことを報告した。冨田らも，同時期に亜鉛と味覚障害について報告した。

日本大学耳鼻咽喉科の1981〜1990年の10年間における2,228例の臨床解析によると，薬剤性の味覚障害が21.7%と最も多く，次いで特発性15.0%，亜鉛欠乏性14.5%，心因性10.7%となっているが，薬剤性や特発性の味覚障害においても，症状は味覚上皮の亜鉛欠乏を介して顕在化すると考えられる。血清亜鉛の低下がみられない症例でも亜鉛投与により症状を改善するものが少なくない。

現在，味覚障害をきたす可能性のある薬剤は約170種あると推定される。ACE阻害剤を中心とする降圧剤，キレート剤のD-ペニシラミン，抗甲状腺剤，

抗パーキンソン薬,利尿剤などありとあらゆる薬剤が含まれる.

　全国で年間14万人の新たな味覚障害の発症がみられるが,60〜70歳代の高齢者に多い.高齢者は食事摂取量が減少するのに加えて,腸管での亜鉛吸収率が低下する.加えて多剤内服による薬剤性味覚障害をきたすリスクが高い.

　味覚障害は直接生命予後に関連するものではないとはいえ,実際に味がわからなかったり不快な味がすることは当事者にとっては深刻な問題である.

　亜鉛補充療法における治療有効率は発症6カ月以内の症例では約75%であるが,1年以上経過した症例では50%程度となる.高齢になるほど治療効果は悪くなるが,早期の治療開始例では若い人と大差がない.味覚障害の一部に嗅覚障害を合併するものがあるが,臨床的に嗅覚障害にどの程度亜鉛が関与しているか現在のところ不明である[25].

(9) 男性不妊と亜鉛

　亜鉛の持つ生理機能のひとつに,生殖器の発育および生殖機能の維持があげられる.亜鉛欠乏は男性においても女性においても生殖機能の障害をもたらす.不妊の潜在人口は全生殖年齢の10〜15%といわれ,現代の夫婦においては7〜10組に1組の割合で不妊症がみられる.最近では男性側に原因のある男性不妊が増加し,不妊全体の1/3を占めるに至っている.

　亜鉛が前立腺や精液に多量に含まれることはよく知られた事実である.亜鉛欠乏時には精細管の萎縮や生殖細胞の分化の障害がみられ,亜鉛の投与により正常化する.精液中の亜鉛濃度が低下すると,精子の数が減少するのみならず精子の運動も低下し,不妊の原因になる[26].

3. 妊娠時,乳幼児期,手術時等における亜鉛補充療法

(1) 妊娠と亜鉛

　亜鉛は妊娠の維持,胎児への栄養のために必要な微量元素であり,妊娠前か

ら亜鉛を十分摂取するよう推奨されている。

　亜鉛は羊水中に多く含まれ，羊水の抗炎症作用，抗菌作用，抗酸化作用を増強し，胎児の発育に多大な影響を及ぼす。妊婦の90％が妊娠による付加量を含む1日亜鉛摂取推奨量に達しておらず，胎児の発育に影響しているといわれる。血清亜鉛は妊娠中期には著明に低下するため，妊婦における亜鉛摂取の重要性を喚起する必要がある。

　亜鉛は羊水中に多く含まれ，胎児はその羊水を嚥下し体内に取り込んでいる。妊娠中のラットに亜鉛欠乏食を与えると重症貧血や発育障害，奇形をきたす。妊娠後期では非貧血妊婦に比し，貧血妊婦では鉄も亜鉛も低下している。

　内田らは，ヘモグロビン濃度が10 g/dL以下の貧血妊婦に鉄剤のみ投与しても改善しないが，亜鉛を同時に投与すると2週間程度で貧血が改善すると報告した[27]。亜鉛はタンパク質合成促進作用，抗炎症作用，ソマトメジンCによる造血作用，赤血球膜抵抗性改善作用などを有し，これらが相まって貧血改善効果をもたらすものと考えられる。

(2) 小児の亜鉛欠乏症

　小児が正常に発育するためには，3大栄養素のみならず，微量栄養素の適切な摂取が不可欠である。近年，わが国でしばしば報告のみられる小児の微量元素欠乏症は，セレン，ヨウ素，亜鉛である。小児の亜鉛欠乏症状は，皮膚炎，脱毛，発育不全，下痢，貧血，免疫能低下などである。

　腸性肢端皮膚炎は先天的な亜鉛欠乏症で，皮膚炎，脱毛，下痢の3大徴候に加えて，爪の変形，眼症状，口腔病変，精神症状などを合併することが多く，大量の亜鉛経口投与で改善する。亜鉛摂取量の少ない胎児，乳幼児は，これと全く同じ症状を発現し，後天性腸性肢端皮膚炎ともいわれる。

　母親の血清亜鉛濃度は正常で，母親には全く亜鉛欠乏の症状がみられないにもかかわらず，母乳中の亜鉛濃度が低いために乳児が亜鉛欠乏症状を呈することがある[28]。

　1960年代から1970年代にかけて粉ミルク中の亜鉛含有量の不足による乳児

の亜鉛欠乏症が多発した。1983年，WHO（世界保健機関）の基準に従って市販の粉ミルクにも亜鉛が添加されるようになって，亜鉛欠乏による難治性皮疹は少なくなった。体重当たりの需要量の多い小児には微量元素の欠乏症が起こりやすい。低出生体重児では微量元素の備蓄が少ないため発育期に欠乏症が起こる。母乳強化物が市販されているが，主にタンパク質やカルシウムの補充を目的に開発されているので，母乳強化物を使用している新生児では，著明な体重増加のみられる生後2～6カ月の時期に亜鉛欠乏による脱毛や皮膚炎などを起こすことが報告されている。未熟児では血清亜鉛は正常出生児よりも低値を示す。母乳は育児用粉乳に比べて亜鉛含有量が少なく亜鉛欠乏になりやすい。授乳中の母親は妊娠中よりさらに多めの1日25mg程度の亜鉛摂取が必要である。初乳には300～500μg/dLの亜鉛が含まれているが，分娩4カ月を過ぎると母乳の亜鉛濃度は100μg/dL前後に低下する。生後9カ月からのフォローアップミルクにも微量元素の添加が必要である。

亜鉛欠乏の低身長児に亜鉛を投与すると食欲が増進し，身長の伸びとともに血清アルカリホスファターゼ，カルシウム，リン，ソマトメジンCの上昇がみられる。内分泌疾患のない低身長児の60％は亜鉛欠乏であり，亜鉛投与により急速に身長が伸びることが報告されている。

(3) 外科手術と亜鉛

外科手術の術前・術後の栄養管理は極めて重要である。食道手術，胃手術，腸手術，肝臓手術，膵臓手術などの腹部手術をはじめとして，心臓手術，呼吸器手術，脳外科手術，頭頸部手術，婦人科手術，泌尿器科手術などあらゆる手術において，術前から低栄養状態や脱水，電解質異常を伴うことも多く，術後は経口摂取が制限されるため，周術期の栄養管理は極めて重要である。腹部の大手術においては手術侵襲が広範で，術後の代謝変動も著しい。生体の侵襲からの回復もかなりの時間を要する。

栄養管理は，あらゆる治療において，その効力を有効に発揮し成功に導くための基本である。栄養サポートチーム（nutritional support team：NST）は

各科の垣根を越え，医師のみならず看護師，薬剤師，管理栄養士，検査技師などがそれぞれの専門的知識，技術を結集して栄養管理にあたる組織として，いまや病院では不可欠の存在である．中心静脈栄養（total parenteral nutrition：TPN）の普及とともにその安全管理を確保するために欧米で発達し，わが国でも急速に普及した[29]．

周術期の栄養管理の基本は，まず適切な水分量およびカロリーの補給，糖質，アミノ酸，脂肪，電解質，さらには，ビタミン，微量元素などの微量栄養素のバランスを考慮した補液である．1日輸液量の目安は 2,000 mL，電解質に関しては細胞外液の主電解質であるナトリウム，塩素は熱量投与の多寡にかかわらず一定でよいが，カリウムについては腎機能を考慮して適切な輸液製剤を選択する．微量元素のなかでは亜鉛（Zn）の需要が最も大きく，短期間の静脈栄養管理にあたっては常用的投与が必要である．

平常状態においては亜鉛の尿中排泄はごく微量であるが，重症疾患時や異化亢進時，術後状態などでは尿中排泄量が増加し亜鉛欠乏に陥りやすい．術前・術後には血清亜鉛を頻回に測定し，十分量の亜鉛を補給する必要がある．亜鉛は他の微量元素と異なり安全域が極めて広いので，過剰投与に対して神経質になることはない．諸種疾患時には必要量の 10 倍くらいの投与は可能であるし，血清亜鉛濃度が一時的に正常域の 2〜3 倍程度の 200〜300 μg/dL に上昇しても特に救急処置を要しない．これは他の電解質や微量元素では考えられないことである．

亜鉛は古来，創傷治癒促進作用を示すことが経験的に知られており，外科手術の術前・術後に十分量の亜鉛を補給することは，手術創の回復を早め，縫合不全などの合併症を防ぐためにも必要である．

（4）高カロリー輸液と亜鉛

1970 年代の初めにアメリカで中心静脈栄養が盛んに行われるようになり，小児外科領域でも広汎小腸切除術後の短腸症候群などに対して高カロリー輸液が施行され栄養管理が容易になった．しかし，わが国では，その経過中に顔

面，会陰部から始まる難治性皮疹をきたし，口内炎，舌炎，脱毛，下痢，腹痛，嘔吐，発熱などの重篤な症状を示す例が多発した。岡田らは，その症状が先天性の亜鉛吸収障害である腸性肢端皮膚炎のそれに酷似することより，亜鉛欠乏症を疑い，血清亜鉛を測定したところ著明な低亜鉛血症を認め，亜鉛投与により著明な改善がみられたことを報告した[30]。岡田らは院内製剤で，1アンプル2mL中に鉄，亜鉛，銅，マンガン，ヨウ素を含む微量元素製剤を作製して治療にあたり，当時の厚生省に認可を申請したが，時あたかも有機水銀中毒の水俣病，カドミウム中毒のイタイイタイ病など公害病が問題となった時期で金属元素は有害であるというイメージが強く，1992年になりようやく認可された。現在，高カロリー輸液用の微量元素補充用製剤は数種類市販されているが，その使用は中心静脈栄養に限られている。高カロリー輸液を要する病態は，諸種外科手術後，感染性疾患，重症急性期疾患などであるが，経口投与で血清亜鉛の上昇が不十分な症例に対しては経静脈投与により亜鉛の補充が必要と思われる症例もある。末梢静脈に使用可能な亜鉛製剤の開発が望まれる。

（5）経管栄養と亜鉛

　わが国は超高齢社会を迎え，長期にわたる経管栄養による栄養管理を余儀なくされる症例も増加している。高齢者の低亜鉛血症は主として栄養状態を反映しているものと考えられる。高齢者といえども，自立して生活し社会活動を営んでいる人の血清亜鉛濃度は若年者と有意差を認めない。在宅高齢者と施設収容高齢者，寝たきり高齢者の間にはそれぞれ平均で10μg/dLの血清亜鉛の差異がみられる。療養型病棟や介護病棟あるいは特別養護老人ホームなどに入院・入所中の寝たきり高齢者では血清亜鉛濃度が30〜40μg/dLというような低亜鉛血症を示すこともまれではない。

　経管栄養法は低栄養状態の改善を目的として行われる。ルートとしては一般に経鼻カテーテルあるいは胃瘻（percutaneous endoscopic gastrostomy：PEG）が選択される。カテーテルの先端は通常，胃幽門部に留置するが，十二指腸球部を越えて小腸上部まで挿入する場合もある。十二指腸下行脚あるいは

小腸上部まで挿入するには多少技術を要するが，注入食の食道への逆流は少ない。

　伊藤は，PEG患者に比べて経胃瘻空腸瘻（percutaneous endoscopic gastrostomy with jejunal extention：PEG-J）による栄養管理中の患者の血清亜鉛値が低いことを報告し，その原因はカテーテルの先端が亜鉛の主な吸収部位より肛門側に位置しているためであると考え，側孔からポラプレジンクを胃内に注入し，血清亜鉛の上昇を確かめている。また，血清亜鉛上昇例では血清セレン濃度が低下することを報告している[31]。湧上らも，長期経腸栄養管理における微量元素投与量について検討している。市販の経腸栄養剤の微量元素含有量にはばらつきが大きく，長期の経管栄養では亜鉛欠乏に陥ることがあるので注意を要する[32]。十分な亜鉛を含み長期投与においても亜鉛欠乏がみられないのは，エンシュアリキッド®（アボット（株））である[18]。

　ポラプレジンク投与により急速に血清亜鉛濃度が上昇する症例においては，血清セレン濃度の低下もさることながら，血清銅濃度の低下に注意しなければならない。

　現在，著者らは，療養型および介護病棟において亜鉛補充療法の臨床試験を行い，感染予防および褥瘡に対する効果を検討中である。入院時血清亜鉛濃度が30～40 μg/dLの著明な低亜鉛血症を呈する症例に対して34 mg/日（ポラプレジンク常用量）の亜鉛投与を行うと，1カ月に10 μg/dLずつ血清亜鉛が上昇し，半年で100 μg/dLを超えてくる症例がある反面，ほとんど変化のみられない症例がある。この違いがどこにあるのかは定かでないが，亜鉛の吸収機構ひとつをとってみても，症例ごとに一律でないことがわかる。

　また，このような血清亜鉛上昇例のなかには血清銅の著明な低下をみる症例がある。亜鉛投与前には110～120 μg/dLあった血清銅が半年で20～30 μg/dLまで低下する症例があり，なかには10 μg/dL以下になるものもある。この血清銅の低下は，亜鉛吸収時における銅との拮抗作用によるもので，ウイルソン病における銅吸収阻害を期待した亜鉛大量投与の根拠をなすものであるが，亜鉛投与時の血清銅低下には注意を要する。

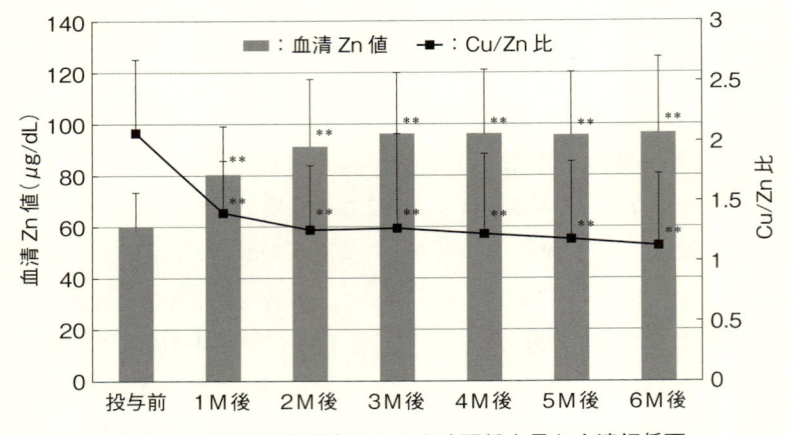

図2-3　亜鉛補充療法による血清亜鉛上昇と血清銅低下
Mean±S.D.（n=22），Wilcoxon signed-ranks test。
＊＊：$p<0.01$（vs. 投与前）。

　血清亜鉛濃度が80 μg/dL 未満の低亜鉛血症症例 22例（うち 9例は 60 μg/dL 未満）に対して 6カ月にわたり 34 mg/日（プロマック®顆粒 15%　1.0 g/日）の亜鉛補充療法を行った際の血清亜鉛および血清銅の推移をみた著者らの成績によると（未発表データ），血清亜鉛濃度は，全症例の平均で最初の1カ月で約 20 μg/dL，2カ月で約 30 μg/dL 上昇し，6カ月後に約 40 μg/dL 上昇した。この間，亜鉛の上昇に逆比例して血清銅が低下し，Cu/Zn 比が著減する（図2-3）。しかし個々の症例での亜鉛および銅の血清中濃度の推移が一様でないことはすでに述べたとおりである。

　亜鉛補充療法中の血清銅低下に対してどこまで銅の補給を行う必要があるのかは今後の課題である。銅欠乏症として一番問題となるのは貧血であるが，高齢者では骨髄抑制が強いため，鉄欠乏性貧血に対して鉄剤を投与して血清鉄および血清フェリチンが上昇してきてもヘモグロビンは上昇せず，貧血が改善されないことは日常経験するところである。最近，亜鉛欠乏性貧血および銅欠乏性貧血が問題となり，若年者では注意しなければならないが，基本に鉄欠乏性貧血があり鉄剤の投与のみでは改善されず，亜鉛あるいは銅を同時に補給して

はじめて貧血の改善をみる。亜鉛については過剰投与は問題にならないが，銅については過剰症についても考慮しなければならない。湧上らは，流動食にピュアココア10gを加えて銅の投与量を1日平均0.6 mgとすると，ある程度血清銅は維持できるとしている[32]。著者らの症例では血清銅著減例に対してもとくに銅の補給を行わなかったが，症状に変化はみられなかった。高齢者の血清銅低下に対して銅の補給を考慮する必要があるか否か検討の余地があるが，高齢者の貧血についてはさらに解明が進むことを期待したい。

4. 高齢者の亜鉛補充療法

亜鉛の主要な排出経路は膵液である。排出された亜鉛を再吸収するためには膵液中の亜鉛結合リガンドが必要である。食餌中の亜鉛も膵液中のリガンドと結合して小腸上部より吸収される。亜鉛の腸管吸収には恒常性維持機能（ホメオスタシス）が働いており，亜鉛欠乏状態においては亜鉛の吸収率は80～90％に達するが，過剰状態では10～20％にまで低下する。平均の吸収率を40％と仮定して，亜鉛の1日摂取必要量は10歳までの小児で10 mg，成人で15 mgとされるが，要求量の高まる妊婦では1日20 mg，授乳中には25 mgの摂取が必要である。高齢者の必要量は成人より低く設定されているが，膵液中への亜鉛排出量には老若差が認められないのに対して，加齢とともに亜鉛の腸管吸収率は低下するので，高齢者ではむしろ成人の必要量より多く20 mg程度を摂取する必要があると考えられる[33]。

(1) 老化と亜鉛

老化の背景にはフリーラジカルの増加や免疫能の低下があり，亜鉛欠乏症の主要症状である食欲の低下，活動性の低下，抑うつ傾向，味覚障害，褥瘡などは，いずれも老化現象と区別がつきにくく，介護施設や高齢者医療施設では亜鉛補充療法が必要な亜鉛欠乏症が気づかれずに放置されていることが多いのではないかと思われる。

1976年から1980年にかけて、アメリカで一般市民14,700名を対象に血清亜鉛濃度の住民調査が行われた。その結果、高齢になるほど血清亜鉛濃度は低下傾向を示し、高齢者の亜鉛欠乏症が注目されるようになった。

わが国では、倉澤らが長野県住民の血清亜鉛濃度を調査し、全成人の20％が基準値を下回り、高齢になるほど亜鉛欠乏症を疑わせる例が増加することを報告した[34]。

(2) 感染症と亜鉛

高齢者では感染に対する抵抗性が弱く、容易に呼吸器感染を起こし急激に重症化する。肺炎は常に高齢者の死亡原因の上位を占める。

高齢者における感染症の頻度を二重盲検法により亜鉛投与群と非投与群で比較した成績によると、上気道感染、感冒などの呼吸器感染の頻度は亜鉛投与群で有意に低く亜鉛投与により呼吸器感染が予防できる可能性を示している。

Prasadらは、50人の健常な高齢者（55～87歳）を封筒法により亜鉛投与群と非投与群に分け、感染症の発症頻度、炎症性サイトカイン、酸化ストレスマーカーの血清中濃度を比較した。プラセボ群では12カ月の間に1人平均1.4±0.95回の感染がみられたのに対して、亜鉛投与群では0.29±0.46回と感染頻度は有意に少なく、12カ月の観察期間中に一度も感染症状がみられなかったものはプラセボ群で25例中3例であったのに対して、亜鉛投与群では24例中（1例脱落）17例を数えた[35]。

浮田らは、高齢の長期入院患者について感染症の有無と血清亜鉛レベルについて調査を行い、6カ月以内に抗生物質の投与を受けたことのない非感染群の血清亜鉛濃度は $56.9\pm14.4\,\mu g/dL$ であったのに対して、感染群では $47.7\pm14.9\,\mu g/dL$ と有意に低く、血清アルブミン、総コレステロール、ヘモグロビンも感染群で低値を示したと報告した[36]。

(3) 骨粗鬆症と亜鉛

骨粗鬆症治療の目標は、大腿骨頸部骨折および脊椎圧迫骨折の予防にある。

治療の第1選択薬はビスホスフォネートであるが, これにビタミンDやカルシウムをどう補給するか, 閉経後のエストロゲン低下にいかに対処するかが問題となる。亜鉛は骨形成を促し骨吸収を抑制することにより, 骨密度を保つ作用がある。藤山らは, 関節リウマチ患者では, 骨粗鬆症や亜鉛欠乏を合併する比率が高いことに注目し, ビスホスフォネート治療における亜鉛欠乏の関与について検討した。亜鉛補充療法は, ビスホスフォネート治療効果不十分例の骨量増加作用改善に極めて有効で, 亜鉛代謝と骨代謝の接点として重要であると報告している[37]。

(4) 神経疾患と亜鉛

微量元素のなかには中枢神経系に強い親和性を示すものが多く, 重金属中毒では中枢神経症状を示すものが多い。アルミニウム脳症, 有機水銀中毒である水俣病, マンガン中毒におけるパーキンソン病様不随意運動などが知られている。

亜鉛は中枢神経では海馬に多く含まれ, 苔状繊維 (mossy fiber) のシナプス小胞内に貯蔵されている。亜鉛は記憶や学習能力に関与するグルタミン酸作動性ニューロンの受容体と結合し記憶を保持する役目を担っていると考えられている。脳内亜鉛濃度は加齢とともに低下するが, 特に海馬のシナプス小胞の亜鉛の減少が著しいことが知られている。

脳組織内の主要な亜鉛結合タンパク質はメタロチオネイン (metallothionein : MT) である。4つのMT分画のうちの第3分画 (MT-Ⅲ) はアルツハイマー脳で減少することが知られている神経成長抑制因子 (growth inhibitory factor : GIF) と同一の物質であることが判明した。

(5) 精神疾患と亜鉛

亜鉛欠乏症の症候のひとつに抑うつがある。味覚障害を訴えて来院する患者の4分の1はうつ病が疑われるという報告もある。

Maes らは, 向精神薬が効きにくい難治性の大うつ病では血清亜鉛は有意に

低値を示すことを報告した[38]。DSM-IVの診断基準を満たす大うつ病に対して三環系抗うつ剤やSSRI（選択的セロトニン再取込み阻害薬）による通常の治療に加えて，25 mg/日の亜鉛を投与した際のうつ病評価尺度の改善度を二重盲検法で検討し，亜鉛投与群で有意に症状が改善したという報告もある．

文 献

1) 宮田　學：亜鉛欠乏症の臨床．金芳堂，2009，p. 3.
2) Ulmer D. D., Vallee B. L. and Wacker W. E.：Zinc metabolism in hepatic dysfunction. I. Serum zinc concentration in Laennec's cirrhosis and their validation by sequential analysis. N Engl J Med, 1956；255；450-456.
3) Reding P., Duchateau J. and Bataille C.：Oral zinc supplementation improves hepatic encephalopathy. Results of randomized controlled trial. Lancet, 1984；2；493.
4) 片山和宏，大岡優子，古川　澄・他：慢性肝疾患の窒素代謝における血中亜鉛の意義についての検討．肝臓，2001；42；120.
5) 高松正剛，土細工利夫，廣岡大司・他：慢性肝疾患に対する抗繊維化療法―亜鉛含有製剤による検討，肝胆膵，2004；48；659-666.
6) Nagamine T., Takagi H., Hashimoto Y. et al.：The possible role of zinc and metallothionein in the liver on the therapeutic effect of IFN-alpha to hepatitis C patients. Biol Trace Elem Res, 1997；58；65.
7) 川口雅功，山原邦浩，文野真樹・他：C型慢性肝炎におけるインターフェロン療法と亜鉛―亜鉛製剤はインターフェロン・リバビリン療法における血球減少性副作用を抑制しうるか？　亜鉛栄養治療，2011；2；16.
8) 清水教一：Wilson病に対する亜鉛治療の実際．亜鉛栄養治療，2012；2；30.
9) 西田憲一：Crohn病の低亜鉛血症に関する検討．日本消化器病学会誌，1985；82；424.
10) 高木洋治，山東勤弥，根津理一郎・他：消化器疾患と微量元素．最新医学，1990；45；678.
11) 伊佐地秀司：膵疾患における亜鉛の有用性について．亜鉛栄養治療，2012；2；2-15.
12) Low W. I. and Ikram H.：Plasma zinc comcentration in acute myocardial infarction. Diagnostic and prognostic implications. Br Heart J, 1976；38；1339.

13) Soinio M., Mamlemi J., Laakso M. et al.：Serum zinc level and coronary heart disease events in patients with type 2 diabetes. Diabetes Care, 2007；30；523-528.
14) Prasad A. S., James A. H. and Manucher N.：Syndromes of iron deficiency anemia , hepatosplenomegaly, hypogonadism, dwarfism and geophagia. Am J Med, 1961；31；532-546.
15) Nishiyama S. et al：Zinc status relates to hematological deficits in woman endurance runnners. J Am Coll Nutr, 1996；15；359-363.
16) 福島達夫, 堀家英之：慢性腎疾患（CKD）における亜鉛欠乏性貧血. 亜鉛栄養治療, 2011；1；65.
17) 清水幸雄：各種血管疾患における血清亜鉛の意義. 岐阜大学医学部紀要, 1977；25；173-196.
18) 倉澤隆平, 久堀周治郎・他：亜鉛欠乏症について―亜鉛欠乏症の臨床および住民の微量元素亜鉛の不足傾向について. 亜鉛欠乏に関する研究会報告書. 長野県国民健康保険団体連合会および長野県国保直診医師会, 2006.
19) 有沢祥子：アトピー性皮膚炎の亜鉛補充療法. 亜鉛栄養治療, 2011；1；74.
20) 富士原将之, 上紺屋紀彦, 坪井慶太・他：亜鉛―カルノシン化合物による放射線誘発口腔粘膜障害予防の臨床的評価. 日本医学放射線学会誌, 2002；62；144-150.
21) 土肥　豊, 今井　裕：亜鉛含嗽薬による放射性口内炎の治療および予防効果. 治療（臨時増刊号）, 2009；91；47.
22) Sharquie K. E., Najim R. A., Al-Dori W. S. et al.：Oral zinc sulfate in the treatment of Behcet's disease. A double blind cross-over study. J Dermatol, 2006；33；541-546.
23) 小野静一, 丸山正昭, 川手健次：リウマチ性疾患と亜鉛. 亜鉛栄養治療, 2011；1；78.
24) AREDS Research Group：A radomizedplacebo-controlled clinical trial of high-dose supplementation with vitamin C and E, beta carotene and zinc for age-related macular degeneration and vision loss.AREDS report No 8. Arch Ophthalmol, 2001；119；1417.
25) 池田　稔：亜鉛欠乏による感覚障害―夜盲症, 味覚障害, 嗅覚障害. 日本臨牀, 1996；64；141.
26) 篠原厚子, 千葉百子, 福田　勝・他：精液中微量元素と男性不妊, Biomed Res

Trace Elem, 1991；2；247-248.
27) 内田季之：産婦人科領域における亜鉛の有用性．治療（臨時増刊号），2009；91；70.
28) 児玉浩子：新生児・小児の微量元素欠乏症とその臨床の実際．日本医師会雑誌，2003；129；631.
29) 東口高志：NST（Nutrition Support Team）の役割．日本外科学会誌，2004；105；206.
30) 岡田　正：高カロリー輸液施行時にみられた亜鉛欠乏症．医学のあゆみ，1975；92；436.
31) 伊藤明彦：経管栄養と亜鉛―長期管理における問題点と対策．亜鉛栄養治療，2012；2；61.
32) 湧上　聖：長期経腸栄養管理における微量元素投与量と摂取基準との相違．Biomed Res Trace Elem, 2008；19；13.
33) 宮田　學：高齢者の亜鉛欠乏症．日本老年医学会誌，2007；44；677.
34) 倉澤隆平，久堀周二郎，上岡洋晴・他：長野県北御牧村村民の血清亜鉛濃度の実態．Biomed Res Trace Elem, 2005；16(1)；60.
35) Prasad A. S., Beck F. W., Bao B. et al.：Zinc supplementation decreases incidence of infections in the elderly. Effect of zinc on generation of cytokines and oxidative stress. Am J Clin Nutr, 2007；85；837.
36) Ukita T., Oidov B., Kawada E. et al.：Serum zinc deficiency increases susceptibility to infection in older patients who have long-term hospitalizations. Biomed Res Trace Elem, 2008；19；260-264.
37) 藤山　薫：骨粗鬆症と亜鉛．亜鉛栄養治療，2012；2；54.
38) Maes M. D'Haese P. C., Schaepé S. et al.：Hypozincemia in depression. J Affect Disord, 1994；31；135-140.

第3章 妊娠期・乳児期・幼児期における亜鉛の栄養的役割

長田昌士*

1. はじめに

　妊娠期・乳児期・幼児期は，人生のなかで医学的・生理学的にみて最も劇的な変化をもたらす時期であることはいうまでもない。亜鉛が成長と直接的に関連することは古くからいわれており，これらライフステージにおいて極めて重要な役割を果たしていることは容易に想像できよう。本章では，妊娠期・乳児期・幼児期における生体の亜鉛要求と亜鉛欠乏が生じた場合の影響，および亜鉛トランスポーターによる亜鉛の輸送機構を，最近の知見をふまえて概説し，亜鉛の栄養的役割の重要性を著者の実験データもまじえて議論する。

2. 妊娠期における亜鉛の役割

(1) 妊娠期の要求と胎児への影響

　亜鉛はタンパク質の構造維持や遺伝子発現制御に必須である。妊娠期において亜鉛が付加的に必要となるのは，母体としての組織形成と胎児の組織形成のいずれもが新しく起こるために，亜鉛の蓄積が必要だからである。アメリカの推奨摂取量（recommended dietary allowances：RDA）では，妊娠末期における母体と胎児の亜鉛の蓄積量の 2.7 mg/日を元に，非妊娠女性における食事からの亜鉛のみかけの吸収率を 27%とし，変動係数 10%を考慮して，19～50

---

*　(株)明治研究本部食機能科学研究所

歳の妊娠女性の推奨量を 11 mg/日としている[1]。日本の食事摂取基準[2]では，妊娠期間中の亜鉛の平均蓄積量（0.40 mg/日）を非妊娠女性の吸収率（27%）で割った 1.48 mg/日とし，推奨量換算係数等を考慮して，妊娠可能年齢の 1 日当たり推奨量 9 mg に付加量（推奨量）2 mg を合わせた 11 mg/日を妊娠女性の推奨量としている。

生体には消化管での亜鉛吸収や内因性排泄などの変化によって homeostatic に体内の亜鉛保持量を増加させるメカニズムが備わっているとされているが，現実的には妊娠前から亜鉛を高濃度に含む食事を摂取することはなかなか難しく，ましてや妊娠期に付加的に摂取しなければならないことを考慮すると，妊娠期の亜鉛欠乏は非常に多いことが推定される。実際に平成 19 年版（2007）のわが国の『国民健康・栄養調査』[3]をみると，調査サンプル数が少ないものの，妊娠女性の実に 75%で，上記の付加量を合わせた推奨量の基準に比較して，亜鉛摂取が不十分である。最近の同調査では亜鉛摂取量の性・年齢別の詳細なデータが明らかとなっていないために，平成 19 年以降の状況ははっきりとはわからない。しかしながら現在においても，亜鉛摂取不足の妊娠女性が多い傾向に変化はないと考えるのが自然であろう。

妊娠期の亜鉛欠乏は，ヒトでは亜鉛の補足を受けていない腸性肢端皮膚炎（第 6 章参照）の患者において，催奇形性の影響があることがわかっている。実験動物においても，激しい亜鉛欠乏では胎児発育が制限され，もし亜鉛不足の程度が極めて重篤であるならば，仔の奇形性の惹起が認められる。また，ヒトおよび実験動物において，一定の見解は得られていない現状ではあるものの，不妊，高血圧，出産の長時間化，分娩時の出血，低出生体重児の出産，子宮内発育遅延（intrauterine growth retardation：IUGR），そして胚段階や胎児での死亡が観察される[4]。

これら亜鉛欠乏の妊娠女性に対しては，特に発展途上国地域において，国連児童基金（UNICEF）による亜鉛をはじめとした複数の微量栄養素を含むサプリメント摂取が推奨されている。しかしながら，妊娠期に亜鉛を補足したからといっても，それが必ずしも効果的に働くわけではないことが複数のメタアナ

リシス[5,6]で明らかとなっている。そのうち ChaffeeとKing[5]は，1977年から2008年の間に報告された20の介入試験で，母体および11,000人以上の出生児を対象とした各種パラメータの結果を解析している。有意差をもって効果があったとされるのは，早期産児（後述）の発生が低下したことのみであった。サブグループ解析では効果があったものの，胎児発育に関する各種パラメータ（低出生体重のリスク比，出生体重，出生時の身長および頭囲）には有意差が認められなかった。報告者らはその報告のなかで，子宮内発育の時期の亜鉛は，骨格系よりも免疫系や臓器・組織機能の発達に優先的に使われている可能性が考えられるか，あるいは，妊娠期の亜鉛投与には限界があり，むしろ妊娠前や妊娠のごく初期から，亜鉛を充足している状態が重要なのではないかと示唆している。

（2）妊娠前からの慢性的な亜鉛欠乏による胎児の骨形成および将来の骨への影響──動物での自験例より

近年，ヒトにおいて妊娠期の栄養と出生児の成人期における生活習慣病発症との関係性[7]が議論されており，高齢期の骨折リスク上昇との関連性[8]も指摘されている。著者は，妊娠前からの亜鉛欠乏による児の出生後の骨への影響を評価する目的で，2つの動物実験を行った。

ヒトの場合，妊娠期のみで亜鉛欠乏が発生することはまれであると考えられるため，実験にあたって著者らは妊娠前からの慢性的な亜鉛欠乏を想定した。また，概ね7 ppm未満の亜鉛を含む飼料をラットやマウスが長期的に摂取する研究では，周期的な摂餌量の大幅な変化を伴いながら，摂餌量の激しい低下を起こすことから，純粋に亜鉛欠乏の影響を確認する目的とは異なった結果を観察する可能性が高い。そのため著者らは，摂餌量の影響を受けない7 ppmの亜鉛を含む実験飼料を低亜鉛飼料として使用し，35 ppm亜鉛飼料を対照飼料とした。母獣（マウス，ラット）には交配2週間前から低亜鉛飼料，または対照飼料を使用し，妊娠期間中も同じ飼料を摂取させた。

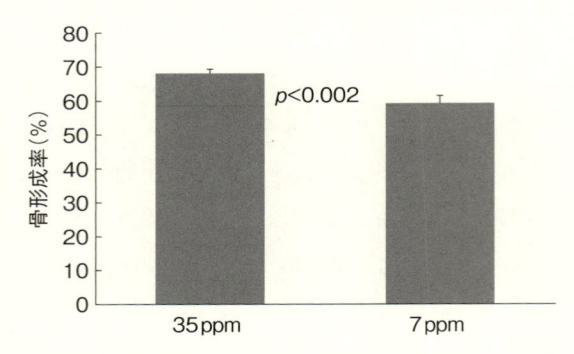

図3-1 頭蓋冠培養による骨形成アッセイの結果[9]
骨形成能の結果を次式による骨形成率（％）として表示。
骨形成率＝（培養後の骨の面積－培養前の骨の面積）／培養後の骨の面積
35 ppm：妊娠前から妊娠中まで対照飼料を摂取させた母獣より出生した仔。
7 ppm：妊娠前から妊娠中まで低亜鉛飼料を摂取させた母獣より出生した仔。

1）骨形成遅延を起こす短期的影響[9]

　第一の実験は，出生直前（day 20）の帝王切開によって取り出したラット胎仔の頭蓋冠培養を用いた評価である。図3-1に，培養後1週間の時点での培養前からの骨形成率を示した。妊娠前から低亜鉛飼料を摂取させた母獣から出生した仔の頭蓋冠培養による骨形成は，対照飼料を摂取させた母獣からの出生仔のそれに比較して，明らかに骨形成能が低下していた。このとき，血清中の骨の石灰化にかかわるオステオカルシン濃度の低下が低亜鉛飼料摂取母獣由来仔で認められた。また，帝王切開時の仔の体重には両群間で有意差が認められなかった。これらより，ラットにおいて妊娠前からの慢性的な亜鉛欠乏によっても，仔の出生時の発育状態には一見影響ないが，骨形成の観点から長期的には悪影響を受ける可能性が示唆される。

2）骨への長期的影響とエピジェネティックな変化[10]

　1）のような妊娠前を含む妊娠期の亜鉛欠乏が出生仔に与えた骨への悪影響が，出生後も長期的に持続するか，あるいは長期的予後に悪影響をもたらすかを明らかにするべく，骨粗鬆症早期発症モデルである Senescence Accelerated

Mouse P6 (SAMP6) を使用した (使用に際しては SAM 研究協議会の承諾を得た)。SAMP6 は 12 週齢程度から対照の系統である SAMR1 に比較して骨量が減少し始め, 20 週齢付近では明らかに骨塩量の減少, 骨量の減少など, 骨粗鬆症の所見が認められることが報告されている[11]。本実験では, 上記の母獣に対する妊娠前および妊娠期の実験飼料摂取の後, 仔の出生後, 授乳期は両群の母獣ともに対照飼料を摂取させ, 離乳後にも仔に 20 週齢まで対照飼料を摂取させ, 20 週齢で解剖した。すなわち, 出生後の仔は亜鉛が充足した条件下とし, 純粋に母獣の出産までの亜鉛欠乏のみによる出生仔の長期的影響を観察した。また, この際, オス出生仔とメス出生仔とに分けて評価を行った。

離乳後に X 線 CT を用いて, 各出生仔の骨密度と骨の力学的指標を測定した。骨密度はいずれの測定時点においても, 出生仔の性差にかかわらず母獣の試験飼料摂取の違いによる有意差を認めなかった。また, オス出生仔の力学的指標においても, 8 週齢までは何らの有意差も認められなかった。このことから, 授乳期における亜鉛供給が十分であれば, 出生仔の骨への短期的悪影響は解消されることを示唆する。しかしながら 12 週齢では, 折り曲げに対する強さの指標である最小断面二次モーメント, およびねじれに対する強さを表す断面二次極モーメントのいずれも, 低亜鉛飼料を摂取させた母獣由来の出生仔で, 対照飼料摂取母獣由来出生仔に比較して, 有意に低下した。一方, メス出生仔では母獣の試験摂取の違いで有意差を一切認めなかった。これらより, オスに特異的な骨への悪影響が長期的に起こっていることが示唆される。

さらに, 20 週齢の解剖時点で大腿骨を取り出したところ, 図 3-2 の代表例の写真のように, 低亜鉛飼料摂取母獣由来のオス出生仔で骨の長軸方向の長さが対照に比較して有意に短くなり, それらのマイクロ CT による微細な骨構造 (図 3-2) では, 横軸が短く, 全体として構造が疎であった。画像解析を進めたところ, 骨の単位体積当たりの骨密度には海綿骨, 皮質骨ともに群間に差を認めなかったものの, そもそも骨組織体積自体が明らかに低亜鉛飼料摂取母獣由来オス出生仔で小さくなっていた。さらに, 3 点曲げ試験法による骨の破断強度を実際に測定したところ, breaking energy が低亜鉛飼料摂取母獣由来オ

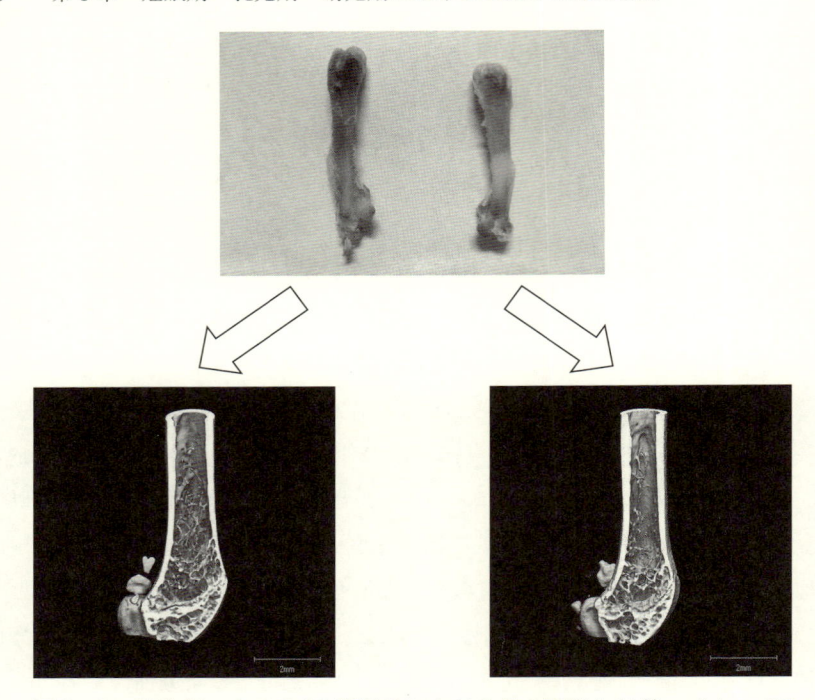

90   第3章　妊娠期・乳児期・幼児期における亜鉛の栄養的役割

図3-2　出生仔マウスの20週齢時における骨の写真とX線マイクロCT画像（代表例）
　写真左：低亜鉛飼料摂取母獣由来オス出生仔，写真右：対照飼料摂取母獣由来オス出生仔。
　矢印は対象の骨のX線マイクロCT画像を3D化処理した画像。

ス出生仔で有意に低くなる，すなわち骨折しやすい骨となっていた。なお，メス出生仔同士のこれらの比較では一切違いを認めなかった。通常，骨粗鬆症では骨の単位体積当たりの骨密度の減少が起こることから，オス特異的に起こるこの現象は骨粗鬆症が発症したというよりはむしろ，低亜鉛飼料摂取母獣由来オス出生仔で骨の成長が遅延した状態にあることが示唆される。また，このとき，頸骨の単位重量当たりのミネラル含量にはオスで何らの違いも認めなかったことから，この成長遅延，骨折リスク上昇の現象には，骨の石灰化遅延というよりはむしろ，骨形成の遅延が主に関与しているものと推察される。

なぜこのような現象がオス特異的に起こったのか。骨に関連するさまざまな指標，具体的には，性ホルモン（テストステロン，エストラジオール），骨形成マーカー（オステオカルシン），骨吸収マーカー（TRACP-5b），アナボリックな成長因子（IGF-1）の解剖時血清を測定したところ，いずれも有意差は認められなかった。著者が測定した血清の各種マーカーのなかで唯一オス特異的に有意差が認められたのは，ビタミンDの水酸化酵素によって生じる25ヒドロキシビタミンD_3〔25(OH)D_3〕である。25(OH)D_3はビタミンD欠乏と極めて強く相関する。また，25(OH)D_3分子の1位が水酸化された活性型ビタミンD_3〔1,25(OH)D_3〕は細胞核内に移行されビタミンD受容体を含む転写複合体と結合することで，下流にあるコラーゲンα鎖などをコードする遺伝子の転写調節を行う。本実験では，25(OH)D_3の解剖時血清濃度が低亜鉛飼料摂取母獣由来オス出生仔で低下していた。上記有意差を認めなかった性ホルモンやアナボリックな因子については受容体の役割もよく議論されるが，未分析であるためにオス特異的に起こった現象についてのこれら因子の関与を否定することはできない。とはいえ，少なくとも25(OH)D_3の関与については強く示唆される。

　さらに著者は，解剖時の大腿骨からDNAを抽出し，メチル化DNA免疫沈降法を用いたDNAメチル化領域の網羅的解析（MeDIP-Chip）を行い，オス特異的に起こった現象がどのような因子によるものかについて，統計解析が可能な程度の複数サンプルを供して，オス・メス両方で実施した。図3-3には統計的に有意なオス出生仔（図3-3-A），メス出生仔（図3-3-B）のメチル化領域の発現強度を各種染色体別に示した。このように，妊娠前を含む妊娠期の亜鉛欠乏によって生まれてきた仔には長期的予後として，ゲノムワイドに高メチル化，低メチル化それぞれの異常が起こること，さらにはオスとメスとではメチル化異常の内容が異なることがわかる。

　さらに，オス特異的に観察された本実験の現象に焦点を当てると，いくつかの候補遺伝子のCpG領域の高メチル化，低メチル化が認められたが，そのうち，ビタミンDの25位水酸化酵素のひとつであるCYP2R1のCpG領域にお

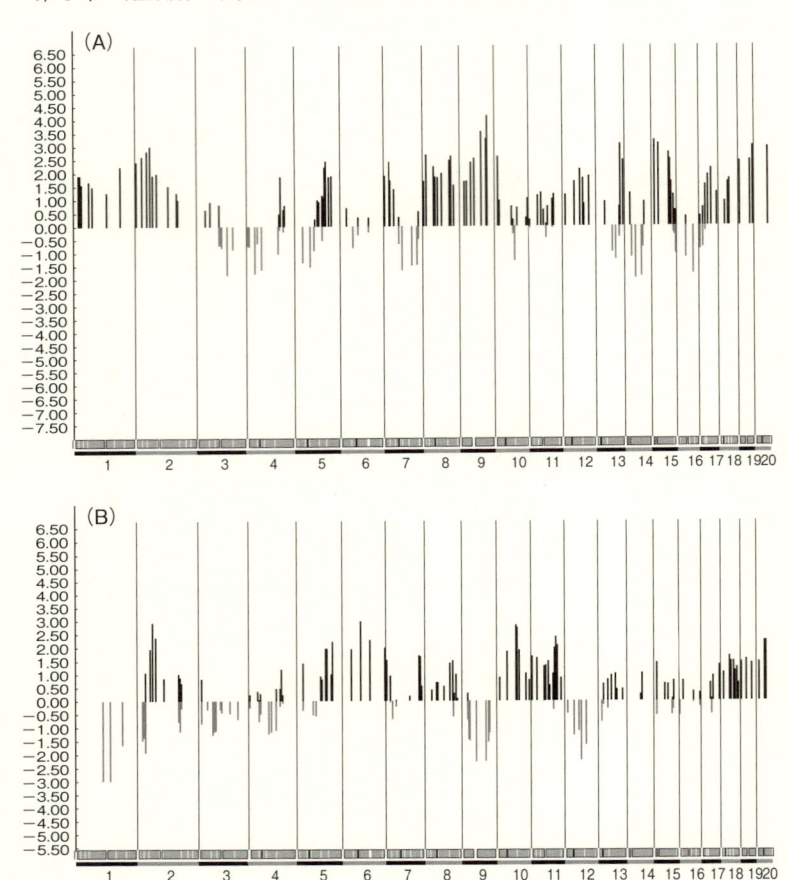

図3-3 低亜鉛飼料摂取母獣由来出生仔マウスの大腿骨におけるゲノムワイドなメチル化発現の変動

A：オス出生仔の大腿骨におけるメチル化プロファイル。
B：メス出生仔の大腿骨におけるメチル化プロファイル。
　縦軸は相対強度、横軸には第1染色体から第20染色体を配置，横軸から上に遠ざかるほど対照の出生仔に比較して高メチル化，横軸より下は同様の比較で低メチル化を示す。

いて，メスでは群間でのメチル化の違いを認めなかったのに対し，低亜鉛飼料摂取母獣由来オス出生仔で2倍強かつ有意な高メチル化を認めた。高メチル化になると関連する遺伝子発現は抑制されることから，今回のMeDIP-Chipに

よる結果から，低亜鉛飼料摂取母獣由来オス出生仔の長期的骨折リスクの上昇には，*CYP2R1* 遺伝子の高メチル化によって生じるであろう変化を通じて，25(OH)D_3 の産生低下が直接的あるいは間接的に関与していることが推察される。

また，メチル化に変化をきたした遺伝子のうち，亜鉛トランスポーター関連では，*ZnT-6* と *ZnT-9* 各遺伝子の複数の CpG 領域において，3～12 倍程度の有意な高メチル化が，低亜鉛飼料摂取母獣由来オス出生仔で認められている。これら亜鉛トランスポーターの骨への影響を研究した報告は1例もなく，今後の解明に興味が持たれる。

妊娠期における亜鉛欠乏によって受ける出生仔の長期的影響は，marginal レベルの亜鉛を含む飼料を摂取させた実験に絞ると，Arranz らのグループによる血圧の長期的影響についての関連研究[12,13]や Lönnerdal らのグループによる免疫関連[14]，および糖代謝関連の研究[15]があるのみで，骨への長期予後の影響を観察し，メチル化異常というエピジェネティックな長期的影響を詳細に評価したのは本研究が初めてであろう。

妊娠期間中の栄養状態が出生仔に与える影響について，とりわけ性別による影響の違いが起こる理由の研究は緒についたばかりである。過去の研究では主に，血圧[16]や糖代謝[17]に与える性別特異的な影響が示唆されている。最近の総説[18]によれば，性別による影響の違いは，ストレスに対する応答性の違い，性ホルモンの関与，あるいは胚発生の早期段階での影響などが原因と考えられるとされる。今後は，これらの関与を明らかにすることで，オス出生仔特異的に起こった骨折リスク上昇の原因を明らかにできるかもしれない。

本実験では，骨粗鬆症促進モデルである SAMP6 を使用した。本実験の結果には，一般動物と比較して疾患動物モデルによる特殊な感受性の違いが影響していることは否定できない。SAMP6 の責任遺伝子の候補として，第 11 染色体のコラーゲン α 鎖 1 をコードする遺伝子がある[19]。亜鉛は骨のコラーゲン産生を高めることが報告されている[20]。これらより，SAMP6 は亜鉛欠乏に対する感受性が高い可能性がある。SAMP6 は性別による応答性の明確な違いが

報告されていないことから，本実験で得られた性別特異的な結果は，たんにSAMP6という特殊条件下のみにより起因するものではないと考えられる。本実験は，短期間で出生仔への影響を把握することを想定して疾病モデルを使用したが，通常のラットあるいはマウスを使用して，1年以上に及ぶ長期試験を実施すれば，妊娠前および妊娠期のmarginalな亜鉛欠乏状態で出生した仔の骨への長期的影響をより一般的な知見として明らかにできるであろう。

　本研究は妊娠前および妊娠期間中に亜鉛が不足した場合に，その出生仔に対する影響を骨代謝の面から検討したものである。結論として，実験動物の妊娠前からの慢性的な亜鉛不足は，仔の長期的予後におけるエピジェネティックな変化を通じて，骨折リスクを増大させる可能性がある。ヒトでこのような現象が起こりうるかについては別途非常に長期間の検討を要するため，必ずしも現実的なアプローチとはいえない。上述のメタアナリシスの報告[5]において，妊娠中の亜鉛補足は効果がなく，むしろ亜鉛補足を妊娠前かあるいは妊娠のごく初期から行うこと，すなわち，妊娠前の亜鉛充足状態を維持しておくことの重要性が指摘されている。予防的観点からいって，若年女性には日常より亜鉛を十分量摂取しておくことが必要であることを，本研究の結果から強く主張したい。

（3）胎児への亜鉛輸送と亜鉛トランスポーターの役割

　妊娠期には胎盤という特有の器官が形成され，胎盤を介して母体の血液中から子宮内の胎児に対して栄養が供給される。胎盤における亜鉛の輸送機構自体はあまり研究がされていないが，近年の分子生物学的実験手法の進展により，いくつかの知見が明らかとなっている。

　細胞の亜鉛輸送には，大きく分けてZIPとZnTの2種類の亜鉛トランスポーターファミリーのタンパク質が役割を果たしていることは，本書の他稿に詳しい。胎盤にはいくつかの亜鉛トランスポーターが発現している。そのうち，ZnT5はヒトやマウスにおいて胎盤の栄養膜合胞体（syncytiotrophoblast）の頂端膜（apical membrane）に発現しており，胎児に亜鉛を供給する役割を

果たしている。ZIP4 はヒトの小腸に発現しているが，胎盤には発現していない。一方，胎盤のできる前に胚に対して栄養を供給する器官であるマウスの内臓卵黄嚢（visceral yolk sac）には発現が認められている[21]。これらより，ヒトの胎盤への栄養供給に関しては ZnT5 が比較的重要な役割を果たしていると考えられる。ZnT1 はヒトとマウス両方に発現しており，マウスの内臓卵黄嚢に発現し，胎児へ亜鉛供給しているという報告[22]がある。

　最近ではマウスの実験によって，ZIP8 が胚，胎盤，卵黄嚢に発現していることが報告されており，胎生 11.5 日から 16.5 日まで胚全体で発現が上昇し，胎生 11.5 日から 13.5 日の間に卵黄嚢での発現が減少する。このことは，早期胚における卵黄嚢から胎児肝への初期造血の移行タイミングと一致している[23]。また，ヒト絨毛がん由来の胎盤細胞株での ZIP8 の mRNA 遺伝子をターゲットとした siRNA の導入による遺伝子発現抑制を行うと，胎盤細胞株の鉄の取込みが制限される[24]。このことから，ZIP8 は鉄供給をはじめとした発生期造血機構に重要な役割を果たしていると考えられる。ZIP8 もこの時期の亜鉛供給に一定の役割を果たしていることが想像されるが，直接的な証明はまだない。

3．乳児期の亜鉛

（1）乳児期における亜鉛の要求と亜鉛欠乏による影響

　先進諸国においては，腸性肢端皮膚炎（他章に詳しい）などの特殊な症例を除いて，完全母乳による哺育は 6 カ月齢までの間が一般的に適切であるといわれている。その後は，児の成長のためには母乳のみの保育では不十分で，微量元素の供給が必要である。世界の著名な亜鉛の栄養生理学関連研究者による International Zinc Nutrition Consultative Group（IZiNCG）の報告[25]によれば，生理学的な 1 日当たりの亜鉛要求量を，生後から 2 カ月齢までで 1.3 mg，3～5 カ月齢で 0.7 mg，6 カ月齢以降 12 カ月齢までの乳児期で 0.8 mg と見積

もっている。6カ月齢以降で潜在的な不足が問題となっているのは鉄，亜鉛，ビタミンA，ビタミンB_6である。そのうち亜鉛は，免疫機能，精神神経発達，そして成長に必要である。亜鉛欠乏は，成長阻害，易感染性，下痢の発生と関連性があるといわれている。ペルー人対象の研究[26]では，亜鉛欠乏によって，年齢調整された身長のz-スコアが15%程度減少すると報告されている。

（2）乳児期における消化管の亜鉛吸収機構

　成人では亜鉛の吸収は亜鉛摂取量や，おそらく亜鉛の体内の蓄積状況と負の相関を示す。しかしながら乳児では，亜鉛の吸収は亜鉛の体内の蓄積状況と正の相関を示し，主に亜鉛の内因性排泄によって影響を受けるといわれている。乳児期に亜鉛欠乏が多いことが次第にわかってきており，亜鉛のサプリメントや亜鉛の強化方法に関する研究が進展している。ヒトの乳児に対する亜鉛補足の効果については結論が得られていない現状ではあるが，これまでの主にラットによる動物実験を通じた研究結果を総合すると，とりわけ妊娠期を含むライフステージの早期で亜鉛が十分でない場合に，消化管における亜鉛吸収機構の調節が不十分となることがわかっている。

　いくつかの亜鉛トランスポーターが消化管に発現していることがわかってきているが，乳児期における亜鉛欠乏や亜鉛供給過剰に対するトランスポーターの応答性がどの程度なのかはあまりよくわかっていない。管腔側から小腸の細胞内に亜鉛を取り込む主要なトランスポーターはZIP4である。一方，ZnT1は，頂端膜あるいは基底膜（basolateral membrane）に発現して，ZIP4とは逆に，頂端膜を横切って細胞内亜鉛を管腔側に細胞外輸送する働きがあるといわれている。また，ZnT2とZnT4は細胞内の小胞上に存在し，細胞内亜鉛の輸送に一役買っているものと推測される。これらトランスポーターによる消化管の亜鉛輸送機構の詳細については，第6章を参照されたい。

　新生仔ラットにおいて，これらトランスポーターはそれぞれ特異的な発現パターンを示す[27]。ZIP4は乳児期早期（day 10）から発現が増加し続け，成長期も増加し続ける。一方，ZnT1は乳児期早期には存在せず，離乳（day 20）

を迎えてようやく発現が確認される。ZnT4の発現は乳児期早期でピークを迎え，離乳し成獣と同等のレベルになったときに，急速にその発現量を減少させる。ZnT2は乳児期全般を通して発現が増加し，成長期も増加し続ける。

　亜鉛欠乏状態にある新生仔ラットでは，それぞれの亜鉛トランスポーターの発現は変動する。新生仔ラットは軽度の亜鉛欠乏に対しては血中，腸管，肝臓の亜鉛レベルを変動させない。すなわちホメオスタシスを働かせて対応すると考えられる。ZnT1は亜鉛欠乏状態にある母獣から生まれた仔ラットの離乳期（day 20）で発現量が減少する。これはおそらく，亜鉛の内因性のロス，あるいは排泄などによる体内からの亜鉛の減少を発現量調節によって防いでいるものと想像される。ZIP4は乳児期早期（day 5）と乳児期中期（day 10）に亜鉛欠乏状態にある母獣から生まれた仔の腸管の細胞で発現が著しく増加し，離乳期においても同様の傾向を示す。このことから，ZIP4は腸の管腔側から細胞内へと亜鉛の取込みを促進していることを示唆する。ZnT4は乳児期中期で緩やかに発現が増加するが，離乳期になって固形物から亜鉛を摂取するようになると，発現が減少する。ZnT2は乳児期を通じて亜鉛欠乏の影響は受けないようであり，おそらく亜鉛供給過剰になったときに細胞内に亜鉛を捕捉する役割を果たしているものと考えられる。

　亜鉛欠乏の母獣から生まれた仔に対する亜鉛補足の影響は仔の成長期に応じて異なる[27]。乳児期中期には仔の亜鉛欠乏，非欠乏にかかわらず亜鉛補足は小腸，血清，肝臓の亜鉛濃度を高めるが，離乳直前では欠乏状態の母獣から生まれた仔の小腸，血清，肝臓の亜鉛濃度が上昇する。先に述べたように，離乳直前で発現が増加するはずの腸のZnT1がこの仔ラットで発現しない。おそらく生理学的には，乳児期の亜鉛の消化管での吸収は積極的に行われるが，離乳期を迎えると亜鉛が過剰に体内に入ることを防ぐように亜鉛輸送がプログラムされていると考えられる。しかし，亜鉛欠乏状態ではこのプログラムが破綻していると考えられる。亜鉛欠乏状態にある仔の腸管での亜鉛輸送機構が，亜鉛を補足した際にも亜鉛排泄を最小化するために補完的に働いていることを示唆する。

（3）低出生体重児の特殊な亜鉛要求と亜鉛強化の重要性

　日本では現在，出生体重が 2,500 g 未満のいわゆる低出生体重児が全出生児の 9%程度あり，この 10 年来で増加傾向となっている。低出生体重児は亜鉛が潜在的に不足しているといわれている[28]。とりわけ，在胎週数 37 週未満の早期産児でその傾向が顕著である。早期産児は呼吸機能，神経機能，消化機能などの生命機能全般が未熟であり，未熟の程度に応じてさまざまな合併症をきたす可能性がある。また，長期予後の管理も非常に重要とされている。そのため，早期産児には，新生児集中治療室などの専門施設での治療・栄養管理が行われている。そのうち，栄養管理には主に強化母乳（児の母親の母乳に不足している栄養素を添加したもの）や低出生体重児用の人工乳が使用されている。

　胎児は胎児全体の亜鉛要求量の 60%を妊娠末期（last trimester）に獲得している。計算上，妊娠末期には 1 日当たり 850 μg の亜鉛が胎児の体内に蓄積する[29]。胎児は日々栄養を母体から十分量受ける必要があるが，早期産児はいわゆる子宮内発育が十分でない状態で出産した児であることから，そもそも亜鉛をはじめとした栄養素が十分な量体内に蓄積していない。また早期産児は，成長のための亜鉛吸収・保持能が満期産児に比較してあまり効果的に機能しない。実際に早期産児の中では，同一在胎週数の低体重児（small for gestational age：SGA）が，適切体重児（appropriate for gestational age：AGA）に比較して易動性の亜鉛プールサイズ，すなわちただちに動員が可能な亜鉛のプールサイズが小さいことが，アイソトープを使用した研究により明らかとなっている[30]。これらより，早期産児は満期産児に比較して亜鉛の要求量が高く，早期産児の生後の亜鉛栄養の管理は摂取カロリーの管理と同様に重要と考えられる。

　ところが，児の母親の母乳は健常乳児を出産した母親のそれと，亜鉛濃度は変わらない。すなわち，早期産児の少ないプールサイズを埋め合わせるほどの亜鉛が母乳には存在しない。早期産児では栄養素の不足と成長速度低下との関連性がしばしば認められる。低出生体重児に母乳栄養を実施する際には，亜鉛

をはじめとした不足する栄養素を補う必要がある。すなわち、早期産児においては健常満期産児以上に亜鉛を積極的に補給する必要がある。低出生体重児における亜鉛の経口摂取による成長の効果を評価した介入研究は少ない。それらの結果の総説[31]によると、亜鉛補足は体重増加速度や頭部周囲長、身長をプラセボに対して増加させ、気道感染症のリスクを低下させている。十分な例数を確保した介入試験を通じて、早期産児に対する亜鉛補足についての一定の見解を導き出すことが必要である。

AAP（アメリカ小児科学会）や ESPGHAN（欧州小児栄養消化器肝臓学会）は、低出生体重児用調製乳や母乳強化食品（児の母親の母乳に不足分の栄養素を強化する目的で調製された食品）などの亜鉛含量を提言している。低出生体重児用調製乳の 100 kcal 当たりの含量としては、AAP[32] で 500 μg 以上、ESPGHAN[33] で 550〜1,100 μg と、初乳（泌乳開始直後から2週間程度）100 kcal 当たりの亜鉛含量[34]に匹敵した高値となっている。ただし、わが国では、低出生体重児における亜鉛の適切な補給量などの公的指針はまだ明らかにされていない。

（4）母乳の亜鉛と乳腺における亜鉛の輸送機構

母乳はいうまでもなく、乳児の哺育にとって究極の食品である。母乳中の亜鉛濃度は泌乳期に応じて変化する。表3-1に日本人母乳の泌乳期全般にわた

表3-1 日本人母乳における母乳中亜鉛濃度の推移[34]

泌乳期（日）	母乳中亜鉛濃度（mg/100 mL）
1〜5	475±248
6〜10	384±139
11〜20	337±89
21〜89	177±108
90〜179	67±80
180〜365	65±43

る母乳中の亜鉛濃度変化を示した[34]。泌乳期の最初の数カ月間，母乳中の亜鉛濃度は血清中濃度よりもはるかに高い。1日当たり0.5〜1.0 mgの亜鉛が乳腺に取り込まれ，母乳中に分泌される。この値は妊娠中に胎盤を通って胎児に送り込まれる亜鉛量のおよそ2倍に当たり[35]，乳腺の亜鉛取込み能がいかに著しいかがわかる。また，母乳中の亜鉛濃度は低亜鉛状態や亜鉛のサプリメントを摂取しているヒトでもほぼ似たような値を示す[36]ことから，母乳中の亜鉛濃度は厳密にコントロールされている。それはすなわち，乳児に対して常に適切な量の亜鉛を供給するために，乳腺から母乳への亜鉛輸送のホメオスタシスが存在することの示唆である。

一方，児が成長するにつれて血清亜鉛濃度が上昇するのに対し，母乳中亜鉛濃度は減少する。このような泌乳期を経て母乳中亜鉛濃度が減少する現象については，おそらく哺乳に関連する乳腺上皮細胞をはじめとした乳腺細胞のライフサイクル等が影響していると考えられ，亜鉛酵素のmatrix metalloproteinaseのいくつかが泌乳期を通じて乳腺上皮細胞での発現量を変化させているとの報告[37]もあるものの，詳細な機構はよくわかっていない。

乳腺細胞においては，最近のマウス乳腺細胞のsystems biologyの知見[38]から，これまでに6つのZIPと3つのZnTが授乳期に発現増強していることがわかっており，そのうちいくつかについては，それぞれが乳腺内外への輸送機能を担っていることがわかっている。

1) ZnT4

ZnT4は母乳への亜鉛輸送に重要な役割を果たしている。*ZnT4*遺伝子を切断変異した母マウスより哺乳された仔マウスには重篤な亜鉛欠乏が生じて早期死亡が起こる。このマウスを*lethal milk*マウスと呼ぶ。*lethal milk*の母マウスでは通常のマウス母乳中の半分程度まで亜鉛濃度が低下し[39]，さらにこの母マウスに亜鉛を補足することで仔マウスの生存率は改善する。つまり，ZnT4だけでは母乳中への亜鉛輸送のすべてを説明できず，乳腺から母乳中へ亜鉛を輸送する別な輸送機構が存在することを示唆する。また，ヒトでは*ZnT4*遺伝子の変異が関連する*lethal milk*マウスのような例は確認されてい

2）ZnT2

ヒトでは，母乳中亜鉛濃度が異常に低い母親からの乳児に一過性乳児亜鉛欠乏症が存在する。一過性乳児亜鉛欠乏症はこれまでに多数報告されており，亜鉛の補足によっても母乳中亜鉛濃度は増加しない。そのような母親から生まれた満期産児は2～3カ月齢までに激しい皮膚炎と低成長を経験し，未熟児の場合はさらに早期に経験する。Chowanadisaiら[40]は，完全母乳哺育の新生児に激しい皮膚炎と脱毛を呈した一過性乳児亜鉛欠乏症の乳児の母親数名を見いだし，症状との関連性は明らかではないものの，その母親のうちの2名には*ZnT2*遺伝子の点変異を有していることを見いだした。

また，Kelleherらはマウス乳腺細胞株であるHC11を使用して，乳腺の発達や乳汁合成に必要なホルモンであるプロラクチンが，ZnT2発現の転写調節[41]や，転写後のZnT2の乳腺細胞の細胞膜への局在化[42]を促進した結果，亜鉛分泌を亢進させるとして，乳腺の亜鉛代謝を直接的に調節することを報告している。これらより，ZnT2が乳腺細胞の亜鉛輸送と関連する亜鉛代謝に重要な役割を果たしていることが示唆される。

3）ZIP3

ZIP3は膵臓，胸腺，脳，目などの亜鉛要求量の高い組織に特異的に存在しているが，乳腺上皮細胞中にも存在していることがわかっている。発現していることがわかった当初，HC11でZIP3のノックダウンを行った際の実験などから，ZIP3は乳腺房を取り巻く血管の血液中から亜鉛を取り込むと考えられていたが，ZIP3のノックアウトマウスの実験[43]より，母乳中から乳腺上皮細胞内へ亜鉛を再取込みする役割を果たしていることが報告されている。

最新の報告[38]では，授乳期において循環血中から亜鉛を取り込む乳腺上皮細胞上のトランスポーターは，ZIP5，ZIP8，ZIP10が関与しているだろうと記載されているものの，これらの直接的な役割の証明には至っていない。循環血中から亜鉛を取り込む機構はどうなっているのか。重要な研究課題として残ったままである。

（5）人工乳の亜鉛

　母乳が何らかの理由で与えられない場合，人工乳が児に与えられる。母乳中の亜鉛の吸収率は人工乳に比較して高い。これは，母乳中では亜鉛はクエン酸塩や血清アルブミンと緩やかな結合をしているのに対し，人工乳中ではカゼインと強く結合しているからである[4]。そのため，人工乳栄養児の亜鉛摂取量は，1日当たり平均3.0 mgであり，この量で健康被害をきたした報告はない[2]。『日本人の食事摂取基準（2010年版）』では，乳児の亜鉛の目安量を0～5カ月齢で2 mg/日，6～11カ月齢では離乳食と人工乳の摂取を考慮して3 mg/日としている。母乳が上記のような特徴を持っている関係上，特に6カ月齢以降では，離乳食に亜鉛を摂取できるような工夫が必要となろう。なお，日本において9カ月齢以降の栄養を補完する目的で使用されている，いわゆるフォローアップミルクには，厚生労働省から乳児用調製粉乳向けに使用が認可されている無機塩（硫酸亜鉛，グルコン酸亜鉛）の使用が認可されておらず，また一様にフォローアップミルクの亜鉛含量は低い[44]。

4．幼児期以降の小児期の亜鉛の重要性

　先進諸国においては，腸性肢端皮膚炎などの特殊な症例を除いて，6カ月齢までの間は，母乳栄養児は人工乳摂取児よりも亜鉛欠乏のリスクが必ずしも高くなるとはいえない。一方，6～12カ月齢までの間は亜鉛摂取が不十分となる可能性がある。6カ月齢以降は上記のように母乳の亜鉛濃度の低下に加えて，離乳食の開始とともに，そもそも亜鉛含量が少ない食事を摂取することや，小麦，豆類，トウモロコシのような亜鉛吸収を妨げるフィチン酸を多く含む食事を摂取する可能性が高くなる。12カ月齢以降は母乳の恩恵を受けることがないため，上記のような食事摂取の影響はさらに強くなる。IZiNCGによる見積もり[25]によれば，1日当たりの生理学的亜鉛要求量は12カ月齢以降17カ月齢までで0.5 mg，WHOの見積もり[45]では同時期で0.8 mgとしている。

幼児期以降の亜鉛欠乏についての研究は発展途上国を例としたケースが多く，この時期の児に対する亜鉛補足の効果についてもさまざまな報告がなされている。介入試験についてのメタアナリシスによる知見[46]によれば，12カ月齢以降の児に亜鉛を補足することで，死亡率が約6%低下することが報告されている。また同報告では，亜鉛補足によって12カ月齢までの乳児の下痢発症が約20%予防されることが報告されている。幼児期以降の成長については，増加率はわずかではあるが統計的に有意に成長促進効果があり，精神神経発達に関する影響については結論を導き出せなかったと報告している。

亜鉛摂取過剰は一般的に，銅や鉄の代謝系に影響を与えるとの懸念がある。上記メタアナリシスでは，幼児期以降の亜鉛摂取によっても，全体として血中ヘモグロビン濃度，血清フェリチン，血清銅濃度には影響を与えなかったとしている。とはいえ，亜鉛をサプリメントのような，大量摂取が可能な状態で摂取する場合には，過剰摂取の影響を考慮した賢明な摂取方法が必要であろう。

5．おわりに──日本の現状を中心に

妊娠期，乳幼児期を含む小児期における，亜鉛の体内動態の特殊性と亜鉛要求の重要性について概説した。臨床面で述べられている研究は，その大部分が日本以外の国々によるものである。日本人の若年女性はカロリー摂取が少ないことをはじめとして，栄養摂取不足が非常に問題視されている。著者が担当したライフステージを全体的に俯瞰すると，乳幼児において亜鉛補足はそれなりに効果があるが，現時点において妊娠期の補足にはあまり多くのことは期待できないようである。全年齢層で亜鉛摂取を推奨するのは当然のこととしても，本章との関連でいえば，著者としては若年女性の妊娠前からの適切かつ継続的な亜鉛摂取を最も推奨したい。次世代への責任などを掲げると，若年女性個人にとっては非常に重い課題となるが，基礎・臨床両面の研究の深化による真理の解明はもちろんのこと，公衆栄養政策としていかに有効な摂取アプローチを創出し実践できるか，食品業界などがいかに亜鉛を摂取しやすい一般的な食品

を開発し提供できるか，国民的かつ現実的でスムーズな，栄養の課題解決につながる方法かもしれない。

文　献

1) Institute of Medicine, IOM Panel on Micronutrients：Zinc. *In*：Dietary Reference Intakes for Vitamin A, Vitamin K, Arsenic, Boron, Chromium, Copper, Iodine, Iron, Manganese, Molybdenum, Nickel, Silicon, Vanadium, and Zinc. National Academies Press, USA, 2001, pp. 442-501.
2) 厚生労働省：「日本人の食事摂取基準」策定検討会報告書．日本人の食事摂取基準　2010年版．第一出版，2009．
3) 厚生労働省総務課生活習慣病対策室：平成19年国民健康・栄養調査結果の概要．2008．
4) AAP Committee on Nutrition：Pediatric Nutrition Handbook, 6th Ed.（ed. by Kleinman R. E.）. American Academy of Pediatrics, USA, 2009.
5) Chaffee B. E. and King J.：Effect of zinc supplementation on pregnancy and infant outcomes：A systematic review. Paediatr Perinat Epidemiol, 2012；26（Suppl. 1）；118-137.
6) Mori R., Ota E., Middleton P. et al.：Zinc supplementation for improving pregnancy and infant outcome. Cochrane Database Syst Rev, 2012；7；CD000230.
7) Wadhwa P. D., Buss C., Entringer S. et al.：Developmental origins of health and disease：brief history of the approach and current focus on epigenetic mechanism. Semin Reprod Med, 2009；27；358-368.
8) Oliver H., Jameson K. A., Sayer A. A. et al.：Growth in early life predicts bone strength in late adulthood. Bone, 2007；41；400-405.
9) Nagata M., Kayanoma M., Takahashi T. et al.：Marginal zinc deficiency in pregnant rats impairs bone matrix formation and bone mineralization in their neonates. Biol Trace Elem Res, 2011；142；190-199.
10) 長田昌士：未発表データ
11) Kasai S., Shimizu M., Matsumura T. et al.：Consistency of low bone density across bone sites in SAMP6 laboratory mice. J Bone Miner Metab, 2004；22；207-214.
12) Tomat A. L., Inserra F., Veiras L. et al.：Moderate zinc restriction during fetal

and postnatal growth of rats : effects on adult arterial blood pressure and kidney. Am J Physiol Regul Integr Comp Physiol, 2008 ; 295 ; R543-R549.
13) Tomat A., Elesgaray R., Zago V. et al. : Exposure to zinc deficiency in fetal and postnatal life determines nitric oxide system activity and arterial blood pressure levels in adult life. Br J Nutr, 2010 ; 104 ; 382-389.
14) Sharkar M. T., Jou M. Y., Hossain B. M. et al. : Prenatal zinc supplementation of zinc-adequate rats adversely affects immunity in offspring. J Nutr, 2011 ; 141 ; 1559-1564.
15) Jou M. Y., Lönnerdal B. and Philipps A. F. : Maternal zinc restriction affects postnatal growth and glucose homeostasis in rat offspring differently depending upon adequacy of their nutrient intake. Pediatr Res, 2012 ; 71 ; 228-234.
16) Zambrano E., Bautista C. J., Deas M. et al. : A low maternal protein diet during pregnancy and lactation has sex- and window of exposure-specific effects on offspring growth and food intake, glucose metabolism and serum leptin in the rat. J Physiol, 2006 ; 571 (Pt. 1) ; 221-230.
17) Poore K. R., Newman J. P., Boulin J. P. et al. : Nutritional challenges during developmental induce sex-specific changes in glucose homeostasis in the adult sheep. Am J Physiol Endocrinol Metab, 2006 ; 292 ; E32-E39.
18) Grigore D., Ojeda N. B., Alexander B. T. : Sex differences in the fetal programming of cardiovascular disease. Gend Med, 2008 ; 5 (Suppl. A) ; S121-S132.
19) Shimizu M., Higuchi K., Bennett B. et al. : Identification of peak bone mass QTL in a spontaneously osteoporotic mouse strain. Mamm Genome, 1999 ; 10 ; 81-87.
20) Yamaguchi M., Oishi H. and Suketa Y. : Stimulatory effect of zinc on bone formation in tissue culture. Biochem Pharmacol, 1987 ; 36 ; 4007-4012.
21) Dufner-Beattie J., Wang F., Kuo Y. M. et al. : The acrodermatitis enteropathica gene ZIP4 encodes a tissue-specific, zinc-regulated zinc transporter in mice. J Biol Chem, 2003 ; 278 ; 33474-33481.
22) Ford D. : Intestinal and placental zinc transport pathways. Proc Nutr Soc, 2004 ; 63 ; 21-29.
23) Gálvez-Peralta M., He L., Jorge-Nebert L. F. et al. : ZIP8 zinc transporter : indispensable role for both multiple-organ organogenesis and hematopoiesis in utero. PLoS One, 2012 ; 7 ; e36055.

24) Wang C. Y., Jenkitkasemwong S., Duarte S. et al.: ZIP8 is an iron and zinc transporter whose cell-surface expression in up-regulated by cellular iron loading. J Biol Chem, 2012 ; 287 ; 34032-34043.
25) International Zinc Nutrition Consultative Group (IZiNCG), Brown K. H., Rivera J. A., Bhutta Z. et al.: Assessment of the risk of zinc deficiency in populations and options for its control. Food Nutr Bull, 2004 ; 25 (1 Suppl. 2) ; S99-S203.
26) Checkley W., Gilman R. H., Black R. E. et al.: Effects of nutritional status on diarrhea in Peruvian children. J Pediatr, 2002 ; 140 ; 210-218.
27) Lönnerdal B. and Kelleher S. L.: Micronutrient transfer : infant absorption. Adv Exp Med Biol, 2009 ; 639 ; 29-40.
28) 板橋家頭夫, 小川雄之亮, 上谷良行：極低出生体重児の亜鉛欠乏に関する前方視的検討. 日本新生児学会雑誌, 2001 ; 37 ; 186.
29) Widdowson E. M., Southgate D. A. T. and Hey E.: Fetal growth and body composition. In : Perinatal Nutrition, (ed. by Lindblade B.). Academic Press, USA, 1988, pp. 3-14.
30) Krebs N. F., Westcott J. L., Rodden D. J. et al.: Exchangeable zinc pool size at birth is smaller in small-for-gestational-age than in appropriate-for-gestational-age preterm infants. Am J Clin Nutr, 2006 ; 84 ; 1340-1343.
31) Islam M. N., Chowdhury A. K., Siddika M. et al.: Effect of zinc on growth of preterm babies. Mymensingh Med J, 2009 ; 18 ; 125-130.
32) American Academy of Pediatrics Committee on Nutrition.: Pediatric Nutrition Handbook, 5th Ed. (ed. by Kleinman R. E.). American Academy of Pediatrics, USA, 2004.
33) Committee on Nutrition of the Preterm Infant, European Society of Paediatric Gastroenterology and Nutrition and feeding of preterm infants. Acta Paediatr Scand, 1987 ; 336(Suppl.) ; 1-14.
34) Yamawaki N., Yamada M., Kan-no T. et al.: Macronutrient, mineral and trace element composition of breast milk from Japanese women. J Trace Elem Med Biol, 2005 ; 19 ; 171-181.
35) King J. C.: Enhanced zinc utilization during lactation may reduce maternal and infant zinc depletion. Am J Clin Nutr, 2002 ; 75 ; 2-3.
36) Krebs N. F., Reidinger C. J., Hartley S. et al.: Zinc supplementation during lactation : effects on maternal status and milk zinc concentrations. Am J Clin

Nutr, 1995 ; 61 ; 1030-1036.
37) Kelleher S. L., McCormick N. H., Velasquez V. et al. : Zinc in specialized secretory tissues ; roles in the pancreas, prostate, and mammary gland. Adv Nutr, 2011 ; 2 ; 101-111.
38) Kelleher S. L., Valasquez V., Croxford T. P. et al. : Mapping the zinc-transporting system in mammary cells ; molecular analysis reveals a phenotype-dependent zinc-transporting network during lactation. J Cell Physiol, 2012 ; 227 ; 1761-1770.
39) Ackland M. L. and Mercer J. F. : The murine mutation, lethal milk, results in production of zinc-deficient milk. J Nutr, 1992 ; 122 ; 1214-1218.
40) Chowanadisai W., Lönnerdal B. and Kelleher S. L. : Identification of a mutation in SLC30A2 (ZnT-2) in women with low milk zinc concentration that results in transient neonatal zinc deficiency. J Biol Chem, 2006 ; 281 ; 39699-39707.
41) Qian L., Lopez V., Seo Y. A. et al. : Prolactin regulates ZNT-2 expression through the JAK2/STAT5 signaling pathway in mammary cells. Am J Physiol Cell Physiol, 2009 ; 297 ; C369-C377.
42) Lopez V. and Kelleher S. L. : Zinc transporter-2 (ZnT-2) variants are localized to distinct subcellular compartments and functionally transport zinc. Biochem J, 2009 ; 422 ; 43-52.
43) Kelleher S. L., Lopez V., Lönnerdal B. et al. : Zip3 (Slc39a3) functions in zinc reuptake from the alveolar lumen in lactating mammary gland. Am J Physiol Regul Integr Comp Physiol, 2009 ; 297 ; R194-R201.
44) 児玉浩子：知っておきたい小児のミネラル・微量元素栄養の知識．日本小児栄養消化器肝臓学会雑誌，2007 ; 21 ; 82-83.
45) World Health Organization/ Food and Agriculture Organization/ International Atomic Energy Agency : Trace elements in human health and nutrition. WHO, 1996 ; Geneva.
46) Brown K. H., Peerson J. M., Baker S. K. et al. : Preventive zinc supplementation among infants, preschoolers, and older prepubertal children. Food Nutr Bull, 2009 ; 30 ; S12-S40.

第4章　亜鉛の味覚・食欲調節機能

駒井三千夫*

1．はじめに

　亜鉛欠乏症には，成長障害（小人症），性的発育障害，皮膚炎，免疫機能の低下，味覚障害などがある。亜鉛が味覚機能に果たしている役割は大きいと考えられる。味覚障害は，味細胞の再生系が悪くなることや，唾液分泌が悪くなることなどが原因であるといわれてきたが，その機構は一様ではなく，不明な点も多いため，なお多くの研究が必要である。臨床報告からは，日本における味覚障害の増大は，高齢者の増加によることが第一に考えられ，あわせて各種治療薬の使用による影響も大きいと見積もられている。また若年齢層での亜鉛欠乏による味覚障害・食欲調節障害は，偏った食生活による栄養素摂取のアンバランスのほか，できあいの食品に含まれている亜鉛キレート剤などの影響で亜鉛が十分に吸収できていないケースが考えられ，食生活の乱れによる部分が大きいとみなされている。

　実験動物を用いたこれまでの著者らの研究から，味覚障害は亜鉛酵素である炭酸脱水酵素の活性低下による部分が大きいと予測された。唾液分泌にこの酵素が関与していることは周知の事実であるし，著者らの神経生理学的研究や味選択行動の研究から，亜鉛欠乏が炭酸脱水酵素活性を低下させ，味覚異常を引き起こす大きな要因となっていることがわかった。最近，摂食調節への食餌亜鉛シグナルの関与についても新しい知見が出され，味覚・食欲調節の領域における亜鉛の重要性について，興味ある現象が発表されてきた。

---

*　東北大学大学院農学研究科栄養学分野

2．亜鉛による味覚障害の治療

味覚障害は，日本大学医学部の耳鼻咽喉・頭頸部外科学元教授の冨田寛先生（現在は開業）を中心に長年研究が続けられてきたが，現在でも日大の同研究室では池田稔教授らのグループによって研究が続けられている。このため"味覚障害の臨床"については，池田教授らの著書が参考になる（『やさしい味覚障害の自己管理』[1] など）。

（1）味覚障害概説

日本の味覚障害患者数は，アメリカの調査では3億人の人口に対して110万人であることから推定して，日本では約35万人程度と見積もられている。しかし，味覚障害は意外と軽視されているため，実際の患者数はこれよりも多いのかもしれず，その実態は不明である。近年，患者数が増加している要因は以下のように考えられる。

① 高齢者（65歳以上）人口の増加。1990年に1,500万人だったものが，2005年には2,560万人に増加。
② 食生活の問題。"朝食を摂らない"，"食品添加物含有食品の偏食"（＝できあい食品の多用），など。
③ 各種疾病の治療目的の薬剤服用による副作用。
④ 味覚障害への関心度の増加。耳鼻咽喉科領域で，"味覚外来"の新設の増加。

味覚障害の原因となる代表的な薬剤を表4-1に示した。血圧降下剤，不整脈用剤，利尿剤，高脂血症用剤，解熱鎮痛消炎剤，等々である。著者らが実際に検討したものは，解熱鎮痛薬のイブプロフェン（ibuprofen）であるが（図4-1），一例として図4-2と図4-3にその味覚受容低下作用を示した。これは風邪薬の成分として含まれていて，多くの人が服用する機会がある。イブプロフェン粉末を舌の上に載せると，ピリピリ・チクチクという刺激感が舌表面

2. 亜鉛による味覚障害の治療　111

表4-1　味覚障害を起こす代表的な薬剤リスト

薬効分類名	薬剤名（一般的：代表的なもの）
血圧降下剤, 血管拡張剤	カプトプリル, カンデサルタンシレキセチル, バルサルタン, マレイン酸エナラプリル, ロサルタンカリウム, 塩酸デラプリル, 塩酸マニジピン, 酒石酸メトプロロール, トラピジル, ベシル酸アムロジピン, など
不整脈用剤	塩酸メキシレチン, 酢酸フレカイニド, など
利尿剤	アセタゾラミド, フロセミド
去痰剤, 鎮咳剤	フドステイン, 塩酸クロフェダノール
高脂血症用剤	アトルバスタチンカルシウム, シンバスタチン, プラバスタチンナトリウム, ベザフィブラート, など
解熱鎮痛消炎剤	イブプロフェン, ジクロフェナクナトリウム, インドメタシンファルネシル, メロキシカム, など
抗腫瘍剤	シクロホスファミド, 塩酸ピラルビシン, エトポシド, ドセタキセル水和物, 塩酸イリノテカン, 硫酸ビンクリスチン, テガフール, フルオロウラシル, メトトレキサート, シスプラチン, メシル酸イマチニブ, など
抗甲状腺剤, 甲状腺ホルモン剤	チアマゾール, レボチロキシンナトリウム, など
ホルモン剤	酢酸リュープロレリン, 酢酸ブセレリン, など
抗てんかん剤, 鎮けい剤	カルバマゼピン, バクロフェン
抗パーキンソン剤	レボドパ, など
抗ウイルス, 原虫, 真菌剤	アシクロビル, ガンシクロビル, ザナミビル水和物, グリセオフルビン, フルコナゾール, 塩酸テルビナフィン, など
抗菌剤	オフロキサシン, ノルフロキサシン, 塩酸ミノサイクリン, アモキシシリン, イミペネム・シラスタチン, セフジニル, クラリスロマイシン, など
消化性潰瘍用剤	オメプラゾール, ファモチジン, ランソプラゾール, など
催眠鎮静剤, 抗不安剤	トリアゾラム, ロフラゼプ酸エチル, など
精神神経用剤	アモキサピン, 塩酸アミトリプチリン, 塩酸イミプラミン, 塩酸マプロチリン, など
抗ヒスタミン剤, アレルギー用剤	メキタジン, イブジラスト, エバスチン, トシル酸スプラタスト, フマル酸ケトチフェン, プランルカスト水和物, ラマトロバン, ロラタジン, 塩酸エピナスチン, など
泌尿生殖器官用剤	ナフトピジル, 塩酸タムスロシン, など
糖尿病用剤	アカルボース, ボグリボース, 塩酸メトホルミン, など
その他	チオプロニン（肝臓疾患用剤）, 塩酸ロペラミド（止しゃ剤）, アロプリノール（痛風治療剤）, インターフェロン, ニコチン, 塩酸セビメリン水和物（シェーグレン症候群）, D-ペニシラミン（解毒）など

　この表に示された薬は，比較的よく使われる薬のうちの代表的なものである．類似の薬，この表以外の薬でも味覚障害が起こる場合がある．詳細は，『味覚障害診療の手引き』や，それぞれの薬剤の添付文書を参照されたい．
　池田　稔（編）：味覚障害診療の手引き．金原出版，2006より抜粋．
　この章では，　　　　　　　で囲んだ2つの薬剤による味覚障害について記述されている．

分子量：206.28
pKa 5.2
(60% EtOH)

(CH₃)₂CHCH₂—⟨benzene⟩—CH(CH₃)CHCOOH

カルボキシル末端の構造	（中性） CH₃ –CHCOOH	（アルカリ性） CH₃ –CHCOO⁻ Na⁺
水への溶解度	疎水性	親水性
	刺激 強い	非常に弱い

図4-1　イブプロフェンの構造（解熱鎮痛薬イブプロフェンの味覚修飾作用）
　甘味と塩味を強力に抑制する。ただし，pH がアルカリ性になると刺激味の消失とともにこの作用も消失する。

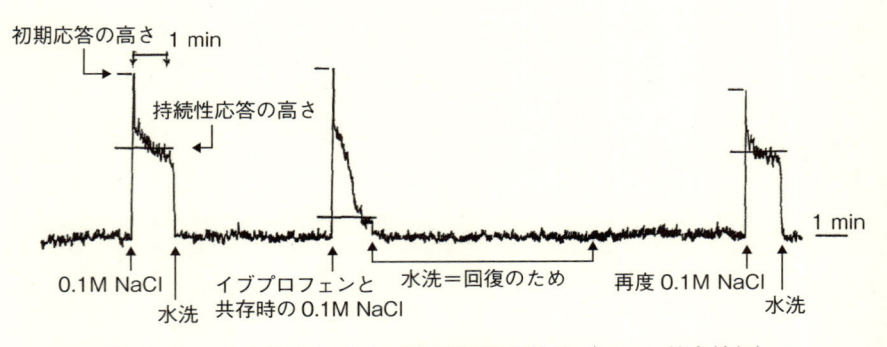

図4-2　イブプロフェンの食塩応答抑制作用（ラット鼓索神経）
　特に，tonic response（持続性応答部分）が抑制される。

で感じられるが，その直後に甘味感受性と塩味感受性が極端に低下することを実際に観察した。これは直接的な味覚抑制作用といえる。

（2）亜鉛欠乏による味覚障害の発症

　亜鉛欠乏による味覚障害の発症の概要は，以下のようにまとめられる。①味

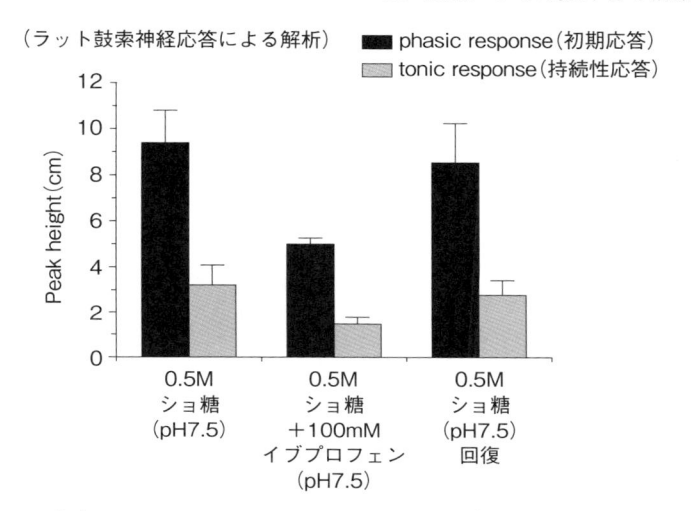

図4-3 イブプロフェンはショ糖の応答を抑制する（phasic 成分と tonic 成分の両方を抑制）
0.5 M ショ糖溶液（pH 7.5）の積分応答の 100 mM イブプロフェンの有無による違い。

覚障害の原因の半分以上が亜鉛欠乏によると考えられている，②特発性・薬剤性のものでも亜鉛不足状態が関与している，③心因性の味覚障害は，亜鉛治療だけでは治りにくいようである，④中高年に多いが，最近では若年者での発症も認められる，⑤若年者の味覚異常（これは"コンビニ"病といわれている）すなわち，できあいの食品ばかりを連日摂取している習慣から名づけられた。つまり，食品添加物に含まれる亜鉛結合性の物質（＝亜鉛キレート剤）含有の食品を偏食的に多食することによって発症するとされている（しかし，一概に食品添加物が悪いといっているわけではない。栄養摂取状況がバランスよく保たれている人が時々食べるぶんには，何ら問題はないと考えられるし，1年の半分以上が高温多湿の日本では北欧などとは状況が異なるため，ある程度の食品添加物利用はやむをえないとも考えられる）。なお，この亜鉛キレート剤の影響について明確に説明するには，多くの実際的な研究が必要である。

（3）がん患者における食欲不振および味覚障害[2]

1）がん化学療法による味覚障害

　化学療法が味覚障害をもたらすメカニズムは十分にはわかっていないが，以下のような複数の原因が関係していると考えられる。①抗がん剤の影響で味細胞の再生が妨げられる，②味細胞の再生にかかわる亜鉛が，抗がん剤の影響で不足する，③抗がん剤による唾液減少やねばつきのため，食品の味が唾液に溶け出しにくくなる，④抗がん剤の影響により，味覚刺激を脳に伝達する神経が傷害を受ける，⑤血液中を流れる抗がん剤の成分に苦味や金属味がある，⑥抗がん剤により口内炎ができたり，口腔粘膜の再生が妨げられる。主な症状は，"塩味やうま味が感じにくい"，"塩味が足りない"，"口のなかが苦い"，"金属の味がする"，"食べ物本来の味がしない"，"甘いものが苦く感じる"，"だしの味が苦く感じる"，などである。

2）放射線治療による味覚障害

　放射線治療による味覚障害には，主に4つのメカニズムがある。①照射による味細胞の直接傷害（照射野に舌が含まれる場合に出現する。細胞傷害は放射線量と関連する），②味覚を伝達する神経経路の傷害，③唾液分泌量の減少，④口腔粘膜の炎症，である。具体的には，「舌・口腔底・中咽頭がんでは味細胞が直接的に傷害を受け，味覚障害が出現する」，「唾液量の減少や粘つきにより，食べ物の味物質が唾液に溶け出しにくくなる」，「耳下腺部を照射野に含むがんでは，唾液分泌量が著しく減少する」，「口内炎はほとんどの場合に見られ，重度の症状となる」などの味覚障害が報告されている。

　また，放射線治療による味覚障害は，照射線量が10〜20 Gy（グレイ，5〜10回）で始まる。味覚障害のピークは，照射線量が30〜40 Gy（20回）程度の時である。照射終了後から徐々に回復し，元に戻るのは30〜120日で，人によって違いがある。治療後は一定の期間を経て回復する。

3）がん患者における食欲不振・味覚異常と亜鉛治療剤による回復

　食欲不振は末期がん患者にみられる最も普通の症状で，患者の70〜90％が

2. 亜鉛による味覚障害の治療

この症状を経験するといわれている。この症状は，味覚異常や栄養失調に関連した代謝異常など多くの要因が重なって起こると考えられるが，正確には解明されていない。これまで末期がん患者の食欲不振および味覚異常の改善ないし治療には副腎皮質ホルモン剤の投与が有効であることが知られていた。ところが，口内炎，満月顔貌（ムーンフェイス），消化性潰瘍，うつ状態などの副作用が頻発するため，医師は数カ月以上の余命があると臨床的に診断された末期がん患者に対しては副腎皮質ホルモンの投与を避けることが多い。そのためこれに代わる有効で副作用の少ない薬剤として2002年に考案されたのが，次項で述べるL-カルノシン亜鉛錯体を含有する経口投与製剤であり，これは末期がん患者の食欲不振および味覚異常を改善することがわかった[3]。なお，この薬剤の経口投与が，亜鉛欠乏による味覚障害の回復に有効であることは，すでに報告されていた[4]。

(4) 亜鉛治療剤（亜鉛剤）

前述のように，近年では使用しやすい亜鉛剤が処方されるようになった。すなわち，従来から味覚障害にはグルコン酸亜鉛などの"食品添加物"を用いた亜鉛剤が処方されていたが，保険のきかないものばかりであって，医師が利用しにくい状況であった。しかし，前項で触れたポラプレジンク（polaprezinc，プロマック®）という亜鉛を含有した抗胃潰瘍薬が処方されるようになり，ようやく医師が利用しやすい薬剤が出てきたといえる。このプロマック®は，亜鉛とL-カルノシンの錯体化合物であり（N-β-アラニル-L-ヒスチジン），基本は胃潰瘍の治癒を促進するものである。保険適応外だが，1日2回の服用（計150 mg/日）で，味覚障害にも用いられるようになってきた。そして，ここ10年来このポラプレジンク亜鉛剤が種々の味覚障害に適用されるようになった。このポラプレジンクは，血清亜鉛濃度とは関係なく末期がん患者の食欲不振および味覚異常を改善する効果も有することがわかり，がん患者のターミナルケアにも有用であることが実証された。

（5）日本における亜鉛欠乏性味覚障害の実態

日本における味覚障害の発症率は，欧米と比べて高いというデータがある。これまでの栄養調査のデータなどから，欧米と異なる点は以下のように考えられる。①動物性タンパク質の摂取量が少ないため，欧米よりも日常的な亜鉛摂取量が低いと見積もられる，②精製食品（加工食品）の摂取量が多い，③投薬による障害が多い（＝高齢者，中高年の年齢層人口が多い）。一例として，利尿剤の炭酸脱水酵素（carbonic anhydrase：CA）阻害剤（アセタゾラミドなど＝高山病と緑内障の軽減薬）治療による味覚異常の発症はひとつの例である，④若い人のコンビニ病。すなわち，ほとんど連日コンビニなどで売られているできあいの食品ばかりを食べている人での発症が増えてきた（できあいの食品は，一般に腐敗を予防するための高食塩・高糖質含量のものが店頭に並べられるし，各種の食品添加物の使用が多いことも事実である）。冨田らは，食品添加物の例として，ポリリン酸-Na，EDTA-Na，カルボキシメチルセルロース-Na などをあげている[5]。なお，フィチン酸（イノシトールポリリン酸）は，豆類などに含まれる天然の亜鉛キレート物質であるが，日常の摂取量程度では影響がないと判断されている，⑤古来の排泄物の還元によらない農法が増えてきたことと，亜鉛などを制限した化学肥料によって，土壌中あるいは植物中のミネラル類（亜鉛，鉄，銅，ヨウ素，マンガン，セレンなど）の量が減ってきたとする説がある。植物等におけるミネラル含量・ビタミン含量が少なくなってきたデータが一部で出されているようではあるが，なお実証される必要がある。ミネラルが不足ぎみの植物を食べる家畜の肉などにおいても不十分な亜鉛含量となるのは，容易に考えられることである。

3. 亜鉛欠乏ラットを用いた味覚異常のメカニズムの解明

（1）亜鉛欠乏ラットを用いた基本味溶液ならびに炭酸水の嗜好選択実験[6,7]

　これまでの研究から，亜鉛欠乏時には食塩の嗜好が著しく増大することや，キニーネなどの苦味や他の基本味を感じにくくなる（検知閾値が高くなる）ことなどが知られている（冨田寛ほか）。著者らは亜鉛欠乏ラットを作出し，まず各種基本味溶液等の嗜好選択実験を行い，味選択行動を観察した後，味神経である鼓索神経による基本味ならびに炭酸水の受容と，刺激味を受容する神経である三叉神経舌枝による炭酸水の受容について検討を行ったので，その結果を紹介する。

　実験動物は，4週齢のSD系雄ラット（SD/Slc）を用いた。タンパク質源として卵白（25%卵白食）を用いた亜鉛欠乏食群（亜鉛は全く添加していないが，原子吸光分析の結果2.2 ppmの亜鉛が含まれていた＝Zn-Def群），低亜鉛食群（亜鉛含有量4.1 ppm，この群は一部の実験でのみ設けた＝Low Zn群），亜鉛添加食群（亜鉛含有量33.7 ppm＝Zn-Suf群），Pair-fed対照群（亜鉛欠乏食群のラットと同じ量の亜鉛添加食を摂食させた群＝Pair-fed群），そして卵白の対照として全卵タンパク質を用いた全卵タンパク食群（亜鉛含有量53.4 ppm＝Whole Egg群）を用いた。

　各群5匹ずつを選択実験用の大型ケージに入れて集団飼育した。食塩水ならびにキニーネ塩酸溶液の嗜好選択実験は，飼育開始直後から5週間，水と味溶液の2瓶選択法によって行った。その他の味溶液の選択実験は，4瓶（または5瓶）自由選択法によって行った。この際に，飼育4週目から2週間は炭酸水の自由選択実験，飼育6週目からの1週間はその他の味溶液の自由選択実験を行った。なお，うま味溶液であるグルタミン酸ナトリウム（MSG）とL-グルタミン酸は，それぞれ水，0.15%, 0.3%, 0.6%, 0.9%（グルタミン酸の場合は

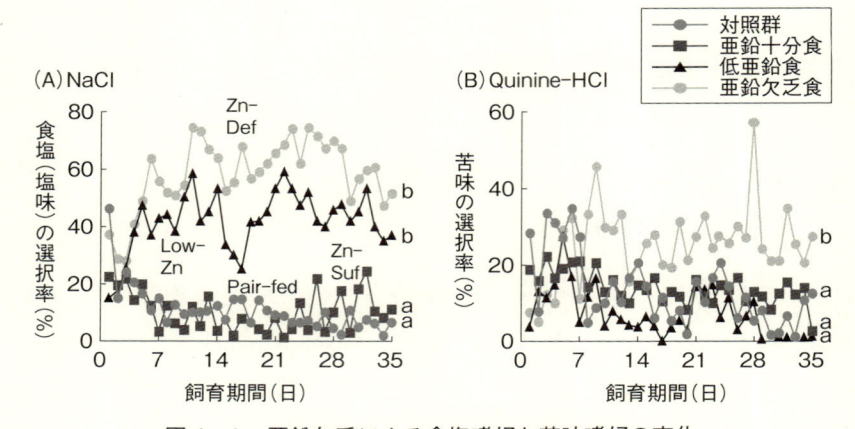

118　第4章　亜鉛の味覚・食欲調節機能

図4-4　亜鉛欠乏による食塩嗜好と苦味嗜好の変化
A：食塩水（0.15 mM/L），B：キニーネ塩酸溶液（0.01 mmol/L）。
平均値（$n=5$），異なった英文字の群間で有意差あり（$p<0.05$）。

0.86％）を用いて行い，さらに，炭酸水の場合は，水，200 ppm，400 ppm，800 ppm，1,200 ppm の5瓶選択法によって行った。

その結果，飼育開始後3週目ごろから亜鉛欠乏の症状がみられるようになった。この結果から，亜鉛欠乏の程度に応じて血漿中亜鉛濃度が少なくなっていることが確認された。なお，低亜鉛食群では外見的には欠乏の症状がみられなかったので，この群は，ヒトでよく認められる潜在性の欠乏の状況とよく似ており，ヒトのモデルとして使える可能性がある。

図4-4に食塩水あるいはキニーネ塩酸溶液の毎日の選択率を示した。飼育4日目以後，亜鉛欠乏群と低亜鉛群では有意に食塩水の嗜好率が急上昇した。亜鉛欠乏の程度が悪くなるほど食塩の選択摂取量が増えていることがわかるが，潜在性の欠乏である低亜鉛群でも外見的には異常が認められないが，味覚のほうは異常選択になっていることがわかった。また，キニーネ塩酸溶液の選択率は，亜鉛欠乏群で飼育8日目から上昇し，苦い味の識別ができにくくなっていることが示された。低亜鉛群ではむしろ対照群よりも低い値が示され，亜鉛欠乏の程度によって味覚異常のパターンが異なることが示された。

次に，食塩の嗜好性が亜鉛欠乏飼育の3～4日目から急激に上昇する機構について検討した。当研究室の後藤らの検討によって，亜鉛欠乏初期には鼓索神経応答の低下が認められなかったので，食塩嗜好の上昇はこれによっては説明できなかった。種々の因子の測定結果から，この急激な食塩嗜好の上昇は，後に下垂体ホルモンであるオキシトシンの分泌低下とパラレルであることがわかった。後藤らはこの機構を探るために亜鉛欠乏飼育4日目からオキシトシンを脳室内に投与したところ，この食塩嗜好があたかも正常ラットのごとく低下することを明らかにした。よって，この急激な食塩嗜好の上昇には，味神経応答の感受性というよりは，中枢の味嗜好調節系が関与しているものと考えられた。

その他の基本味の嗜好実験では，亜鉛欠乏群での味選択の異常がグルタミン酸ナトリウム（MSG＝うま味物質）溶液や遊離のL-グルタミン酸溶液でも同様に認められた。さらに，亜鉛欠乏群では無味の炭酸水（健常なラットは忌避する）の選択摂取率の上昇も認められ，基本味と刺激味の味覚感受性が低下していることがわかった。

（2）亜鉛欠乏ラットの味覚関連神経応答[7,8]

亜鉛欠乏時にナトリウムの嗜好が高まっていることと炭酸水の摂取量が多くなっていることは，受容サイトにおける受容能が悪くなっているためか，あるいはこれとは関係なく中枢を介した生理的要求が高くなっているかのどちらかによるものと考えられる。主として受容サイトにおける味覚感受性の違いが出ているのか否かを明らかにする目的で，味覚関連神経の応答実験を行った。

選択実験終了後のラットを，ネンブタールとウレタンの併用麻酔下に頭部を固定して気管カニューレ装着後に手術を施し，鼓索神経または三叉神経舌枝をミネラルオイルまたはFC-43中に露出させた。神経は白金電極に接触させ，舌に刺激溶液を流したときに生ずるインパルス放電を増幅器で増幅してDATテープに記録するとともに，積分器を用いて積分して（時定数＝1.43秒），応答の強さを記録した（ピークの高さを測定した）。鼓索神経応答は，神経束

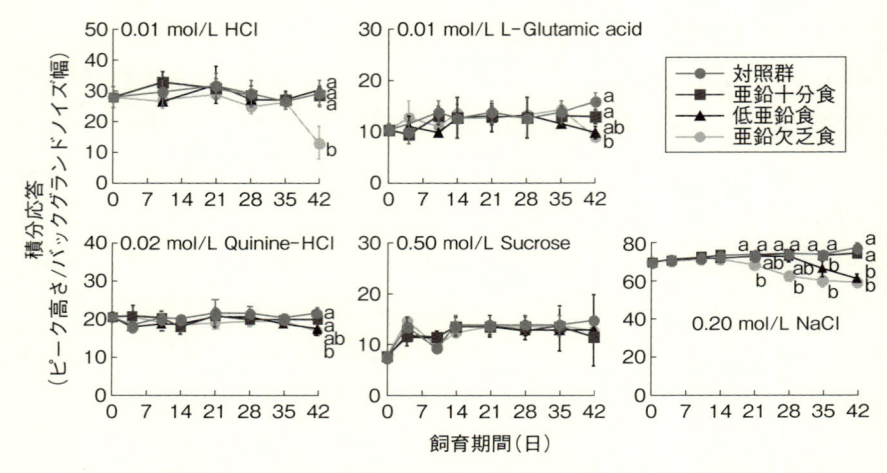

図4-5 亜鉛欠乏による酸味・うま味・苦味・甘味および塩味応答の変化
　　　（SD系ラット，鼓索神経応答）
応答値は平均値±標準誤差で表した。$n = 4$〜12検体。異なった英文字の群間に有意差あり（$p < 0.05$）。

（whole nerve）での記録と，食塩水および炭酸水に応答するbundle（1種〜数種の神経線維が混在）での記録の両方で行った。また，三叉神経は，神経束を細かく分けたbundle（1種〜数種の神経線維が混在）で，1匹につき3つ以上のbundleについて刺激応答をとった。

1）各種味溶液ならびに炭酸水の舌への刺激に対する鼓索神経応答

各種味溶液の刺激に対する鼓索神経の積分応答の測定結果を図4-5にまとめた。その結果，まず，亜鉛欠乏群のラットの0.2 M食塩水の刺激に対する味神経応答は，Pair-fed対照群と比べて飼育7日目と14日目には変化が認められなかったが，21日目以後では有意に低下していた。低亜鉛食群でも，飼育42日目以後では有意に低下していた。スクロース溶液を除いたその他の味溶液についても，飼育42日目以後で味神経応答が有意に低下していた。

一方，炭酸水の刺激に対する鼓索神経応答は，亜鉛欠乏群および低亜鉛群とも飼育14日目ごろから低下しており，上述の基本味溶液の場合よりも早い時

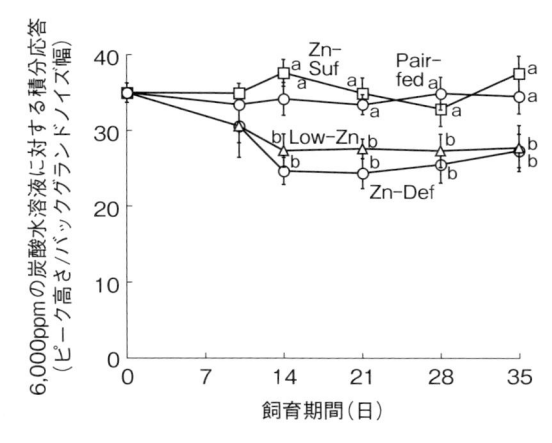

3. 亜鉛欠乏ラットを用いた味覚異常のメカニズムの解明

図4-6　炭酸水に対する鼓索神経応答

応答値は平均値±標準誤差で表した。$n = 4\sim12$ 検体。異なった英文字の群間に有意差あり（$p<0.05$）。

期で神経応答が低下することが示された（図4-6）。特に，潜在性の欠乏である低亜鉛群でも低下が早かったことは特筆すべきことである。

2）炭酸水の刺激に対する三叉神経舌枝応答

図4-7は，飼育42日目における炭酸水の刺激に対する三叉神経舌枝応答を，インパルス放電でみたものである。2.5 M NH_4Cl に応答する神経線維のほとんどが炭酸水にも応答することがわかっているので[3]，これを基準物質として応答の強さを比較できるが，亜鉛欠乏ラットでは明らかに炭酸水に対する応答が低下していることがわかった。すなわち，亜鉛欠乏群では他の群よりも応答が著しく低く，他の多くの群のほぼ半分の値になっていることがわかった。以上の鼓索神経と三叉神経舌枝の両方の結果から，炭酸水の選択実験において亜鉛欠乏食群で多くの炭酸水を飲んだのは，炭酸水の受容能が低下したことによるものと判断された。

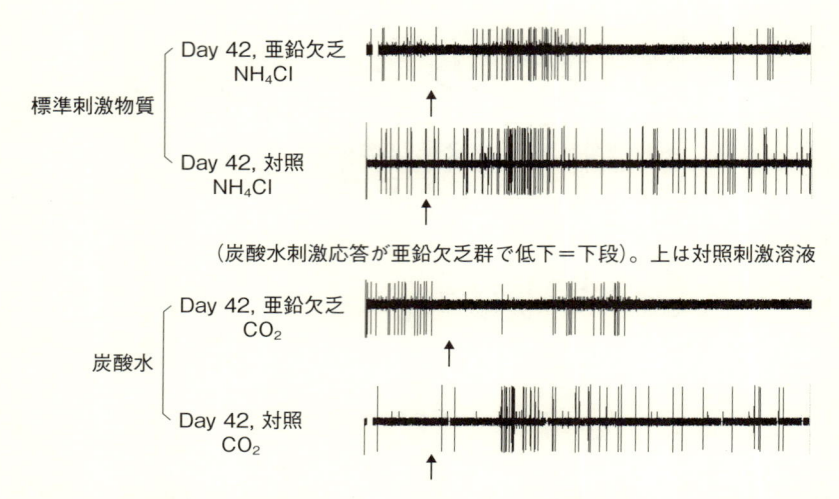

標準刺激物質 { Day 42, 亜鉛欠乏 NH₄Cl
Day 42, 対照 NH₄Cl

（炭酸水刺激応答が亜鉛欠乏群で低下＝下段）。上は対照刺激溶液

炭酸水 { Day 42, 亜鉛欠乏 CO_2
Day 42, 対照 CO_2

図4-7　42日間飼育の亜鉛欠乏ラットにおける炭酸水応答の低下（三叉神経舌枝）

4．味覚機能への亜鉛酵素"炭酸脱水酵素"の寄与[8,9]

　著者らは，亜鉛欠乏による味覚障害に関する神経生理学的な解析や，摂食調節への亜鉛元素の関与について主に検討してきたので，この研究内容を以下に紹介する。

（1）味覚受容に重要な亜鉛酵素 "炭酸脱水酵素（carbonic anhdrase：CA）"

　これまでの冨田らの研究によると，亜鉛欠乏ラット味蕾の組織化学的検討では，亜鉛酵素であるアルカリホスファターゼ，サイクリックAMP（cAMP），ホスフォジエステラーゼ，酸性ホスファターゼ，ATPase，アデニル酸シクラーゼ，グアニル酸シクラーゼについて，味蕾組織における活性が亜鉛欠乏ラットと正常ラットの間での違いは認められなかった[10]。しかし古くから，ヒトでの炭酸脱水酵素（CA）阻害剤（アセタゾラミドなど）服用時の味覚異

4．味覚機能への亜鉛酵素"炭酸脱水酵素"の寄与

炭酸脱水酵素（Carbonic Anhydrase；CA）

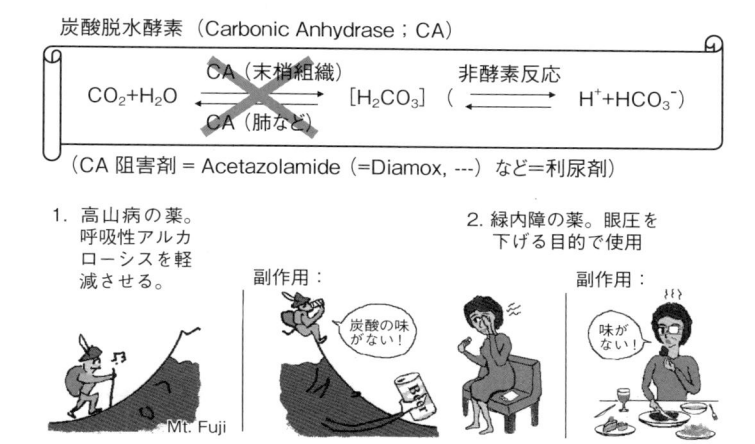

$$CO_2 + H_2O \underset{CA（肺など）}{\overset{CA（末梢組織）}{\rightleftarrows}} [H_2CO_3] \quad (\underset{非酵素反応}{\rightleftarrows}) \quad H^+ + HCO_3^-$$

（CA 阻害剤 = Acetazolamide（=Diamox, ---）など=利尿剤）

1. 高山病の薬。呼吸性アルカローシスを軽減させる。
   Mt. Fuji
   副作用：炭酸の味がない！

2. 緑内障の薬。眼圧を下げる目的で使用
   副作用：味がない！

図4-8　CA 阻害剤服用による副作用

　CA 阻害剤は高山病の予防薬として用いられているが，その副作用として，ビールなど炭酸飲料のピリピリ感を感じなくさせるという報告がある。また，緑内障の軽減薬として CA 阻害剤を長期間使用した場合，その副作用として味覚の異常が出現することが報告されている。

常については，臨床論文に2〜3行ではあるものの記載され，副作用のひとつとして知られていた[11, 12]。すなわち，高山病の軽減薬としての CA 阻害剤服用時の炭酸刺激味の感受性低下と，緑内障軽減薬としての CA 阻害剤長期服用時の無味症等の味覚障害の出現である（図4-8）。実際に，著者ら（Komai と Bryant）[8] は，炭酸ガスの口腔内受容の研究を行っているうちに，この酵素の阻害剤が，溶存炭酸ガスの三叉神経（舌枝）による受容を顕著に抑制することを，電気生理学的に証明した（図4-9）。要するに，炭酸飲料を飲んだ時に感じるピリピリ・チクチク感が，この酵素の阻害によって強く抑制されることを神経生理学的に明らかにし，この感覚を感ずるには舌表皮組織における炭酸脱水酵素（CA）の介在が必須であること，すなわちプロトン（H^+）と重炭酸イオン（HCO_3^-）の生成が必須であることを明らかにした。最近，この酵素反応で生じた H^+ がチャネル型受容体 TRPA1 によって受容されることが，アメリカの研究者によって証明された。

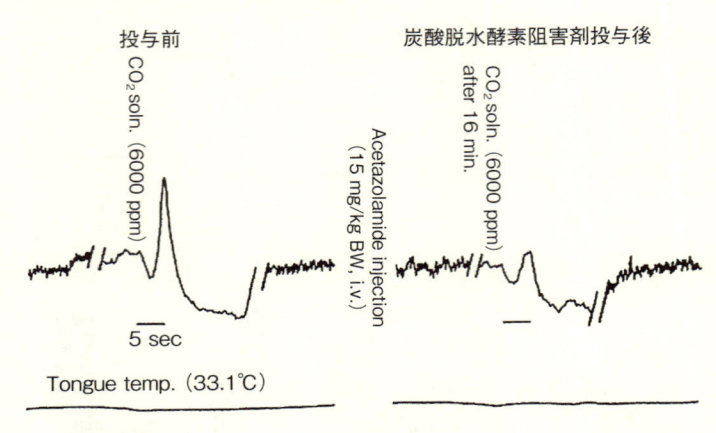

図4-9 炭酸水に対する三叉神経舌枝応答の炭酸脱水酵素阻害薬による抑制
（積分応答値）

文献8）より引用。

表4-2 舌への炭酸脱水酵素阻害剤（MK-927）の滴下による基本味応答の変化
（鼓索神経の積分応答）

味刺激溶液	神経束	積分応答値（CA 阻害剤処理前 = 100）		対のある t-検定
		処理前	処理後 （平均値±標準誤差）	
0.01 M HCl（酸味）	$N=12$	100	97.8±7.1	$p=0.757$
0.1 M NaCl（塩味）	$N=12$	100	67.1±10.6	$p=0.081$
0.02 M Quinine-HCl（苦味）	$N=9$	100	56.5±9.4	$p=0.017$
0.5 M Sucrose（甘味）	$N=12$	100	95.4±14.4	$p=0.744$
0.01 M L-Glutamic acid（うま味）	$N=12$	100	65.3±11.9	$p=0.011$

　このことは，膜透過性の高い CA 阻害剤（MK-927, Merck Sharp and Dohme, USA)[13]の舌表面への滴下実験によっても支持された。後者の実験結果の一例を表4-2に示した。すなわち，CA 阻害剤を一時的に舌表面に処理することによって，炭酸水の応答が顕著に低下し（鼓索神経），一部の基本味（苦味，うま味）応答も低下することを示した。なお，67％程度に低下した塩味（食塩）応答の中身をみると，舌への amiloride 滴下によって抑制される神

経線維応答である N-fiber（Na^+-チャネル介在部分の食塩応答）は抑制されず，それ以外の神経線維応答（E-fiber，Na^+ 以外の一般 electrolytes（電解質）応答性神経線維介在）が有意に抑制されることがわかった．詳細は省くが，塩味応答においてもこのような経路での炭酸脱水酵素の介在が推察された．すなわち炭酸脱水酵素の阻害は，三叉神経舌枝応答を低下させるだけでなく，基本味の受容も阻害させる傾向にあることが神経生理学的にも示されたことになる．

　最近，炭酸水の鼓索神経応答が炭酸脱水酵素の作用を介していることが，ようやく『Science』誌に報告されたが[14]，これは味神経（鼓索神経）による証明のみであり，炭酸のピリピリ・チクチクと感ずる三叉神経舌枝による証明ではない．2009 年における話題性は大きかったが，なお大切な部分の証明が抜けているため解明が不十分なままである．

（2）亜鉛欠乏による炭酸脱水酵素活性の変化

　さらに，亜鉛欠乏食給餌による影響をみたところ，炭酸脱水酵素活性の低下，味受容能の低下，味嗜好の異常，唾液分泌の低下などの味覚関連機能の低下が観察された．すなわち，35～42 日間飼育した亜鉛欠乏ラットでは，舌への炭酸水刺激に対する三叉神経舌枝応答が低下し[15]，甘味以外の 4 つの基本味の刺激に対する鼓索神経（味神経）応答も，長期の亜鉛欠乏によって低下した[7]．なお，亜鉛欠乏食給餌 42 日目の味蕾（味細胞の集まり）の炭酸脱水酵素活性低下の組織化学的証明（図 4-10）と，舌表皮組織（有郭乳頭の味蕾）と顎下腺の炭酸脱水酵素活性（比活性）の低下は，図 4-11 に示され，亜鉛欠乏が重症であるほど顕著に活性が低下していることがわかった[15, 16]．飼育 42 日目の味覚感受性と関係する，唾液腺である顎下腺の炭酸脱水酵素活性の mRNA 発現とタンパク質発現を調べたところ，特に CA II のタンパク質発現が亜鉛欠乏によって低下していることが認められた[17]．

　亜鉛欠乏食による味受容能の低下に炭酸脱水酵素が関与していることは，亜鉛栄養状態の回復実験によっても支持された．すなわち，35 日間亜鉛欠乏食給餌したラットでは，舌表面への炭酸水の刺激に対する三叉神経舌枝応答は低

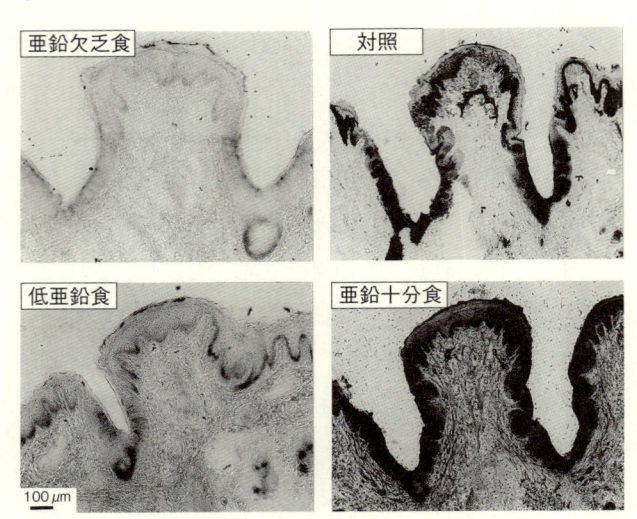

図4-10　ラットの有郭乳頭の味蕾領域における炭酸脱水酵素活性
亜鉛欠乏食と低亜鉛食によって低下する＝黒色が薄い。

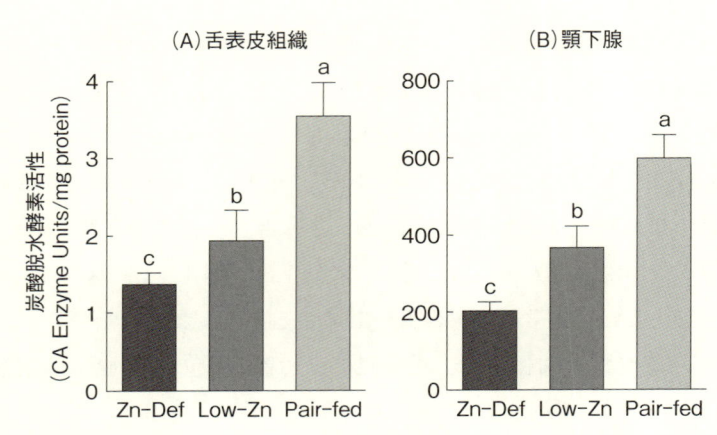

図4-11　実験食飼育42日目における舌表皮組織（A）と顎下腺（B）における炭酸脱水酵素活性（比活性）
　応答値は平均値±標準誤差で表した。$n = 9〜12$検体。異なった英文字の群間に有意差あり（$p<0.05$）。

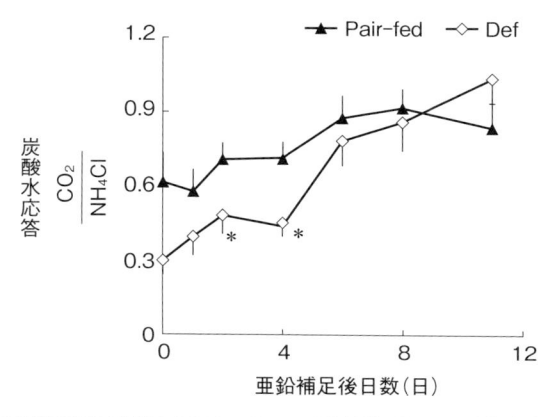

図4-12　35日間飼育の亜鉛欠乏ラットへの亜鉛給餌による炭酸水の刺激に対する三叉神経舌枝応答の回復

平均値±標準誤差（$n=15\sim20$），$^*p<0.05$, v.s. pair-fed group, ANOVA with PLSD test.

下している状態にある。この時点から亜鉛を十分に含んでいる餌を与えると（亜鉛栄養状態回復実験），日を追って炭酸水応答が上昇し，8日ほどで対照群と同じ程度にまで回復することが示された（図4-12）。この回復は，炭酸脱水酵素活性の回復とパラレルの関係にあった。なお，三叉神経舌枝による炭酸水の受容能の低下は，飼育開始後1～2週間で現れたが，多くの基本味の鼓索神経応答の低下は3～4週間程度の長期飼育によってのみ出現した。

5. ラットの摂食調節における食餌亜鉛シグナルの役割

亜鉛欠乏食を与えた後の変化で最初に観察されるのは，前項の食塩嗜好の増大のほかに摂食量自体の低下である。すなわち食欲低下である。この発現機構はまだ明らかになっていなかったが，著者らは，亜鉛欠乏食飼育により3日目で摂食量が低下するとともに，その時に食欲調節に重要な視床下部摂食調節ペプチドのmRNA発現量が変動することを見いだした[18]。さらに，亜鉛欠乏食給餌3日目での亜鉛投与による摂食量回復の作用機構に着目した結果，亜鉛経

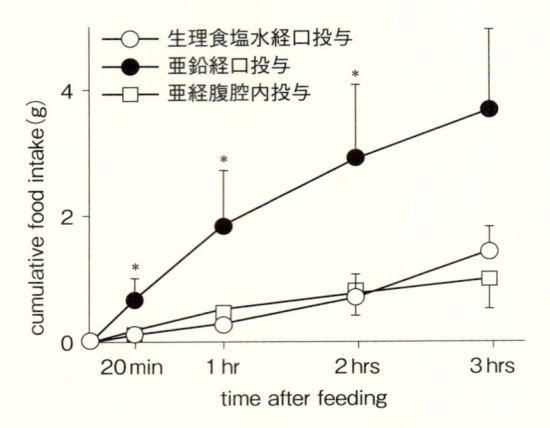

図4-13 亜鉛投与方法による摂食量回復の差異

亜鉛欠乏食給餌3日目に食欲が減退していたラットに亜鉛を経口投与した場合に摂食量が増えるが，腹腔内投与では増えない。

口投与の1時間後より摂食量の有意な増加が認められた。しかし，腹腔内投与ではこの増加は全く認められなかった（図4-13）。そして，この摂食量の回復は，亜鉛（硫酸亜鉛）だけが有効であり，マグネシウム，カルシウム，鉄，銅などの硫酸塩は全く効果がなかった。また，亜鉛の経口投与によって視床下部の摂食促進ペプチド（ニューロペプチドY：NPY，オレキシン）mRNA発現量の増大と，摂食抑制ペプチド（POMC）のmRNA発現量の低下も認められた。さらに，迷走神経切断ラットでは亜鉛経口投与による摂食量の増加が認められなかった。したがって，亜鉛の経口投与により（食餌性亜鉛シグナル），消化管から中枢に摂食促進シグナルが伝達されているものと推察される。

これをさらに確定的にさせたのは，摂食促進ペプチドであるオレキシンとニューロペプチドY（NPY）のレセプター結合活性を阻害させるオレキシンr（レセプター）アンタゴニストとNPYY1r（レセプター）アンタゴニストの投与によって，亜鉛投与による摂食促進作用が完全にブロックされたことである。以上のことから，亜鉛欠乏食給餌ラットにおける経口的な亜鉛投与による摂食量の回復過程には，腸管からの亜鉛吸収，迷走神経による情報伝達，視床下部摂食促進系ペプチド（NPY，オレキシンなど）発現の活性化および摂食

抑制系ペプチド発現量の低下，が関与していることが推察された．紙面の都合で，この成果の詳細は文献[18]を参照されたい．摂食量の調節に食餌亜鉛が関与していることは確実であるが，その機構の解明はまだなされていない．

文　献

1) 池田　稔：やさしい味覚障害の自己管理．医薬ジャーナル社，2009．
2) 狩野太郎，神田清子：がん化学療法による味覚障害．やさしい味覚障害の自己管理（池田　稔編）．医薬ジャーナル社，2009，pp. 37 – 40．
3) 浜理薬品工業（株）：末期ガン患者の食欲不振および味覚異常を改善する医薬．特開 2002 – 68981（P 2002 – 68981 A），2002．
4) 生井明浩，池田　稔，吉川拓磨・他：味覚障害患者に対するプロマック®の効果．耳鼻咽喉科臨床，1999；92（7），801 – 804．
5) 冨田　寛：味覚障害の全貌．診断と治療社，2011．
6) 駒井三千夫，畠山英子，宮崎良文：食環境と味覚異常 – 亜鉛欠乏による味覚異常の発症について．感性福祉研究所年報（東北福祉大学），2002；3；95 – 101．
7) Goto T., Komai M., Suzuki H. et al.：Long-term zinc deficiency decreases taste sensitivity in rats. J Nutr, 2001；131；305 – 310.
8) Komai M. and Bryant B. P.：Acetazolamide specifically inhibits lingual trigeminal nerve responses to carbon dioxide. Brain Res, 1993；612；122 – 129.
9) 駒井三千夫，後藤知子，大日向耕作・他：味覚機能への亜鉛酵素「炭酸脱水酵素」の寄与．Biomed Res Trace Elem, 2010；21；38 – 42.
10) 岸　拓三：亜鉛欠乏ラット味蕾の組織化学的研究．日大医学雑誌，1984；43；15 – 31．
11) Hansson H. P. J.：On the effect of carbonic anhydrase inhibitor on the sense of taste ; an unusual side effect. Nord Med, 1961；65；566 – 567.
12) Miller L. G. and Miller S. M.：Altered taste secondary to acetazolamide therapy. J FamPractice, 1990；31；199 – 200.
13) Maren T. H., Bar-llan A., Conroy C. W. et al.：Chemical and pharmacological properties of MK927, a sulfonamide carbonic anhydrase inhibitor that lowers intraocular pressure by the topical route. Exp Eye Res, 1990；50；27 – 36.
14) Chandrashekar J., Yarmolinsky D., von Buchholtz L. et al.：The taste of carbonation. Science, 2009；326；443 – 445.

15) Komai M., Goto T., Suzuki H. et al. : Zinc deficiency and taste dysfunction; contribution of carbonic anhydrase, a zinc-metalloenzyme, to normal taste sensation. BioFactors, 2000 ; 12 ; 65 – 70.
16) Goto T., Komai M., Bryant B. P. et al. : Reduction in carbonic anhydrase activity in the tongue epithelium and submandibular gland in zinc-deficient rats. Int J Vitamin Nutr Res, 2000 ; 70 ; 110 – 118.
17) Goto T., Shirakawa H., Furukawa Y. et al. : Decreased expression of carbonic anhydrase isozymeII, rather than of isozyme VI, in submandibular glands in long-term zinc-deficient rats. Br J Nutr, 2008 ; 99 ; 248 – 253.
18) Ohinata K., Takemoto M., Kawanago M. et al. : Orally administered zinc increases food intake via vagal stimulation in rats. J Nutr, 2009 ; 139 ; 611 – 616.

第5章　亜鉛シグナルからみた脳の健康

武田厚司*

1. はじめに

　成人の亜鉛含有量は約 2.3 g であり，亜鉛結合タンパク質は 300 種以上が知られている。亜鉛はタンパク質の機能を通して遺伝子の複製や発現など細胞機能に関与し，個体の発生ならびに生命活動に重要な役割を担っている。一方，遊離の亜鉛（Zn^{2+}）は細胞内外において極めて低濃度であり，細胞内では Ca^{2+} のようにセカンドメッセンジャーとして機能することが認識されつつある。

　亜鉛は脳では神経細胞のシナプス小胞内に存在し，神経活動に伴いシナプス間隙に放出される。この亜鉛は細胞内外で Zn^{2+} シグナルとして機能し，ダイナミックに脳機能を調節する（図5-1）。シナプス小胞に亜鉛を含む神経はグルタミン酸作動性神経のサブタイプであり，亜鉛作動性神経とも呼ばれている。大脳皮質では多数の皮質領域を結ぶネットワークが思考や記憶などの高次機能を営む。その内側面にある海馬は記憶と関係し，ストレス応答に重要な役割を担う（図5-1）。亜鉛作動性神経は大脳皮質，海馬，扁桃体に豊富に存在し，学習・記憶ならびに情動行動などの精神活動に重要な役割を担うと考えられるが，その役割は十分には明らかにされていない。

　高齢化・高度情報化社会において脳の健康に対する関心が高まるなか，本章では，亜鉛作動性神経機能に関する最近の知見を紹介し，学習・記憶にシナプス Zn^{2+} シグナルが重要な役割を担う一方で，亜鉛恒常性変化が神経活動を変

---

* 静岡県立大学薬学部生物薬品化学分野

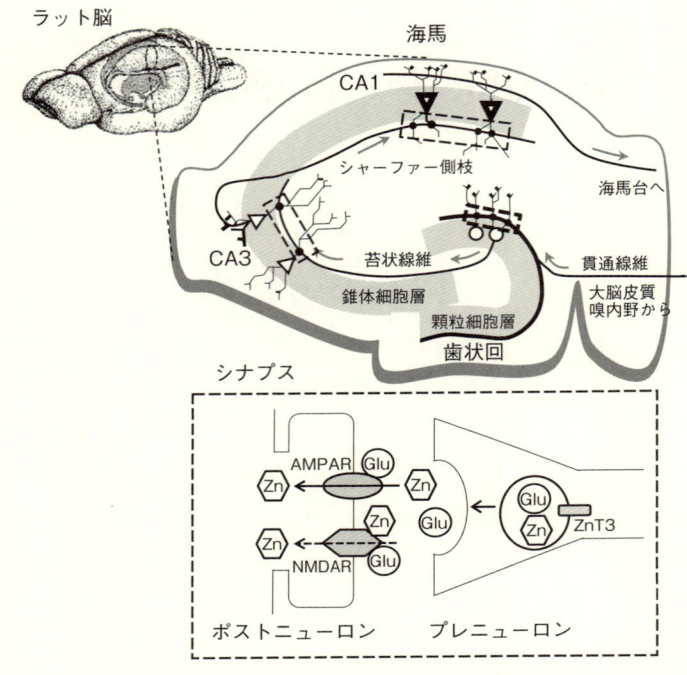

図5-1 海馬三シナプスでの神経伝達

亜鉛作動性神経は海馬三シナプス（点線で表示）に存在する。亜鉛イオンはカルシウム透過型 AMPA 受容体などを介して取り込まれ（プレニューロンにも取り込まれる），グルタミン酸を介した神経伝達を細胞内外で調節する。

化させ，うつ病，認知症などの脳の病態と密接に関係することを概説する。

2. 亜鉛の吸収と脳内移行

食品中の亜鉛は消化管（主に小腸上部）から吸収される。亜鉛は血漿中では大部分がアルブミンなどのタンパク質に結合し，1〜2%程度がヒスチジンなどのアミノ酸あるいは低分子物質と結合する。血清亜鉛濃度は約 $15\,\mu M$ であり，遊離の Zn^{2+} 濃度（$<10^{-9}\,M$）は極めて低い。亜鉛は血液-脳関門を介して脳

2. 亜鉛の吸収と脳内移行　133

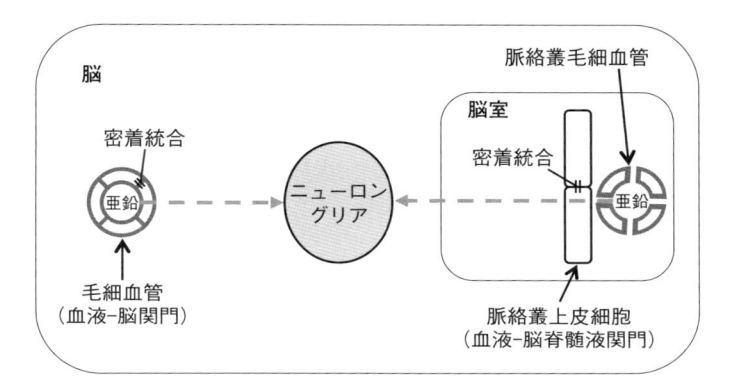

図5-2　バリアシステムを介した亜鉛の脳内輸送

内に移行するが，脈絡叢に取り込まれ，血液-脳脊髄液関門を介しても脳内に移行する（図5-2）[1]。その脳内移行に亜鉛トランスポーターが関与するが，どのような化学形態が脳内移行に関与するかを含め，詳細は不明である。亜鉛の脳内移行速度は遅く，$^{65}ZnCl_2$を用いた取込み実験では静注後約1週間で最大となる（口絵-1）。生物学的半減期（ラットの脳では16〜42日）は比較的長い。しかし，脳機能を維持するために亜鉛の脳内移行は成長後もおそらく不可欠である（成人における1日当たりの亜鉛摂取量として約10 mgが推奨されている）。ヒト脳内亜鉛濃度は出生後，発育に伴い上昇し，若齢から高齢期にかけて健常人の脳内亜鉛濃度はほぼ一定である。ラット脳内亜鉛濃度（200〜300 μM）は亜鉛作動性シナプスが密に存在する海馬・扁桃体で高く，シナプス亜鉛濃度（出生時にはほとんど検出されない）も発育に伴い上昇する（口絵-1-C）[2]。個体レベルでの亜鉛恒常性を保つうえで，血清亜鉛は亜鉛プールとしても重要であると考えられるが，高齢者では血清亜鉛濃度が低下しているとの報告がある[3]。後に述べるように，亜鉛欠乏食飼育はマウスやラットの血清亜鉛濃度を速やかに低下させる一方で，脳内亜鉛濃度を変化させないにもかかわらず，内分泌機能を変化させ脳機能に大きな影響を与える[4]。また，ストレス負荷によっても血清亜鉛濃度が低下する。その際に3つの画分（タンパク質と結合，アミノ酸など低分子物質と結合，遊離のイオン）のどの亜鉛が減

少し，内分泌機能の変化と関係するか，そのメカニズム解明は脳の健康を維持し，脳疾患を予防するうえで重要である．

3. Zn^{2+} シグナルと神経伝達

海馬三シナプスである貫通線維シナプス，苔状線維シナプス，シャーファー側枝シナプスは，いずれも亜鉛作動性神経を含む（図5-1）．苔状線維はすべて亜鉛作動性である．脳脊髄液の亜鉛濃度は約 150 nM であり，脳細胞外液の濃度もほぼ同程度と考えられる．脳細胞外液の Zn^{2+} 濃度は約 20 nM と報告されている[5]．細胞外亜鉛蛍光プローブである ZnAF-2 は亜鉛作動性神経シナプスを選択的に染色することから（図5-3），通常（シナプスが興奮していない）時においてもシナプス間隙の Zn^{2+} 濃度は細胞外液よりも高いと推測される．一方，神経細胞の細胞質 Zn^{2+} 濃度は通常時ナノモル濃度以下（$<10^{-9}$ M）と報告されている[5]．シナプス小胞の亜鉛濃度（約 300 μM との報告がある）とその化学形態は明らかにされていないが，亜鉛作動性神経終末からグルタミン酸と Zn^{2+} がシナプス間隙に開口放出されると，グルタミン酸受容体サブタイプである α-amino-3-hydroxy-5-methyl-4-isoxazolepropionate（AMPA）/kainate 受容体が活性化され，Zn^{2+} はカルシウムチャネルを介して速やかにプレシナプスとポストシナプスの細胞内に取り込まれる（図5-1）．すなわち，Zn^{2+} シグナルはカルシウムチャネルなどを介して Ca^{2+} シグナルとクロストークし，神経細胞機能を調節すると考えられる（図5-3）[4,6]．細胞内 Zn^{2+} シグナルが増加すると，細胞内カルシウムストアからの Ca^{2+} 放出が抑制されるとの報告があるが，その抑制と神経細胞機能との関係は明らかではない[7]．Zn^{2+} はカルシウム透過型 AMPA 受容体のチャネル活性を増強し，そのチャネルを介して細胞内に流入する．また，Zn^{2+} は N-methyl-D-aspartate（NMDA）受容体や電位依存性カルシウムチャネルを介しても細胞内に流入するが，これらに対してはチャネルブロッカーとして働く．海馬細胞外において Zn^{2+} 濃度が増加すると，グルタミン酸濃度が減少し，γ-amino butyric acid（GABA）濃

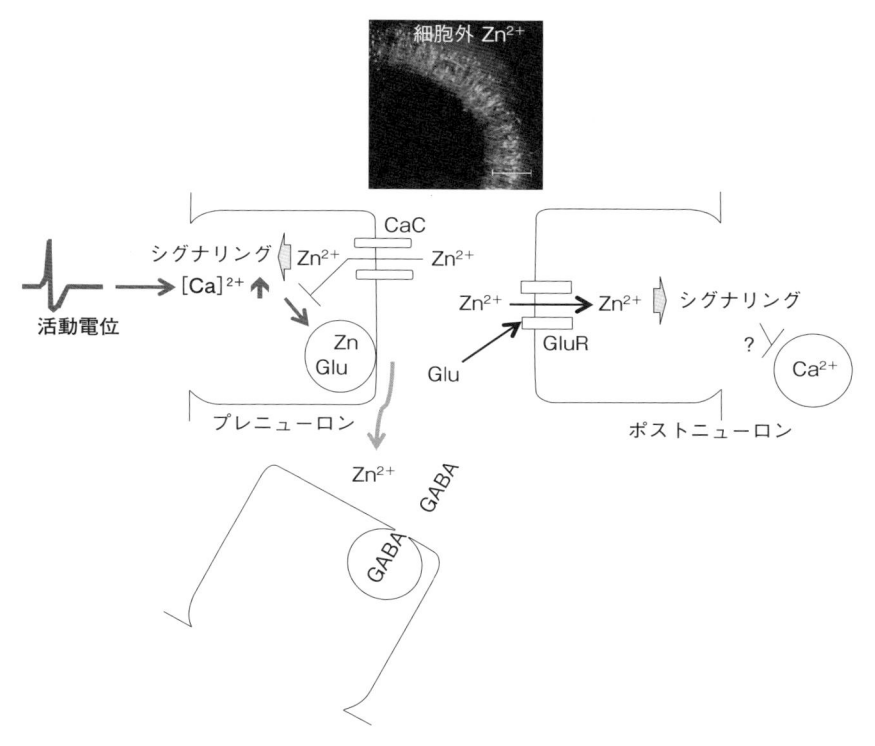

図5-3 神経伝達調節因子としてのシナプス Zn^{2+}
脱分極刺激に伴い亜鉛作動性神経終末から放出される Zn^{2+} はグルタミン酸放出を抑制し,過剰興奮時には GABA 放出を促進する。上のパネルは細胞外亜鉛蛍光プローブで苔状線維終末を染色した図である。
　CaC:電位依存性カルシウムチャネル,GluR:カルシウム透過型グルタミン酸受容体。

度が増加する。Zn^{2+} はグルタミン酸の開口放出を抑制することによりグルタミン酸放出の負のフィードバックファクターとして機能する[8]。その一方で,GABA 放出に対しては GABA 作動性神経に存在する AMPA/kainate 受容体活性化を増強し作用する可能性がある(過剰興奮時)。また,Zn^{2+} は GABA トランスポーター(GAT4;K_i, 3μM)を阻害する。GAT4 は亜鉛作動性シナプスが存在する海馬 CA1 や CA3 で発現しており,Zn^{2+} による GAT4 阻害

はシナプス GABA 濃度を一定に保つことで神経細胞保護的な効果につながると考えられる[9]。神経細胞機能における細胞内外での Zn^{2+} シグナルの役割は十分には明らかにされていないのが現状である。

ところで，記憶の細胞レベルでのメカニズムのひとつと考えられている長期増強（long-term potentiation：LTP）を誘導するような高頻度刺激時にシナプス間隙で Zn^{2+} 濃度はどれくらいに達するのであろうか。そして細胞質 Zn^{2+} 濃度の増加はどうであろうか。これは長く議論されてきたが，統一的な見解はいまだにない。シナプス小胞亜鉛濃度が約 300 μM であるとの推定に基づき，神経過剰興奮時にはシナプス間隙でその濃度に達すると考えられた。海馬 CA1 領域の LTP は通常 NMDA 受容体に依存し，細胞内 Ca^{2+} 濃度上昇がカギとなる。CA1 LTP は 100 μM Zn^{2+} でほぼ完全に阻害されることから，シナプス間隙 Zn^{2+} 濃度が LTP 誘導時に 100 μM に達することはないと考えられる。一方，CA1 LTP は 6 週齢ラットでは 5 μM $ZnCl_2$ で増強され，3 週齢では減弱する。ヘテロ四量体から成る NMDA 受容体は，出生後の海馬発育に伴いサブユニット組成が変わる。NR2B サブユニット（IC_{50}，0.5〜5 μM Zn）の割合が減少し，NR2A サブユニット（IC_{50}，5〜80 nM Zn，高親和性サイト；26〜79 μM Zn，低親和性サイト）の割合が増加する。すなわち，3 週齢では NR2B サブユニットを含む NMDA 受容体が多く発現しているため，Zn^{2+} による NMDA 受容体阻害を介してシナプス後神経（CA1 錐体細胞）での LTP シグナルが減弱する一方で，6 週齢では NR2A サブユニットを含む NMDA 受容体が多いためにその阻害作用は弱く（高親和性部位は通常時に Zn^{2+} と結合しており，低親和性部位に Zn^{2+} が結合することによりチャネルが完全に阻害されると考えられる），カルシウムチャネルを介して流入した Zn^{2+} がシナプス後神経の LTP シグナルを増強すると考えられる[10,11]。これらの結果は，内在性 Zn^{2+} が海馬発育に伴うシナプス機能の成熟化ならびに LTP 発現に関与することを示唆する。実際，CA1 LTP 誘導時の細胞内 Zn^{2+} シグナルの増加を細胞内亜鉛キレーター（ZnAF-2DA）で阻害すると，LTP は顕著に減弱する。また，NMDA 受容体に依存しない苔状線維 LTP ではシナプス前神経（苔状線

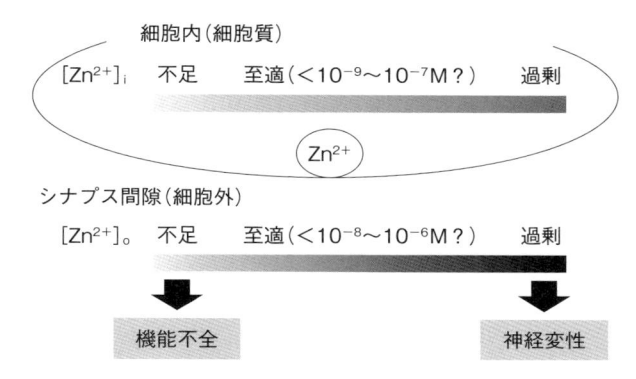

```
                細胞内（細胞質）
        [Zn²⁺]ᵢ  不足   至適（<10⁻⁹～10⁻⁷M?）   過剰

                        Zn²⁺

        シナプス間隙（細胞外）
        [Zn²⁺]ₒ  不足   至適（<10⁻⁸～10⁻⁶M?）   過剰
                  ↓                              ↓
                機能不全                       神経変性
```

図5-4　細胞内外 Zn²⁺ シグナリング

Zn²⁺ シグナルは過不足によりシナプス伝達機能を障害し，ポストニューロンに過剰に取り込まれると細胞死に関与する。

維）においてカルシウム依存性アデニル酸シクラーゼが活性化され，神経伝達物質放出過程が増強される。Zn²⁺ はアデニル酸シクラーゼ活性を抑制することから，この抑制などを介して苔状線維 LTP 発現に関与すると考えられる（苔状線維 LTP は 5 μM ZnCl₂ で減弱）[12]。以上から，LTP 誘導刺激時においてシナプス間隙 Zn²⁺ はせいぜい数マイクロモル濃度であると推定される（図5-4）[5, 13]。したがって，LTP 誘導刺激時においてシナプス間隙での Zn²⁺ 濃度の増加は 10～100 倍程度であり，これに伴う細胞質 Zn²⁺ 濃度は局所において通常時の 100 倍に達する可能性がある。Zn²⁺ シグナルは Ca²⁺ シグナリング系を含む細胞内外の分子と相互作用し，LTP などのシナプス可塑性に関与するものと考えられる。

4．Zn²⁺ シグナルと学習・記憶

シナプス小胞に亜鉛を輸送する ZnT3（図5-1）を欠損したマウスでは，Zn²⁺ 染色（Timm's）法でシナプス小胞亜鉛は検出されない。しかし，ZnT3 欠損マウスの学習・記憶はコントロールマウスと同程度であると報告され

た[14]。その後，このミュータントの識別を要する学習・記憶は障害されること，記憶形成にZnT3が関与することが示された[15, 16]。ZnT3の発現とシナプス小胞亜鉛濃度との間には正の相関性があることが野生型（正常な）マウスの脳で報告され，その一方でZnT3発現は老化に伴い低下することが報告されている。さらに，アルツハイマー病患者の脳ではZnT3発現は対照群と比べて低下している。すなわち，ZnT3の発現低下は記憶力の低下・障害と関係することが考えられる。

　記憶は記銘，保持，想起から成り，一時的に海馬に貯蔵される。海馬依存性記憶において海馬各領域の役割に関する研究が進むなか，記憶のタイプに応じた海馬三シナプスでのシナプス小胞からのZn^{2+}シグナルの役割に興味が持たれる。海馬三シナプスにおいてZn^{2+}レベルを一時的に減少させるひとつの方法は亜鉛キレーターの投与である。脂溶性の亜鉛キレーターであるクリオキノールを腹腔内投与したラットを用いて物体認識試験を行うと，海馬細胞内外Zn^{2+}減少時に物体認識記憶が可逆的に障害される[17]。さらに亜鉛キレーターの作用を限局させるためにZnAF-2DAを歯状回に投与すると（ZnAF-2DAは細胞内に取り込まれるとZnAF-2となり細胞内でZn^{2+}をキレートする），歯状回LTPは減弱し，物体認識記憶が障害される（図5-4）。すなわち，歯状回顆粒細胞内Zn^{2+}シグナルが物体認識記憶に必要であることが示された。歯状回LTP発現にはNMDA受容体を介したCa^{2+}シグナルがカギとなる。Zn^{2+}シグナルの欠損がCa^{2+}シグナリングを障害し，LTPならびに記憶を障害するのか，あるいはZn^{2+}シグナルが機能しないことが障害の要因となるのかを明らかにする必要がある。

　海馬で新たに誕生した神経細胞は，歯状回顆粒細胞として機能的に神経回路に組み込まれ，記憶形成に関与する。海馬に貯蔵された記憶はその後大脳皮質に送られると考えられている。海馬に貯蔵された記憶の維持と消去のメカニズムは明らかにされておらず，新しい記憶獲得のために海馬にある過去の記憶が消去される可能性がある。海馬での記憶の維持ならびに消去とZn^{2+}シグナルとの関係は未開拓な領域であり，Zn^{2+}シグナルの役割に興味が持たれる。

5. グルタミン酸神経毒性を介した Zn^{2+} シグナル毒性

　脳においてグルタミン酸は興奮性神経伝達物質であり，細胞外グルタミン酸濃度はグルタミン酸トランスポーターにより厳密に制御されている。すなわち，通常時シナプス間隙のグルタミン酸濃度は〜$2\mu M$ であり，興奮時には 10 mM にまで達すると推定されている。脳虚血，脳外傷，てんかんなどの急性神経疾患からアルツハイマー病，筋萎縮性側索硬化症，ハンチントン病などの慢性神経疾患に至るまで，神経細胞死の共通機序のひとつとしてグルタミン酸神経毒性が知られている[18]。細胞外での過剰なグルタミン酸はグルタミン酸受容体の過剰興奮およびシスチン/グルタミン酸交換輸送体の抑制を介して神経細胞を傷害する。グルタミン酸受容体の過剰興奮は細胞内 Ca^{2+} 濃度を増加させ，細胞死を惹起する。Ca^{2+} 濃度の増加にはイオンチャネル型受容体である AMPA/kainate 受容体，NMDA 受容体と電位依存性カルシウムチャネルを介する細胞外からの流入と，代謝型グルタミン酸受容体を介したイノシトール三リン酸（IP_3）による細胞内カルシウムストアからの放出の2つの系がある。亜鉛作動性神経終末から放出される Zn^{2+} はカルシウムチャネルを通過することができるため（図5-1），グルタミン酸受容体の過剰興奮は細胞内 Zn^{2+} 濃度を過剰に増加させる。すなわち，亜鉛作動性神経の過剰興奮に伴う時空間的な Zn^{2+} 恒常性変化はシナプス機能を障害し，シナプス後神経細胞死に関与する（図5-4）。これまでに脳虚血やてんかん発作において，シナプス後神経での Zn^{2+} 集積による神経細胞死が多数報告されている[19,20]。また，Zn^{2+} による細胞死にカルシウム透過型 AMPA 受容体が大きく関与するとの報告がある。すなわち，グルタミン酸神経毒性発現時，神経終末から Zn^{2+} が過剰に放出されると，細胞外で Zn^{2+} はグルタミン酸濃度の増加を抑制する一方で（図5-3），細胞内に過剰に取り込まれるためにポスト神経細胞死に関与する。

　一方，シナプス小胞に亜鉛を持たない ZnT3 ノックアウトマウスでも Zn^{2+} 集積が神経細胞死にかかわる．ZnT3 欠損マウスにカイニン酸を投与しててん

かん発作を誘発すると変性した海馬錐体細胞に Zn^{2+} が検出される[21]。つまり，このミュータントではシナプス小胞以外に Zn^{2+} がプールされている。過剰興奮時，この Zn^{2+} は何らかのメカニズムで細胞質に放出され，あるいは神経終末から放出されてシナプス後神経に取り込まれ，細胞死に関与すると考えられる。正常なマウスにおいて小胞体やミトコンドリアなどのオルガネラは Zn^{2+} のプールと考えられるが，神経細胞におけるこれらのプールからの Zn^{2+} 放出のメカニズムと生理的意義は明らかでない。細胞質に存在するメタロチオネインも Zn^{2+} のプールとなる。メタロチオネインを介した亜鉛要求性タンパク質への Zn^{2+} 供給は神経細胞機能に重要である一方で，シナプス興奮時におけるメタロチオネインからの Zn^{2+} の遊離と作用に関しては今後の課題と考えられる[22]。

6. 亜鉛摂取不足と脳機能障害

　味覚障害の一因として亜鉛不足はよく知られているが，亜鉛不足による脳機能障害については十分には理解されていない。マウスやラットに亜鉛欠乏食を与えると速やかに血清亜鉛濃度が低下し，食欲が減退する。その結果，血清グルココルチコイド濃度が上昇する（図5-5）[4,5]。これは，ストレス応答を担う視床下部-下垂体-副腎皮質（HPA）系が活性化され，副腎皮質からのグルココルチコイド分泌が増加することによる（図5-6）。亜鉛欠乏食により血清グルココルチコイド濃度が上昇する原因，また食欲が減退する原因は明らかでないが，この内分泌系機能亢進は血清亜鉛濃度の低下ならびに食欲減退に起因すると考えられ，脳機能変化と密接に関係する（図5-5）。
　一方，亜鉛摂取が不足しても脳内亜鉛濃度は容易には減少しない。実験動物を長期間亜鉛欠乏食で飼育すると，脳細胞外亜鉛濃度は減少するが，組織亜鉛濃度は海馬以外では有意に減少しない。脳の成長期（授乳期など）に亜鉛欠乏食で一定期間飼育すると，その成長は抑制され（脳内亜鉛濃度は減少しないが，脳重量は低下），その後通常食を与えても学習・記憶は障害されたまま

6．亜鉛摂取不足と脳機能障害　　141

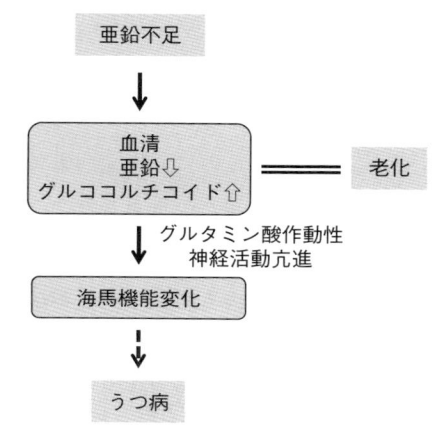

図5-5　亜鉛不足とうつ病

亜鉛欠乏食はHPA系機能を異常に亢進させる。その結果，ストレス感受性が増大し，うつ発症の一因となると考えられる。一方，老化に伴いHPA系機能は亢進する。

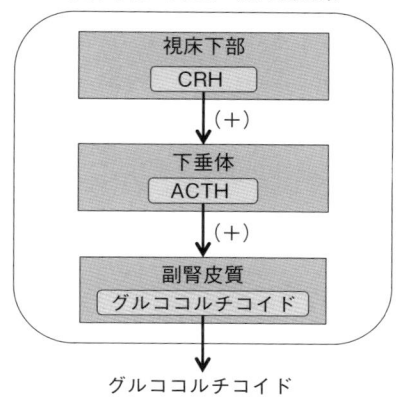

図5-6　視床下部-下垂体-副腎皮質（HPA）系

ストレスが負荷されると、HPA系が活性化され，グルココルチコイド分泌が増加する。亜鉛欠乏食はストレッサーとなる。

CRH：corticotropin-releasing hormone，ACTH：adrenocorticotropic hormone。

ある。脳の成長に伴う神経回路網の発達に亜鉛は極めて重要な役割を担っていると考えられる。

　グルココルチコイドは神経細胞の生存，シナプス可塑性に重要な役割を担い，学習・記憶・情動などの脳機能に深く関与する。さらに，脳の形態・機能の発達にも深く関与する。グルココルチコイドは脳のバリアシステムを通過し，脳内の細胞に発現する受容体を介して作用する。グルココルチコイド（ミネラルコルチコイド）受容体の発現は海馬神経細胞で高く，受容体を介した作用は歯状回顆粒細胞の生存に不可欠である。一方，海馬歯状回には神経幹細胞が存在し，神経新生は学習・記憶のみならずストレス応答に重要な役割を担う。ストレスにより神経新生が抑制されると，うつ症状を示すことが報告されている[23]。亜鉛欠乏食で飼育したラットでは海馬神経新生が抑制され，うつ

様行動が増加する。したがって，亜鉛不足はうつ発症のリスクファクターであると考えられる（図5-5）[5]。また，高齢者では血清亜鉛濃度が低下し，血清グルココルチコイド濃度が（夜間において）上昇する。高齢者のうつ症状に亜鉛不足が関与することが考えられる（図5-5）。興味深いことに，うつ病患者では血清亜鉛濃度が低下しており，抗うつ薬投与により症状が改善すると，血清亜鉛濃度が正常値に改善されるとの報告がある[24]。亜鉛をサプリメントとして与えることにより抗うつ薬の効果が増強されるとの報告もあり，亜鉛不足がうつ発症の一因である可能性もある。

うつ病患者ではHPA系機能に対する負のフィードバック機構が障害されているために，その機能が過剰に亢進されている（WHOの調査では約半数）。海馬は負のフィードバック機構の一端を担う。うつ症状，グルココルチコイド分泌異常，海馬萎縮，これら三者間に正の相関性があることが知られており，グルココルチコイドの異常な分泌増加は海馬機能を障害し，うつ発症のリスクを高めると考えられる[5]。ストレスなどによるグルココルチコイド分泌増加は海馬神経細胞の興奮性を高める（図5-5）[25]。グルココルチコイド（ミネラルコルチコイド）受容体は，神経終末の細胞膜に存在し，遺伝子発現を介さずにグルタミン酸放出を促進させる。その結果，海馬細胞外グルタミン酸濃度が増加する（図5-6）[26]。また，グルココルチコイド受容体を介したグルタミン酸取込み阻害も海馬細胞外グルタミン酸濃度を増加させる。急性ストレス負荷に伴う細胞外グルタミン酸濃度の増加はシナプス可塑性や学習・記憶の障害と関係する。さらに，慢性的なストレスによる異常なグルココルチコイド分泌は異常なグルタミン酸シグナルを惹起し，うつ発症や海馬萎縮の要因になると考えられる。

グルココルチコイド連続投与，あるいは亜鉛欠乏食で飼育したマウス，ラットでは，通常時（ベースレベル）の海馬細胞内Ca^{2+}レベルが上昇している[27]。さらに，ストレッサーである亜鉛欠乏食で飼育したラットの海馬興奮性を調べてみると，苔状線維終末のグルタミン酸開口放出は亢進しており，CA3錐体細胞は易興奮性である。亜鉛欠乏食飼育によりストレス感受性が増

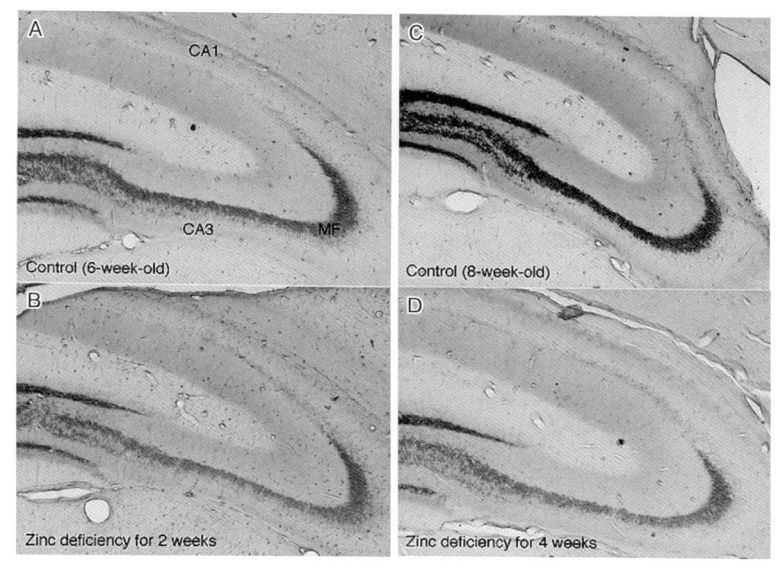

図5-7 亜鉛欠乏食飼育下の海馬シナプス小胞亜鉛濃度の増加抑制
4週齢ラットを亜鉛欠乏食で飼育すると，2週間後Timm's染色はコントロールと同程度である（AとB）。4週間後ではコントロールと比べて減弱し（CとD），海馬細胞外亜鉛濃度も低い。

加し，脳の病態が変化する[4]。孤立飼育により社会性を欠如させるとマウスの攻撃性が増加するが，亜鉛欠乏食はこの変化を促進する。脳病態との関係では，てんかん発作感受性が増大し，発作に伴う海馬神経細胞死が増加する。これらには海馬細胞外グルタミン酸濃度の過剰な増加が関係する。亜鉛摂取不足はグルタミン酸神経毒性を増大させ，脳の病態を悪化させると考えられる。この際，過剰なシナプスZn^{2+}シグナルは病態悪化に関与する。亜鉛摂取不足によるグルタミン酸神経毒性増大には過剰なグルココルチコイドシグナルが関与するが，長期的な亜鉛摂取不足（図5-7：成長期にはシナプス小胞亜鉛濃度の増加を抑制）時には細胞外Zn^{2+}シグナルが不足し，細胞外グルタミン酸濃度の異常な増加に対する細胞外Zn^{2+}シグナルの抑制作用が不十分となるために，グルタミン酸神経毒性はさらに増大されると考えられる。

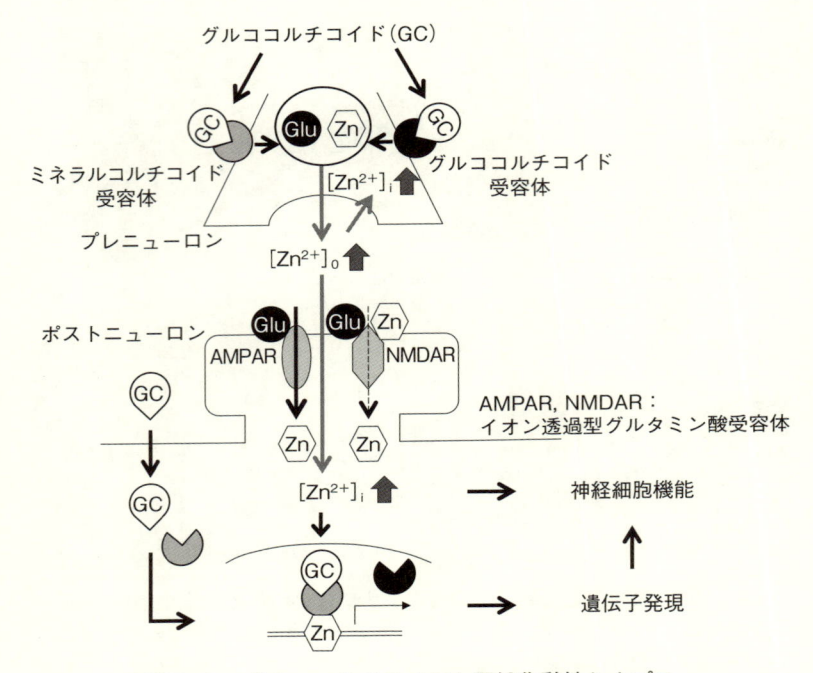

図5-8 グルココルチコイドと亜鉛作動性シナプス
グルココルチコイドを介した Zn^{2+} シグナルはシナプス神経伝達機能に必要であるが，重度なストレスなどによる過剰なグルココルチコイドは機能を障害する。

7. ストレス負荷時の Zn^{2+} シグナル

　急性ストレスによるグルココルチコイド分泌増加は海馬グルタミン酸作動性神経を興奮させ，シナプス Zn^{2+} の恒常性を変化させると考えられるが（図5-8)[26]，ストレスと Zn^{2+} シグナルとの関係に関する知見は極めて限られている[28]。脳細胞外液を回収することができる *in vivo* マイクロダイアリシス実験において，拘束ストレスはグルタミン酸と亜鉛の海馬細胞外濃度を増加させる。新規環境ストレスなど精神的ストレス時には細胞外グルタミン酸濃度は増加するが，細胞外亜鉛濃度は逆に減少する。コミュニケーションボックスを用

いた実験では，電気ショックを与えたラット扁桃体においてグルタミン酸と亜鉛の細胞外濃度はともに増加し，電気ショック負荷ラットの様子に脅えるラットの扁桃体では亜鉛濃度は減少する。精神的ストレス負荷時には神経終末からの Zn^{2+} 放出より細胞内への Zn^{2+} 取込みのほうが亢進するようである。すなわち，グルタミン酸作動性神経の興奮が引き金となり，神経終末から放出された Zn^{2+} の取込みがプレとポストの神経細胞やグリア細胞で惹起されるが，その興奮が治まった後も取込みが持続するために，細胞外 Zn^{2+} 濃度が低下することが考えられる。

ストレス負荷に伴うグルココルチコイド分泌増加は神経終末からの Zn^{2+} 放出とその後の Zn^{2+} 取込みを増加させ，シナプス Zn^{2+} 恒常性を変化させる。この変化が神経細胞機能障害の一因となると考えられる（図5-8）[28]。神経活動時のグルココルチコイド-Zn^{2+} シグナルについては，今後機能と毒性の両面から解明される必要がある。

電気ショックを与えたラットでは，その恐怖想起時にも扁桃体細胞外亜鉛濃度は増加するが，扁桃体に亜鉛キレーターを投与して，細胞外亜鉛の作用を阻害すると，恐怖に対する反応が増加する。扁桃体 Zn^{2+} シグナルは情動行動に関係すると考えられる。

8. 学習・記憶障害ならびに認知症と Zn^{2+} シグナル

神経細胞内 Zn^{2+} 濃度はある閾値を超えると，神経細胞死に関与する（図5-4）。しかし，細胞死を起こさない程度に細胞内 Zn^{2+} シグナルが増加した場合にシナプス神経伝達がどのように変化するかに関しては明らかでない。海馬CA1錐体細胞は歯状回顆粒細胞よりも Zn^{2+} を取り込みやすく，Zn^{2+} 毒性に脆弱性を示す[29]。海馬CA1を高濃度の K^+ で一時的に過剰興奮させると物体認識記憶が可逆的に障害されるが，この障害に細胞内での過剰な Zn^{2+} シグナルが関与する。ストレス負荷などにより海馬グルタミン酸作動性神経が過剰興奮すると，細胞質 Zn^{2+} シグナルが異常に増加し（図5-8），この異常が

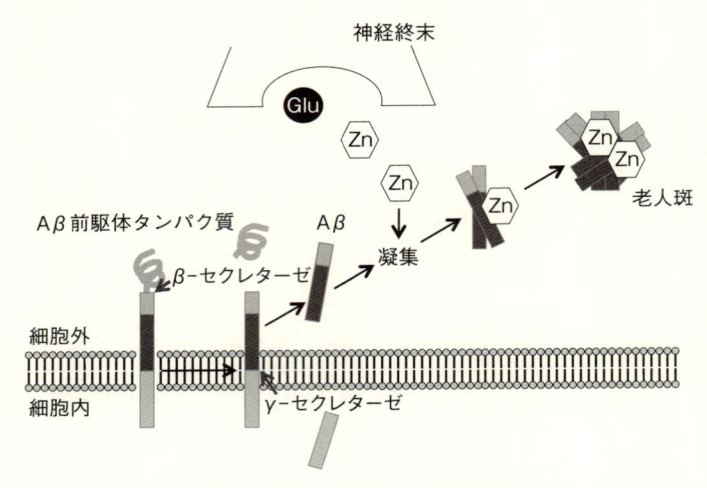

図5-9 Zn^{2+} による老人斑形成の促進
神経終末から放出される Zn^{2+} はアミロイドβ（Aβ）と結合し，老人斑を形成する。アルツハイマー病患者の脳では老人斑に一致して亜鉛沈着が観察される。

LTPなどのシナプス可塑性の障害，学習・記憶の障害の一因となることが報告されている[28, 29]。

シナプスでの Zn^{2+} シグナルの動態制御の破綻はアルツハイマー病などの慢性的な脳疾患の病態とも密接に関係することが注目されている。アルツハイマー病患者の脳ではアミロイドβタンパク質が凝集してできた老人斑が検出されるが，老人斑には亜鉛，銅，鉄などの重金属も検出される（図5-9）[20]。アミロイドβは細胞膜にあるアミロイド前駆体タンパク質（amyloid precursor protein：APP）から切り出される。Zn^{2+} はアミロイドβの凝集を促進し，その神経毒性に関与する。最近ではアルツハイマー病の要因として，アミロイドβの可溶性オリゴマーの強力な神経毒性が注目されている。このオリゴマーは Zn^{2+} により素早く形成されるため，神経終末から放出される Zn^{2+} が切り出されたアミロイドβとオリゴマーを形成し，シナプス後神経細胞内に取り込まれ神経毒性を発揮する可能性がある。その際，Zn^{2+} とアミロイドβとの結合性は弱いため，アミロイドβを介して細胞内 Zn^{2+} シグナルが過剰となり，アミ

ロイドβの神経毒性の要因となることが考えられる。脂溶性亜鉛キレーターでありイオノフォアとしても働くクリオキノールは，脳内 Zn^{2+} や Cu^{2+} を選択的に除去する薬剤として利用されている。また，Zn^{2+} や Cu^{2+} などよるアミロイドβの凝集（老人斑形成）を阻害することから，アルツハイマー病治療薬のリード化合物としても注目されている[20]。アミロイドβは正常なヒトの脳にも存在しており，オリゴマーがどのような状況下で形成され，神経毒性を発揮するのか，そのメカニズムに興味が持たれる。認知症の発症・進行における Zn^{2+} を介したアミロイドβの神経毒性はホットな話題であり，Zn^{2+} の神経毒性研究が今後大きく展開され，認知症など脳の病態解明に貢献することを期待する。

9. おわりに

　亜鉛欠乏食による内分泌系を介した血清グルココルチコイドレベルの速やかな上昇は，生体における亜鉛の重要性を意味する。亜鉛恒常性を制御する機構あるいは内分泌ホルモンは知られていないが，生体の恒常性維持ならびに環境への適応にはグルココルチコイドと Zn^{2+} シグナルの連携は不可欠である[6,26]。

　通常時，細胞質 Ca^{2+} 濃度（10^{-7} M）は細胞外と比べて 10^4 倍低い。Zn^{2+} の場合にはそれほどの違いはないが，通常時の細胞質 Zn^{2+} 濃度は Ca^{2+} と比べると 100 倍以上低い。Zn^{2+} は Ca^{2+} より細胞毒性が高いために，神経細胞は通常レベルを極めて低く保ち，脱分極刺激に伴う活動時のシナプス Zn^{2+} シグナルをうまく利用していると考えられる。近年，亜鉛輸送タンパク質が相次いで同定されてきたが，その数は細胞内 Zn^{2+} 恒常性がいかに重要であるかを物語っている[30]。一方で神経活動時にはシナプス Zn^{2+} をミリ秒のオーダーでダイナミックに使うためにカルシウムチャネルが利用される。Zn^{2+} の動態制御機構，そして，海馬三シナプスでの Zn^{2+} シグナルと個体レベルでの行動との関係は今後の課題である。海馬での亜鉛作動性神経の役割は断片的な知見があるのみであり，亜鉛作動性神経活動と認知・精神活動との関係のリアルタイム解析が

その役割解明に向けたブレイクスルーとなることを期待する。その一方で，過剰な Zn^{2+} シグナルによる神経活動の変化・障害は脳疾患発症と密接に関係する。認知症では，グルココルチコイド分泌異常，海馬萎縮，症状の三者間に正の相関性があり，これはうつ病との類似点である。今後の Zn^{2+} 神経毒性研究が脳の病態解明に貢献することを期待する。

文　献

1) Takeda A. : Movement of zinc and its functional significance in the brain. Brain Res Rev, 2000 ; 34 ; 137-148.
2) Valente T., Auladell C. and Pérez-Clausell J. : Postnatal development of zinc-rich terminal fields in the brain of the rat. Exp Neurol, 2002 ; 174 ; 215-229.
3) Idei M., Miyake K., Horiuchi Y. et al. : Serum zinc concentration decreases with age and is associated with anemia in middle-aged and elderly people. Rinsho Byori, 2010 ; 58 ; 205-210.
4) Takeda A. and Tamano H. : Insight into zinc signaling from dietary zinc deficiency. Brain Res Rev, 2009 ; 62 ; 33-44.
5) Takeda A. : Zinc signaling in the hippocampus and its relation to pathogenesis of depression. Mol Neurobiol, 2011 ; 44 ; 166-174.
6) Takeda A. and Tamano H. : Zinc signaling through glucocorticoid and glutamate signaling in stressful circumstances. J Neurosci Res, 2010 ; 88 ; 3002-3010.
7) Takeda A., Fuke S., Minami A. et al. : Role of zinc influx via AMPA/kainate receptor activation in metabotropic glutamate receptor-mediated calcium release. J Neurosci Res, 2007 ; 85 ; 1310-1317.
8) Minami A., Sakurada N., Fuke S. et al. : Inhibition of presynaptic activity by zinc released from mossy fiber terminals during tetanic stimulation. J Neurosci Res, 2006 ; 83 ; 167-176.
9) Cohen-Kfir E., Lee W., Eskandari S. et al. : Zinc inhibition of gamma-aminobutyric acid transporter 4 (GAT4) reveals a link between excitatory and inhibitory neurotransmission. Proc Natl Acad Sci USA, 2005 ; 102 ; 6154-6159.
10) Takeda A., Fuke S., Ando M. et al. : Positive modulation of long-term potentiation at hippocampal CA1 synapses by low micromolar concentrations of zinc.

Neuroscience, 2009 ; 158 ; 585-591.
11) Takeda A., Itagaki K., Ando M. et al. : Involvement of N-methyl-D-aspartate receptor subunits in zinc-mediated modification of Ca1 long-term potentiation in the developing hippocampus. J Neurosci Res, 2012 ; 90 ; 551-558.
12) Ando M., Oku N., Takeda A. et al. : Zinc-mediated attenuation of hippocampal mossy fiber long-term potentiation induced by forskolin. Neurochem Int, 2010 ; 57 ; 608-614.
13) Takeda A. : Insight into glutamate excitotoxicity from synaptic zinc homeostasis. Int J Alzheimers Dis, 2011 ; 2011 ; 491597.
14) Cole T. B., Martyanova A. and Palmiter R. D. : Removing zinc from synaptic vesicles dose not impair spatial learning, memory, or sensorimoter functions in the mouse. Brain Res, 2001 ; 891 ; 253-265.
15) Adlard P. A., Parncutt J. M., Finkelstein D. I. et al. : Cognitive loss in zinc transporter-3 knock-out mice : a phenocopy for the synaptic and memory deficits of Alzheimer's disease? J Neurosci, 2010 ; 30 ; 1631-1636.
16) Sindreu C., Palmiter R. D. and Storm D. R. : Zinc transporter ZnT-3 regulates presynaptic Erk1/2 signaling and hippocampus-dependent memory. Proc Natl Acad Sci USA, 2011 ; 108 ; 3366-3370.
17) Takeda A., Takada S., Ando M. et al. : Impairment of Recognition Memory and Hippocampal Long-term Potentiation after Acute Exposure to Clioquinol. Neuroscience, 2010 ; 171 ; 443-450.
18) Lipton S. A. and Rosenberg P. A. : Excitatory amino acids as a final common pathway for neurologic disorders. N Engl J Med, 1994 ; 330 ; 613-622.
19) Sensi S. L., Paoletti P., Koh J. Y. et al. : The neurophysiology and pathology of brain zinc. J Neurosci, 2011 ; 31 ; 16076-85.
20) Frederickson C. J., Koh J. Y. and Bush A. I. : The neurobiology of zinc in health and disease. Nat Rev Neurosci, 2005 ; 6 ; 449-62.
21) Lee J. Y., Cole T. B., Palmiter R. D. et al. : Accumulation of zinc in degenerating hippocampal neurons of ZnT3-null mice after seizures : evidence against synaptic vesicle origin. J Neurosci, 2000 ; 20 ; RC79.
22) Hao Q. and Maret W. : Imbalance between pro-oxidant and pro-antioxidant functions of zinc in disease. J Alzheimers Dis, 2005 ; 8 ; 161-170.
23) Snyder J.S., Soumier A., Brewer M. et al. : Adult hippocampal neurogenesis buf-

fers stress responses and depressive behaviour. Nature, 2011 ; 476 ; 458-461.
24) Maes M., Vandoolaeghe E., Neels H. et al. : Lower serum zinc in major Depression is a sensitive marker of treatment resistance and of the immune/inflammatory response in that illness. Biol Psychiatry, 1997 ; 42 ; 349-358.
25) Sandi C. : Glucocorticoids act on glutamatergic pathways to affect memory processes. Trends Neurosci, 2011 ; 34 ; 165-176.
26) Takeda A. and Tamano H. : Proposed glucocorticoid-mediated zinc signaling in the hippocampus. Metallomics, 2012 ; 4 ; 614-618.
27) Tamano H., Kan F., Kawamura M. et al. : Behavior in the forced swim test and neurochemical changes in the hippocampus in young rats after 2-week zinc deprivation. Neurochem Int, 2009 ; 55 ; 536-541.
28) Takeda A., Suzuki M., Tamano H. et al. : Involvement of glucocorticoid-mediated Zn^{2+} signaling in attenuation of hippocampal CA1 LTP by acute stress. Neurochem Int, 2012 ; 60 ; 394-399.
29) Takeda A., Takada S., Nakamura M. et al. : Transient increase in Zn^{2+} in hippocampal CA1 pyramidal neurons causes reversible memory deficit. PLoS One, 2011 ; 6 ; e28615.
30) Fukada T. and Kambe T. : Molecular and genetic features of zinc transporters in physiology and pathogenesis. Metallomics, 2011 ; 3 ; 662-674.

第6章　消化管における亜鉛吸収のメカニズム

神戸大朋*

1. はじめに

　亜鉛はさまざまな生体反応に関与し，われわれの生命活動に必須の役割を果たしている。したがって，日々の食事から亜鉛を十分に摂取することは，健康を維持するうえで極めて大切である。しかしながら，わが国成人の亜鉛摂取量は推奨量の7〜8割程度にしか達していないという調査結果も報告されており[1]，さらなる亜鉛不足に陥らないよう，食事に工夫をこらすことが望まれている。また，亜鉛栄養を改善するには，消化管におけるその吸収メカニズムを理解することがたいへん重要である。亜鉛吸収のメカニズムは長らく不明であったが，今世紀に入りようやくその一端が解明されてきた。本章では，亜鉛吸収に影響を与える食品因子について概観した後，亜鉛吸収に重要な役割を果たすと考えられる亜鉛トランスポーターを列挙してその役割を概説し，生体内に微量にしか存在しない亜鉛の吸収のために，消化管が発達させた巧妙な仕組みについて紹介したい。特に亜鉛トランスポーターZIP4の役割については，その遺伝子変異が先天性の亜鉛欠乏症を引き起こすため，現在までに明らかにされている知見を詳しく解説する。

2. 食事中に含まれる亜鉛と亜鉛吸収に影響を与える食品因子

　亜鉛と健康の関連を示す結果には枚挙に暇がない。亜鉛の多様な生理機能を

---

*　京都大学大学院生命科学研究科

考えるとこれは当然のことではあるが，最近では，特に乳幼児の発育（第3章参照）や高齢者の健康保持（第1,2章参照）における亜鉛の必要性が明確に示されてきている。通常の食生活を営む限り亜鉛を過剰に摂取しすぎる危険性はほとんどないが，近年，亜鉛が不足する傾向が強まっていることは各章に述べられているとおりである。

　亜鉛欠乏は，鉄，ビタミンA，ヨウ素，葉酸の欠乏とともに，かねてより飢餓に苦しむ途上国においては大きな栄養問題であった[2]。最近の報告によれば，途上国を中心に世界人口の2割強の人々が亜鉛欠乏状態にあると試算されている[3]。また近年では，わが国のような先進国においても，高齢者や女性を中心に亜鉛欠乏が大きな問題となりつつある。この原因として，偏食やダイエット食による亜鉛不足のほか，食品中の亜鉛含量の低下や食品に含まれる亜鉛吸収阻害因子の存在が考えられているが，その詳細に関しては十分に明らかにされていない。わが国の食事摂取基準においては，1日当たり成人男性は12 mg，女性は9 mgの亜鉛を摂取することが推奨されており，さらに妊娠期には需要量が増大するために付加量も設定されている[4]。摂取量や年齢により増減はあるものの，通常時の消化管からの亜鉛吸収効率は30％前後とされており[5]，その吸収効率は決して高くない。したがって，日々の食事において亜鉛を充足させるには，十分な量の亜鉛を摂取すると同時に，消化管での亜鉛吸収効率を高めることが肝要となる。

　亜鉛を多量に含む代表的な食材として牡蠣（カキ）は有名であるが，そのほかには，牛肉，レバー，チーズなどの動物性食品に多く含まれている（表6-1）。一方，植物性食品の亜鉛含量は全体的に低く，豆類や穀類，種実類にのみ比較的多く亜鉛が含まれる。亜鉛含量が多く，かつ，食される量の多い食材や食品ほど亜鉛充足率を高める効果が期待されるが，実際には，個々の食材や食品に含まれるさまざまな因子が亜鉛吸収に影響を及ぼしている。例えば，ミルクに含まれるクエン酸は亜鉛の吸収を高める効果があるとされており[6]，タマネギやニンニクには亜鉛の生体利用率を高める効果が示唆されている[7]。一方，タンニンや食物繊維は一般的に金属の吸収を阻害することが知られ，さ

表6-1 亜鉛を比較的多く含む食材・食品の亜鉛含量と1食分に含まれるおよその含量

食品名	100g中の亜鉛含量（mg）[*1]	1食分の亜鉛含量（mg）[*2]
牡蠣（カキ）	13.2	5.3（2個　40g）
豚レバー	6.9	5.5（80g）
牛肉（肩）	4.9	4.9（100g）
ズワイガニ（水煮缶詰）	4.7	2.8（1/2缶　60g）
牛レバー	3.8	3.0（80g）
チーズ	3.2	0.8（1個　25g）
イイダコ	3.1	1.4（1パイ　45g）
卵黄	4.2	0.8（1個　20g）
牛乳	0.4	0.8（1本　200mL）
ヨーグルト	0.4	0.5（120g）
ピュアココア	7.0	0.4（大さじ1　6g）
抹茶	6.3	0.1（1.5g）
ごま	5.5	0.2（小さじ1　3g）
アーモンド（乾）	4.0	0.6（10粒　15g）
大豆（乾）	3.2	0.6（20g）
豆味噌	2.0	0.2（12g）
糸引き納豆	1.9	1.0（1パック　50g）
玄米ご飯	0.8	1.2（1膳　150g）
胚芽精米ご飯	0.7	1.1（1膳　150g）
木綿豆腐	0.6	0.5（80g）

[*1]：五訂増補日本食品成分表を参照，[*2]：1食分の食事量の目安をもとに計算。

らに豆類や穀類には，亜鉛と結合してその吸収を強く阻害するフィチン酸が多量に含まれている。インスタント食品に含まれるポリリン酸も亜鉛と結合してその吸収を阻害する。他章でも述べられているように，わが国では，食品添加物として利用できる亜鉛化合物は硫酸亜鉛とグルコン酸亜鉛に限られており，その使用は"栄養機能食品"や"母乳代替食品"に限定されている。したがって，偏食を避け，亜鉛を多く含む食材を用いた食生活を送ることは，特定の吸収阻害因子による負の影響を軽減させるため，亜鉛欠乏を予防する意味で重要である。

154　第6章　消化管における亜鉛吸収のメカニズム

3．消化管における亜鉛吸収と生体内亜鉛代謝

　食事に含まれる亜鉛は，小腸上皮細胞に取り込まれた後，門脈に放出される。血中での亜鉛は，α_2-マクログロブリンやアルブミンに結合し，この状態で肝臓を経由し全身へと送られる（図6-1）。消化管から吸収されなかった亜鉛は，剥離した消化管上皮細胞や膵液として放出された亜鉛とともに糞便中に排出される。亜鉛は腎近位尿細管から効率よく再吸収されるため，尿中への亜鉛の排出は微量であるが，疾患時などにはその量が増加することが知られている。これら体内での亜鉛動態には，ZIP（SLC39Aファミリー）とZnT（SLC30Aファミリー）に分類される2つの亜鉛トランスポーター群が極めて重要な役割を果たしている[8-10]。ZIPは細胞質の亜鉛を増加させる向きに，ZnTはその逆の向きに亜鉛を輸送する。ZIPとZnTを合わせると，ヒトの体

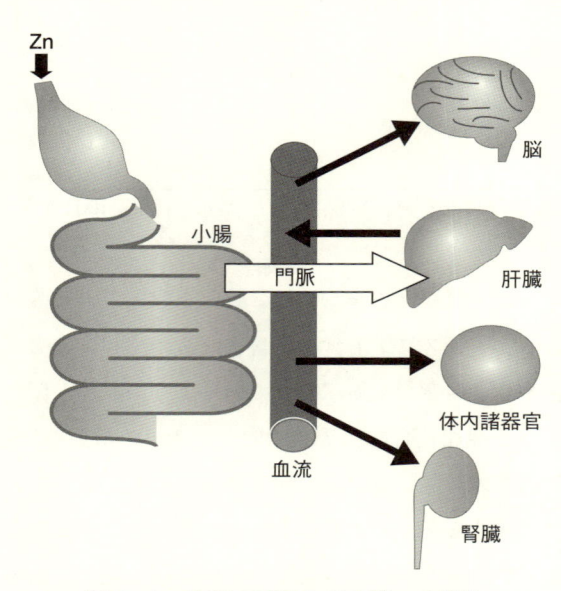

図6-1　亜鉛の吸収と各組織への輸送
　食事中に含まれる亜鉛は小腸上皮細胞から取り込まれ，血流を介して各組織へと輸送される。

内には20種類を超える亜鉛トランスポーターが機能していることとなり，その数は鉄や銅の代謝に機能するトランスポーターの数に比べ圧倒的に多い[11]。両トランスポーターの特徴や生理機能に関しては，他の総説に詳しく解説されているため，そちらを参考にしていただきたい[9-11]。

4．消化管における亜鉛吸収の分子メカニズム

（1）消化管における亜鉛吸収の特徴

　食事由来の亜鉛の吸収過程には，鉄や銅と同じように固有のトランスポーターが機能するが，亜鉛とこれら2つの必須微量金属の膜輸送過程には大きな違いがある[12]。亜鉛は2価陽イオンとして極めて安定であり，通常の生理条件下では，1価陽イオンや3価陽イオンに変化することはない。そのため，亜鉛は価数変化を受けることなく2価陽イオンのまま，小腸上皮細胞刷子縁膜からトランスポーターを介して吸収される。したがって，亜鉛の吸収においては，刷子縁膜に発現するトランスポーターが吸収量を規定する役割を果たすこととなる。一方，容易に酸化還元される鉄や銅では，刷子縁膜に発現する還元酵素による還元過程を経た後にトランスポーターを介して吸収される[12]（図6-2）。そのため，両元素の吸収にはトランスポーターの発現量だけでなく，還元酵素の活性状態も大きく影響する（還元作用を持つアスコルビン酸が鉄の吸収を促進するのは，このためである）。

　小腸上皮細胞には，刷子縁膜や基底膜，細胞内小器官膜それぞれに複数の亜鉛トランスポーターが発現しているが，そのなかでも刷子縁膜に発現するZIP4は亜鉛吸収に必須の役割を果たしている[13]。次項からは，ZIP4を中心に，これら亜鉛吸収に機能する亜鉛トランスポーターについて概説していく。

（2）亜鉛トランスポーターZIP4

　先天性の亜鉛欠乏症である腸性肢端皮膚炎（acrodermatitis enteropathica）

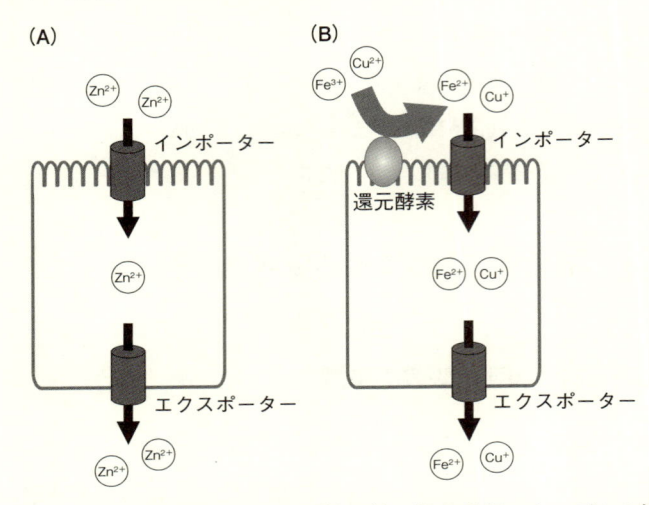

図6-2 小腸上皮細胞における亜鉛と鉄・銅の吸収メカニズムの比較

A：亜鉛は2価陽イオンとして安定であるため，刷子縁膜から細胞内への取込み，基底膜から門脈への放出の過程で酸化還元による変化を受けない．インポーターとしてZIP4が，エクスポーターとしてZnT1が重要な役割を果たす（本文参照）．

B：鉄と銅の細胞内への取込みには，刷子縁膜上に発現する還元酵素が必要であり，還元酵素により還元された（$Fe^{3+} \rightarrow Fe^{2+}$，あるいは$Cu^{2+} \rightarrow Cu^+$）後，細胞内に取り込まれる．また，基底膜からの放出にも2価鉄・1価銅であることが必要となる（鉄については，基底膜に局在する鉄酸化酵素により速やかに3価鉄に変換され，トランスフェリンと結合する）．

は，人種や性別に関係なく約50万人に1人の割合で発症すると推定されており，患者は脱毛症，湿疹様皮膚炎，重度の下痢を併発する．また，ひどい場合には，亜鉛欠乏に起因する成長遅延や免疫機能低下などを引き起こし，死に至ることもある疾患である．ZIP4/SLC39A4遺伝子は，その変異が腸性肢端皮膚炎を引き起こすとして2002年に同定された[14, 15]．腸性肢端皮膚炎の原因が消化管からの亜鉛吸収不全であることは，その40年近く前から明らかにされていたことを考えると，その実体の解明には極めて長い歳月を要したことになる．亜鉛欠乏が重度の皮膚炎に繋がるメカニズムについてはその後も明らかにされていなかったが，最近，亜鉛欠乏によって表皮有棘層に存在する樹状細胞・ランゲルハンス細胞が消失し，それに伴い局所のATPレベルが増加する

4. 消化管における亜鉛吸収の分子メカニズム　157

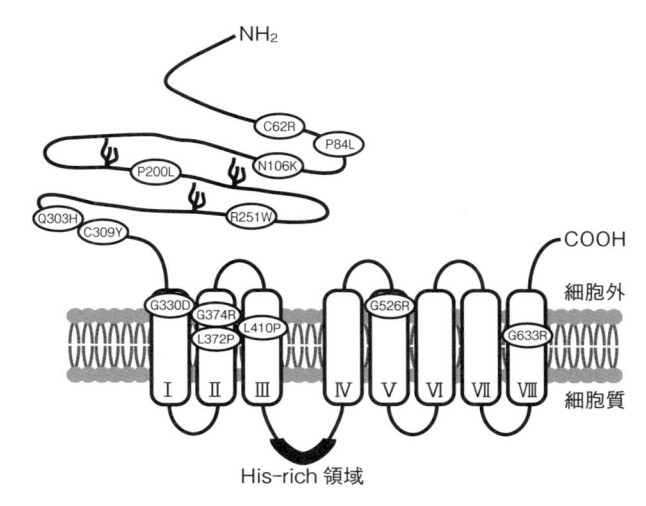

図6-3　ZIP4タンパク質の予想トポロジーと腸性肢端皮膚炎の原因として同定されたミスセンス変異部位

　ZIP4は8回膜貫通型タンパク質と予想されており，細胞外に伸びた長いアミノ末端領域や，3番目と4番目の膜貫通領域間のヒスチジンに富んだループ領域（His-rich領域）を持つことを特徴とする．腸性肢端皮膚炎の原因として同定されたミスセンス変異の部位については，アミノ酸置換の情報とともに表記した．Q303HとC309Y両変異は，プロセシング（図6-5参照）を阻害するため，両アミノ残基の周辺の領域がプロセシングの調節に重要と考えられる．

ことで刺激性接触皮膚炎が引き起こされるというメカニズムが提唱された[16]．

　ZIP4は小腸にほぼ特異的に発現しており，特に十二指腸や空腸に高い発現を示す．この発現部位は実験的に証明されている亜鉛吸収部位とよく一致する．ヒトのZIP4は647アミノ酸から成る8回膜貫通型タンパク質であり，分子量の約半分を占めるアミノ末端領域を細胞外に突き出した構造を持つと推定されている（図6-3）．腸性肢端皮膚炎を引き起こす変異についてはこれまで多数同定されており（図6-3）[17]，そのなかのいくつかのミスセンス変異（アミノ酸の置換を引き起こす変異）の影響については分子レベルで明らかにされている[18]．これらの変異体には，ZIP4の亜鉛輸送活性を直接低下させるものや，ZIP4の小胞体から細胞膜への移行を阻害し，結果，細胞内への亜鉛輸送

活性を低下させるものなどのさまざまな種類が存在する．腸性肢端皮膚炎による亜鉛欠乏症状は多様であるが，これは ZIP4 に導入された変異が ZIP4 の亜鉛輸送活性にさまざまな影響を及ぼしたためであると考えられる．数多くの変異体の解析から，小腸上皮細胞刷子縁膜での ZIP4 の発現が，亜鉛吸収に不可欠であることが実証されている．

消化管における ZIP4 の発現は，食事由来の亜鉛量によって極めて厳密，かつ精巧な仕組みで制御される．その制御は，亜鉛欠乏に応じた，① mRNA の安定化，②エンドサイトーシスと，それに続くタンパク質分解の抑制による刷子縁膜への ZIP4 の蓄積（発現増加），③ ZIP4 の長いアミノ末端の除去による調節（プロセシング），に分類される[19]．以下，基質特異性などの特徴とともに，この3つの調節機構について未解明の点を含めて解説する．

1) *ZIP4* mRNA の安定化

ZIP4 mRNA の発現量は亜鉛欠乏状態で大きく亢進するが，*ZIP4* 遺伝子の転写活性の亢進は観察されない[20]．この結果から，*ZIP4* mRNA の発現増加は，亜鉛欠乏に応じた mRNA の安定化に起因することが示されている．しかしながら，*ZIP4* mRNA の3′非翻訳領域には，AU-rich 配列など mRNA の不安定化に関与する配列は見いだすことができず，その制御機構に関してはこれまで全く明らかにされていない．この mRNA の安定化による制御は，次に述べるタンパク質分解による制御と協調的に働くことで，刷子縁膜における ZIP4 の発現量の調節に寄与していると予想される．

2) ZIP4 の小腸上皮細胞刷子縁膜への蓄積

体内に亜鉛が十分に存在する場合，ZIP4 は過剰な亜鉛の吸収を防ぐためにエンドサイトーシスされた後，速やかにリソソームとプロテアソームの両経路にて分解される[20, 21]．一方，亜鉛が欠乏すると ZIP4 の分解は抑制され，小腸上皮細胞の刷子縁膜に蓄積してくる（図6-4）．ZIP4 は分解される過程でユビキチン化されるが，このユビキチン化には，細胞質側に位置する3番目と4番目の膜貫通領域間のループ領域に存在する複数のヒスチジン残基が必要である（図6-3）[21]．この領域が細胞質内の亜鉛濃度を感知する亜鉛センサーとし

て機能し，ZIP4のユビキチン化を調節していることが予想されているが，そのメカニズムに関しては全く明らかにされていない。また，これらヒスチジン残基は，ZIP4のエンドサイトーシスの制御には関与していないため，ZIP4のエンドサイトーシスと分解の過程には，複数の制御が協調して働いていることが予想される。

また，一部の膵臓がんや肝臓がんでは，異所性発現したZIP4ががんの増殖亢進に関与することが示されている[22,23]。したがって小腸上皮細胞から過剰な亜鉛の吸収を抑制する仕組みの解明は，生体の恒常性維持機構を理解するうえでも重要である。

3）ZIP4のプロセシングによる制御

亜鉛欠乏状態がさらに長時間に及ぶと，細胞外の長いアミノ末端領域は切断除去（プロセシング）される[24]（図6-5）。このプロセシングには，ZIP4が一度エンドサイトーシスされることが必要であると考えられており，細胞内の何らかのプロテアーゼがその役割を果たすことが示されている。プロセシング部位の近傍にあり，プロセシングに関与すると考えられる領域には，腸性肢端皮膚炎を発症する変異として同定されている2つのアミノ酸残基が存在する（図6-3）。このことはZIP4のプロセシングが消化管からの亜鉛吸収の制御に重要な役割を果たすことを示唆している。また，ZIP4の細胞外領域には，亜鉛を配位する部位が少なくとも2つ存在することが示されており，プロセシングによってこれら部位への亜鉛の配位がどのように変化するかについても興味が持たれるところである。最近，ZIP4と同様に長い細胞外アミノ末端領域を有するZIP10においても，亜鉛欠乏に応じたプロセシング制御がなされることが報告された[25]。プロセシング制御は，長い細胞外アミノ末端を有するZIPトランスポーターに共通の活性制御機構である可能性が考えられている。

4）ZIP4の基質特異性

ZIPトランスポーターのなかには，亜鉛以外にも鉄やマンガンなど他の必須微量金属やカドミウムなどの毒性重金属を基質として輸送するものが存在するが[11]，ZIP4は極めて厳密に輸送基質を認識しており，生理条件下では亜鉛以

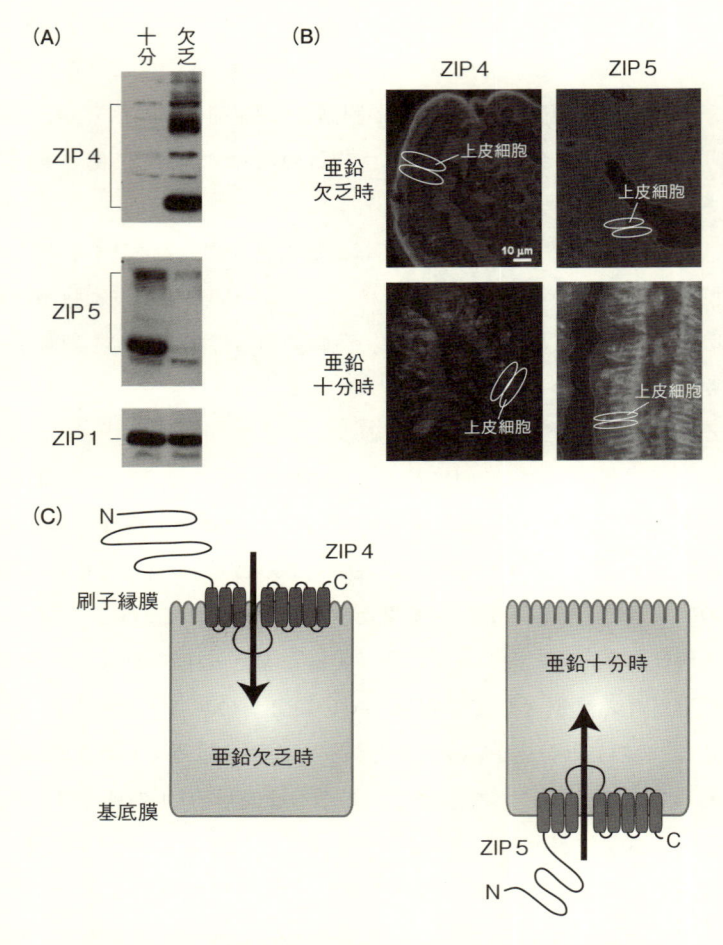

図6-4　亜鉛濃度の変化に応じたZIP4とZIP5の発現制御

A：マウス小腸上皮におけるZIP4とZIP5の発現量．亜鉛量に応じて両タンパク質の発現は逆の動きを示す．ZIP1はコントロールとなる亜鉛トランスポーターで，その発現は亜鉛濃度に応じて変化しない．

B：消化管上皮におけるZIP4とZIP5の局在変化．ZIP4は亜鉛欠乏に応じて刷子縁膜に発現し，ZIP5は亜鉛十分時に基底側に発現する〔文献20）のFig. 4Aの図を改訂〕．

C：Bの模式図．ZIP4とZIP5は高い相同性を有するが，亜鉛濃度に依存して全く逆の制御を受けている．

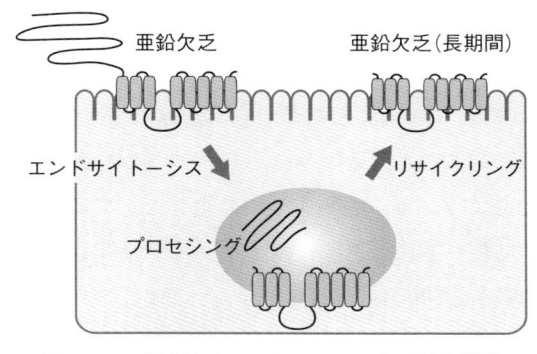

4．消化管における亜鉛吸収の分子メカニズム　　161

図6-5　予想されるプロセシングの制御機構

小腸上皮細胞刷子縁膜でのZIP4の発現は，亜鉛欠乏時に増加する。長期間の亜鉛欠乏下では，細胞外の領域を除去（プロセシング）されたZIP4が刷子縁膜に蓄積する。その過程にはエンドサイトーシス後のプロセシングが必要であると予想されている。

外の金属元素を輸送する可能性はほとんどない[26]。亜鉛の吸収は，銅の吸収と拮抗することがよく知られているが，培養細胞を用いた解析ではZIP4による亜鉛輸送は過剰量の銅によってもほとんど阻害されない[26]。一方，小腸上皮細胞の刷子縁膜から食事由来の銅の吸収に機能する銅トランスポーターCTR1も，亜鉛を輸送する活性を持たないことが知られる[27]。したがって，亜鉛と銅の拮抗は，小腸上皮細胞刷子縁膜に局在して食事由来の亜鉛や銅を取り込む輸送経路が競争的に阻害されるのではなく，上皮細胞内に取り込まれた後に何らかのメカニズムを介して起こっている可能性が高い。細胞質に発現するメタロチオネインは，亜鉛と銅のどちらにも結合できる性質を持っており，両元素の細胞内ホメオスタシス維持に重要な役割を果たす低分子タンパク質である。おそらく，このメタロチオネインのような分子を介した細胞内の亜鉛と銅の存在量の変化が，刷子縁膜で機能するZIP4やCTR1の発現量を変化させ，結果，両元素の吸収を拮抗させているのであろう。一方で，刷子縁膜に発現したZIP4がどのように亜鉛を認識するのか，また，食事中に含まれる亜鉛がどのようにしてZIP4へ受け渡されるのかといった基本的な問いに対する明確な

答えは，現在得られていない。

　ZIP4のノックアウト（KO）マウスは胎生致死となるため[28]，マウス消化管での亜鉛吸収におけるZIP4の必須性については完全に証明されてはいなかった。先日，ZIP4コンディショナルKOマウスが作製され，小腸特異的にZIP4を消失させたマウスは，過剰な亜鉛の投与なしでは生育できないことが証明された[29]。鳥類などにはZIP4のオルソログは存在しておらず[9]，ZIP4は哺乳類の亜鉛吸収に必須の役割を果たすため進化したトランスポーターといえる。したがって，亜鉛栄養改善を考えるうえで，その制御メカニズムの解明は不可欠となる。

（3）ZIP4以外の亜鉛トランスポーター

1）ZnT1

　ZIP4により小腸上皮細胞の刷子縁膜から取り込まれた亜鉛は，基底膜より門脈へ放出される。この過程には，亜鉛トランスポーターZnT1が重要な役割を果たすと考えられている。ZnT1はユビキタスに発現する亜鉛トランスポーターであるが，9種類存在するZnTトランスポーターのなかで唯一細胞膜上に局在し，小腸上皮細胞では基底側壁膜に限局して発現する。*ZnT1*遺伝子の転写は，細胞内の亜鉛センサーとして知られる転写因子MTF-1を介して細胞内亜鉛量が増加した時に上昇するため[30]，小腸上皮細胞におけるZnT1の発現量やZnT1を介して門脈へ放出される亜鉛量は，ZIP4が取り込んだ亜鉛量に応じて調節されていると考えられる。

2）ZIP5

　ZIP5は，小腸上皮細胞のほか，膵臓外分泌細胞などに限局して発現するトランスポーターで，ZIP4と約30%の相同性を有している[31,32]。ZIP4と同様に，細胞外の亜鉛を細胞内に取り込む働きをするが，亜鉛濃度に応じた発現制御や細胞内の局在部位はZIP4と全く逆のパターンを示す（図6-4）。すなわち，ZIP5は亜鉛十分時には小腸上皮細胞の基底側壁膜に局在し，亜鉛欠乏時にはこの発現が速やかに消失する[20]。最近，この特徴的なZIP5の発現制御が

miRNA を介した亜鉛濃度依存的な翻訳制御であることが示された[33]。ZIP5 は，亜鉛吸収に機能する小腸上皮細胞において，亜鉛濃度の変化に応じて ZIP4 と全く逆の制御を受けることから，生体内の亜鉛量を一定に保つうえで重要な意義を持つと考えることができる。今後の研究からその全容解明が期待される。

3）ZnT4

上述したように，ZIP4 により刷子縁膜から小腸上皮細胞内に取り込まれた亜鉛は，ZnT1 を介して基底膜から門脈に放出される。しかしながら，上皮細胞内に取り込まれた亜鉛が，どのようにして刷子縁膜から基底膜まで輸送されるのかという問いに関しては，具体的な答えはほとんど得られていない。この役割を担うと考えられる亜鉛トランスポーターとして有力なのが，ZnT4 である（図6-6）。当初 ZnT4 は，消化管の形成・分化過程に発現が上昇する遺伝子として同定されたが[34]，その後，消化管以外の組織にも幅広く発現するトランスポーターであることが示された[35]。ZnT4 は，母乳で生育した仔マウスが離乳期前に死んでしまうという変異マウス "死のミルク（lethal milk）" の原因遺伝子としても同定されており，母乳中への亜鉛輸送にも重要なトランスポーターである[35]。*Lethal milk* の仔マウスは亜鉛欠乏で死に至るわけであるが，その仔マウスの授乳期に亜鉛を投与すると，低亜鉛母乳の影響は回避され，正常に成獣に生育させることができる。この成獣となった *lethal milk* マウスは，8 カ月を過ぎたころから亜鉛欠乏症状を呈するようになることが知られ[8]，ZnT4 が小腸からの亜鉛吸収を補助的に調節している可能性が予想されている。ZnT4 は，エンドソームやトランスゴルジネットワークといった細胞内小器官に局在するが[36]，亜鉛濃度に応じて細胞内局在部位を変化させ，細胞膜にも局在するという結果も報告されている。この知見が小腸上皮細胞にも当てはまるかどうかについてはまだ明らかにされていないが，このような細胞内局在変化が亜鉛吸収へ何らかの影響を与えている可能性は十分考えられる。*Lethal milk* マウスは月齢を経て亜鉛欠乏症状を呈するため，ZnT4 は高齢者で多発する亜鉛欠乏を予防するための最もよいターゲット分子となるのかもし

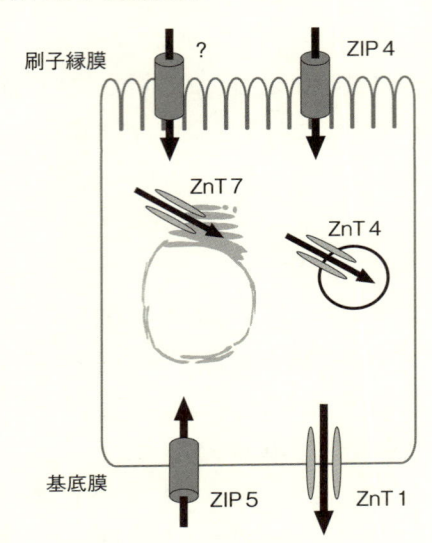

164　第6章　消化管における亜鉛吸収のメカニズム

図6-6　小腸上皮細胞において亜鉛吸収に機能すると予想される亜鉛トランスポーター
　食事に含まれる亜鉛は，小腸上皮細胞刷子縁膜に発現するZIP4により細胞内に取り込まれ，基底膜に発現するZnT1を介して門脈に放出される．上皮細胞内での亜鉛輸送経路に関しては，これまで全く明らかにされていないが，ZnT4やZnT7が局在する細胞内小器官や小胞がその輸送を担う可能性が考えられている（本文参照）．刷子縁膜には，第二の亜鉛輸送経路として機能する分子（？で示す）の存在が予想される．

れない．

4）そのほかの亜鉛トランスポーター

　現在までに数多くの亜鉛トランスポーターKOマウスが作製されており，その表現型からZnT7が消化管における亜鉛吸収過程に関与することが示唆されている．ZnT7は，ゴルジ体に発現して分泌型亜鉛要求性酵素に亜鉛を供給するトランスポーターであるが[36]，*ZnT7*KOマウスにおいては，亜鉛吸収の低下により小腸や他の組織の亜鉛含量が低下する[37]．一方で，*ZnT7*KOマウスは，毛髪異常や皮膚炎などの典型的な亜鉛欠乏症状を呈さず，その細胞内局在がどのように亜鉛吸収と関連するのかなど不明な点も多い．

腸性肢端皮膚炎の患者の亜鉛欠乏症状は，多量の亜鉛を経口投与することでほぼ改善される。亜鉛の投与は，ZIP4の機能を喪失した変異（loss-of-function）を持つ患者にも有効であることから，消化管上皮細胞刷子縁膜には，ZIP4とは異なる第二の亜鉛輸送経路として機能する分子の存在を予想することができる（図6-6）。この未知の分子も，食事由来の亜鉛吸収の調節に何らかの役割を果たしていると予想される。

5．おわりに

消化管での亜鉛吸収は，非常に精巧に調節されている。体内に2～3g程度しか存在しない亜鉛のために，これほど精巧な仕組みが備わっていることは非常に驚きであるが，この事実は，亜鉛のホメオスタシスを維持することが生命活動に極めて重要であることを示唆している。食生活の簡便化が進む先進諸国においては，潜在型を含む亜鉛欠乏症の患者数は今後ますます増加すると予想されている。特に亜鉛不足に絡む高齢者の健康問題が大きく懸念されるため，超高齢社会を迎えたわが国では，消化管からの亜鉛吸収効率を改善させる意義は非常に大きい。高齢者において，なぜ亜鉛欠乏症の危険性が高まるのか，その原因を解明することは重要なテーマである。また消化管上皮細胞内で亜鉛量がどのようにして感知され，さらに，どのようにして亜鉛トランスポーターの制御につながるのかについて明らかにしていくことは，亜鉛吸収改善の方法を模索する手がかりとして重要であり，今後の課題となっている。

文　献

1) 厚生労働省健康局がん対策・健康増進課：平成23年国民健康・栄養調査結果の概要．2012.
2) IMMPaCt-International Micronutrient Malnutrition Prevention and Control Program（http://www.cdc.gov/immpact/index.html）
3) Wuehler S. E., Peerson J. M. and Brown K. H.：Use of national food balance

data to estimate the adequacy of zinc in national food supplies: methodology and regional estimates. Public Health Nutr, 2005；8；812-819.
4) 厚生労働省健康局：日本人の食事摂取基準（2010年版），2009.
5) Gallaher D. D., Johnson P. E., Hunt J. R. et al.：Bioavailability in humans of zinc from beef：intrinsic vs extrinsic labels. Am J Clin Nutr, 1988；48；350-354.
6) Lönnerdal B.：Dietary factors influencing zinc absorption. J Nutr, 2000；130；1378S-1383S.
7) Gautam S., Platel K. and Srinivasan K.：Higher bioaccessibility of iron and zinc from food grains in the presence of garlic and onion. J Agric Food Chem, 2010；58；8426-8429.
8) Kambe T., Yamaguchi-Iwai Y., Sasaki R. et al.：Overview of mammalian zinc transporters. Cell Mol Life Sci, 2004；61；49-68.
9) Kambe T., Suzuki T., Nagao M. et al.：Sequence similarity and functional relationship among eukaryotic ZIP and CDF transporters. Genomics Proteomics Bioinformatics, 2006；4；1-9.
10) Fukada T. and Kambe T.：Molecular and genetic features of zinc transporters in physiology and pathogenesis. Metallomics, 2011；3；662-674.
11) Kambe T., Weaver B. P. and Andrews G. K.：The genetics of essential metal homeostasis during development. Genesis, 2008；46；214-228.
12) 橋本彩子，辻　徳治，逸村直也・他：消化管における必須微量金属の吸収—トランスポーターによる制御機構．Trace Nutrients Research—微量栄養素研究, 2011；28；89-94.
13) Kambe T., Geiser J., Lahner B. et al.：Slc39a1 to 3（subfamily II）Zip genes in mice have unique cell-specific functions during adaptation to zinc deficiency. Am J Physiol Regul Integr Comp Physiol, 2008；294；R1474-R1481.
14) Kury S., Dreno B., Bezieau S. et al.：Identification of SLC39A4, a gene involved in acrodermatitis enteropathica. Nat Genet, 2002；31；239-240.
15) Wang K., Zhou B., Kuo Y. M. et al.：A novel member of a zinc transporter family is defective in acrodermatitis enteropathica. Am J Hum Genet, 2002；71；66-73.
16) Kawamura T., Ogawa Y., Nakamura Y. et al.：Severe dermatitis with loss of epidermal Langerhans cells in human and mouse zinc deficiency. J Clin Invest, 2012；122；722-732.

17) Andrews G. K. : Regulation and function of Zip4, the acrodermatitis enteropathica gene. Biochem Soc Trans, 2008 ; 36 ; 1242-1246.
18) Wang F., Kim B. E., Dufner-Beattie J. et al. : Acrodermatitis enteropathica mutations affect transport activity, localization and zinc-responsive trafficking of the mouse ZIP4 zinc transporter. Hum Mol Genet, 2004 ; 13 ; 563-571.
19) 神戸大朋:生体機能における亜鉛トランスポーターの重要性―亜鉛トランスポーターをめぐる最近の知見. 亜鉛栄養治療, 2011 ; 1 ; 54-64.
20) Weaver B. P., Dufner-Beattie J., Kambe T. et al. : Novel zinc-responsive post-transcriptional mechanisms reciprocally regulate expression of the mouse Slc39a4 and Slc39a5 zinc transporters (Zip4 and Zip5). Biol Chem, 2007 ; 388 ; 1301-1312.
21) Mao X., Kim B. E., Wang F. et al. : A histidine-rich cluster mediates the ubiquitination and degradation of the human zinc transporter, hZIP4, and protects against zinc cytotoxicity. J Biol Chem, 2007 ; 282 ; 6992-7000.
22) Li M., Zhang Y., Liu Z. et al. : Aberrant expression of zinc transporter ZIP4 (SLC39A4) significantly contributes to human pancreatic cancer pathogenesis and progression. Proc Natl Acad Sci USA, 2007 ; 104 ; 18636-18641.
23) Weaver B. P., Zhang Y., Hiscox S. et al. : Zip4 (Slc39a4) expression is activated in hepatocellular carcinomas and functions to repress apoptosis, enhance cell cycle and increase migration. PLoS One, 2010 ; 5 ; e13158.
24) Kambe T. and Andrews, G. K. : Novel proteolytic processing of the ectodomain of the zinc transporter ZIP4 (SLC39A4) during zinc deficiency is inhibited by acrodermatitis enteropathica mutations. Mol Cell Biol, 2009 ; 29 ; 129-139.
25) Ehsani S., Salehzadeh A., Huo H. et al. : LIV-1 ZIP Ectodomain Shedding in Prion-Infected Mice Resembles Cellular Response to Transition Metal Starvation. J Mol Biol, 2012 ; 422 ; 556-574.
26) Dufner-Beattie J., Wang F., Kuo Y. M. et al. : The acrodermatitis enteropathica gene ZIP4 encodes a tissue-specific, zinc-regulated zinc transporter in mice. J Biol Chem, 2003 ; 278 ; 33474-33481.
27) Kim B. E., Nevitt T. and Thiele, D. J. : Mechanisms for copper acquisition, distribution and regulation. Nat Chem Biol, 2008 ; 4 ; 176-185.
28) Dufner-Beattie J., Weaver B. P., Geiser J. et al. : The mouse acrodermatitis enteropathica gene Slc39a4 (Zip4) is essential for early development and

heterozygosity causes hypersensitivity to zinc deficiency. Hum Mol Genet, 2007 ; 16 ; 1391-1399.
29) Geiser J., Venken K. J., De Lisle R. C. et al. : A Mouse Model of Acrodermatitis Enteropathica : Loss of Intestine Zinc Transporter ZIP4 (Slc39a4) Disrupts the Stem Cell Niche and Intestine Integrity. PLoS Genet, 2012 ; 8 ; e1002766.
30) Langmade S. J., Ravindra R. and Daniels P. J. : The transcription factor MTF-1 mediates metal regulation of the mouse ZnT1 gene. J Biol Chem, 2000 ; 275 ; 34803-34809.
31) Dufner-Beattie J., Kuo Y. M., Gitschier J. et al. : The adaptive response to dietary zinc in mice involves the differential cellular localization and zinc regulation of the zinc transporters ZIP4 and ZIP5. J Biol Chem, 2004 ; 279 ; 49082-49090.
32) Wang F., Kim B. E., Petris M. J. et al. : The mammalian Zip5 protein is a zinc transporter that localizes to the basolateral surface of polarized cells. J Biol Chem, 2004 ; 279 ; 51433-51441.
33) Weaver B. P. and Andrews G. K. : Regulation of zinc-responsive Slc39a5 (Zip5) translation is mediated by conserved elements in the 3'-untranslated region. Biometals, 2012 ; 25 ; 319-335.
34) Barila D., Murgia C., Nobili F. et al. : Subtractive hybridization cloning of novel genes differentially expressed during intestinal development. Eur J Biochem, 1994 ; 223 ; 701-709.
35) Huang L. and Gitschier J. : A novel gene involved in zinc transport is deficient in the lethal milk mouse. Nat Genet, 1997 ; 17 ; 292-297.
36) Kambe T. : An overview of a wide range of functions of ZnT and Zip zinc transporters in the secretory pathway. Biosci Biotechnol Biochem, 2011 ; 75 ; 1036-1043.
37) Huang L., Yu Y. Y., Kirschke C. P. et al. : Znt7 (Slc30a7)-deficient mice display reduced body zinc status and body fat accumulation. J Biol Chem, 2007 ; 282 ; 37053-37063.

第7章　亜鉛シグナルによる成長と骨代謝制御

深田俊幸[*1,2]，北條慎太郎[*1]

1. はじめに

　亜鉛は食物や飲料から摂取される必須栄養素であり，その代謝異常は低身長や骨密度の低下などを特徴とする"亜鉛欠乏症"の原因となる。1960年代に発見されたこの病気が契機となって，さまざまな細胞機能や疾患における亜鉛の多様な関与が示されている。亜鉛イオンの恒常性は，亜鉛トランスポーターが制御している。最近のこれらの分子の研究によって亜鉛イオンがシグナル因子として機能することが明らかになり，この亜鉛シグナルが細胞機能を統御してさまざまな生命現象にかかわる様相が解明されつつある。本章では，亜鉛シグナルが成長制御や骨代謝に関与することを疾患症例とともに紹介し，亜鉛シグナルの生物学的特異性の機序として著者が提唱する亜鉛シグナル機軸について解説する。

2. 亜鉛の生理的意義

　必須微量元素である亜鉛（図7-1）をヒト成人は約2g有し，この量を維持するために毎日約10〜15mgの亜鉛摂取を必要とする。ヒトにおける亜鉛の生理学的意義はプラサド（Prasad）による症例発見によって示され，成長期の亜鉛欠乏は重篤な成長障害の原因となることが明らかとなった[1]。近年，ヒトゲノムが持つ全遺伝子の実に約4〜10％がZincフィンガーモチーフなど

[*1] 理化学研究所免疫・アレルギー科学総合研究センターサイトカイン制御研究グループ
[*2] 大阪大学大学院医学系研究科免疫アレルギー医学

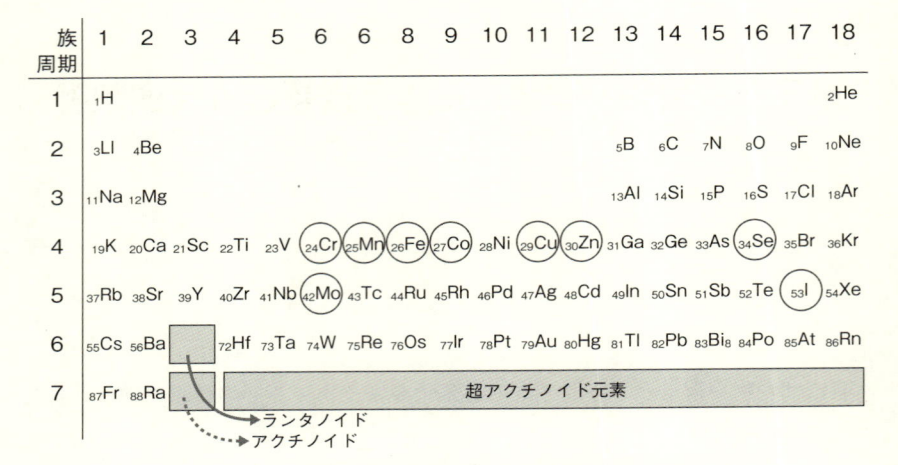

図7-1 栄養学的視点による生体内元素の分類

生体を構成する元素は多量元素（O, C, H, N, Ca, P），少量元素（S, K, Na, Cl, Mg），微量元素（Fe, F, Zn, Rb, Sr, Br, Pb, Cu），超微量元素（Al, Cd, B, Ba, Sn, Mn, I, Ni, Mo, Cr, Co）に大別される．微量または超微量元素のなかで，生命維持に必要な元素を必須微量元素（図中○囲みで示す：Fe, Zn, Mn, Cu, Se, I, Cr, Co, Mo）という．

（文献35より改変）

の亜鉛結合ドメインをコードしていることが示され，生命機能における亜鉛の普遍的重要性がデータベースによる解析からも議論されている[2]．本章では，成長と骨代謝にかかわる亜鉛イオンの役割について亜鉛シグナルの視点から議論する．最初に，概論として亜鉛イオンの恒常性の仕組みとその生理的意義について論じる．

（1）亜鉛イオンの恒常性制御機構
──亜鉛トランスポーターの役割について

亜鉛イオンの恒常性は，亜鉛トランスポーターによる亜鉛イオン輸送によって制御されている[3,4]．亜鉛トランスポーターは，①細胞質内の亜鉛レベルを上昇させるSLC39/ZIPファミリーと，②細胞質内の亜鉛レベルを減少させるSLC30/ZnTファミリーに大別される（図7-2）[4]．哺乳類における亜鉛トラ

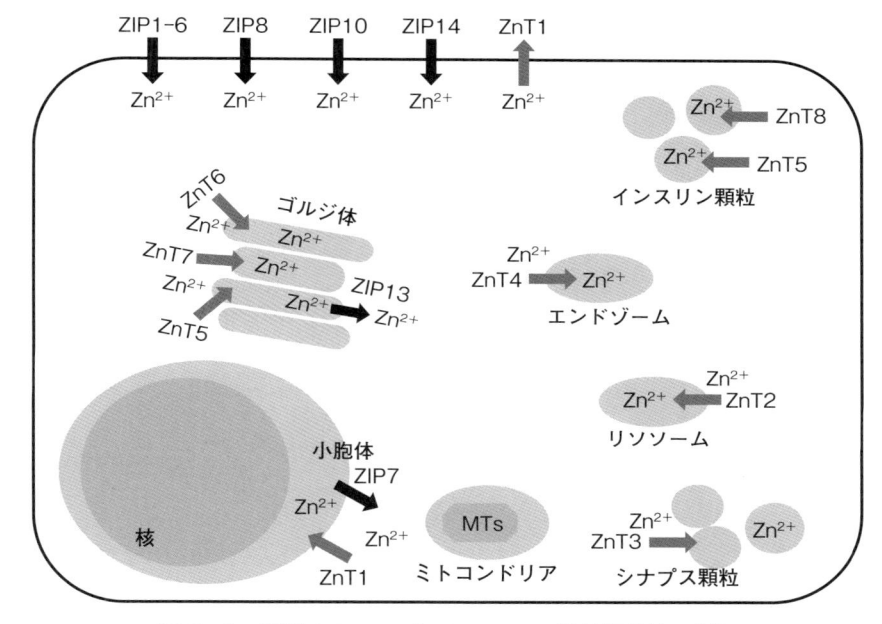

図7-2 亜鉛トランスポーターによる亜鉛恒常性の制御
細胞内の亜鉛濃度は,亜鉛トランスポーター(SLC39/ZIPおよびSLC30/ZnTファミリータンパク質)の発現および局在によって複合的に調節されている。

(文献17より改変)

ンスポーターの役割は,遺伝子欠損マウスやヒト臨床遺伝学の研究から示されており(表7-1),例えばZIP1, ZIP2, ZIP3, ZIP4,およびZnT1の遺伝子欠損マウスはいずれも初期発生障害を示す。亜鉛の摂取は,出生後の新生仔にとって極めて重要であることが遺伝学的研究から示されている。例えば, *lethal milk* マウスの母乳は致死性があり,授乳された仔マウスは離乳することなく死に至る。*lethal milk* マウスの原因遺伝子として乳腺に発現する亜鉛トランスポーター ZnT4 が同定され,このマウスの母乳中の亜鉛含量が極度に低いことが確認された。つまり,亜鉛トランスポーターによる母乳への亜鉛供与が,新生仔の発育はもちろん生存にも重要であることが明らかになった[5]。ヒト新生児の授乳期における母乳への亜鉛提供は ZnT2 が担っており[6],これら

表7-1 亜鉛トランスポーターの細胞と生理的機能における重要性
(遺伝子欠損マウスとヒト疾患症例の検討から)

遺伝子名	タンパク質名	変異タイプ	マウスとヒト*における表現型（参照論文）
Slc39a1	ZIP1	KO	胚発生異常[25]
Slc39a2	ZIP2	KO	胚発生異常[25]
Slc39a3	ZIP3	KO	胚発生異常とT細胞の発生異常[25]
Slc39a4	ZIP4	KO *Mutation	胎生致死[25]，腸管上皮細胞の恒常性[26] *腸性肢端皮膚炎[7,8]
Slc39a8	ZIP8	Potential mutation	Cdmマウス：カドミウム毒性に耐性を持つ変異マウス[27] NF-κBシグナル伝達への関与[28]，組織形成と造血系への関与[29]
Slc39a13	ZIP13	KO *Mutation	成長遅延，骨・歯・結合組織形成異常，BMP/TGF-βシグナル伝達異常[18] *エーラス・ダンロス症候群[18,23]
Slc39a14	ZIP14	KO	成長遅延，GPCRシグナル伝達異常[19]
Slc30a1	ZnT1	KO	胎生致死[25]
Slc30a2	ZnT2	*Mutation	*母乳中の亜鉛量減少[6]
Slc30a3	ZnT3	KO	てんかん様発作の増加[14,30] アルツハイマー病に類似[31] 前シナプスのErkの活性化と海馬依存的な記憶構築に必要[15]
Slc30a4	ZnT4	Mutation	*lethal milk*マウス：母乳中の亜鉛量減少[5]
Slc30a5	ZnT5	KO	成長遅延，骨量低下，心臓疾患による突然死(雄)[32] マスト細胞のサイトカイン産生減少[33]
Slc30a7	ZnT7	KO	成長遅延，脂肪減少[11]，糖代謝異常[12]
Slc30a8	ZnT8	KO *SNP	インスリン分泌とインスリン結晶化の減少[10] *1型糖尿病[34]，*2型糖尿病[9]

の報告は哺乳動物の授乳期における亜鉛の供給と受給の重要性を明示している（図7-3-1）。亜鉛の送り手が正常であることは受け入れ側の発育にとって必須条件であるが，受け取る側の亜鉛イオンの吸収能力が正常でなければ，個体の健康にとっては十分条件とならない。腸性肢端皮膚炎（acrodermatitis enteropathica：AE）は亜鉛吸収の重要性を示す例であり，小腸からの亜鉛吸収障害によって主に小児期に発病するこの病気では，成長遅延，貧血，易感染性などが発症し，原因遺伝子として小腸上皮細胞に発現する亜鉛トランスポーター *ZIP4* 遺伝子の loss of function 型変異が同定された[7,8]（第6章参照）。こ

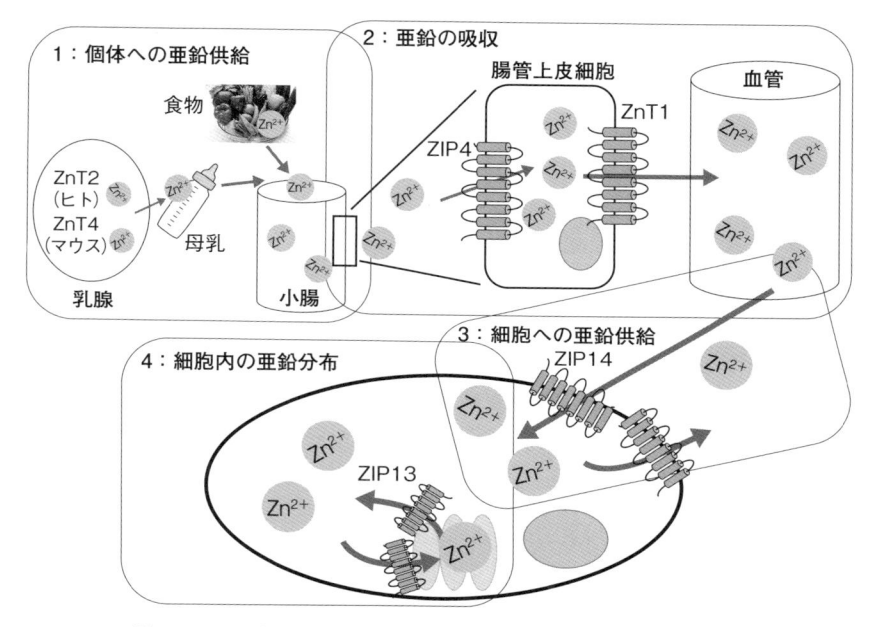

図7-3　亜鉛イオンによる恒常性維持（総量と分布の制御）

1. 亜鉛の供給：離乳直後から，亜鉛は母乳や食物から供給される。母乳には高濃度の亜鉛が含まれており，乳腺に発現するZnT2（ヒト）やZnT4（マウス）が母乳に亜鉛を供給する。
2. 亜鉛の吸収：母乳や食物から供給された亜鉛は小腸から吸収される。小腸上皮細胞の内腔側に局在するZIP4が細胞内へ亜鉛を導入し，側底側に発現するZnT1が血管への亜鉛排出に関与している。
3. 細胞への亜鉛供給：血液中の亜鉛は，末梢の細胞表面に発現するZIP14などの亜鉛トランスポーターによって細胞内へ導入される。
4. 細胞内の亜鉛分布の制御：細胞内に導入された亜鉛は，ZIP13などの細胞内亜鉛トランスポーターによって分布が制御される。

（文献35より改変）

の報告は，小腸を介した亜鉛吸収が哺乳動物の成長に極めて重要であることを示している（図7-3-2）。

　小腸を介して体内に吸収された亜鉛は，血液を介して末梢の細胞に届けられる（図7-3-3）。最近になって，亜鉛トランスポーターが制御する亜鉛イオンが個々の細胞に特異的な役割を果たしていることが明らかにされている。例

えば，膵臓のβ細胞のインスリン顆粒に特異的に発現するZnT8（図7-2）は2型糖尿病と遺伝的連鎖性があり[9]，β細胞内のインスリン結晶の形成にZnT8からの亜鉛の供給が必要であること，ZnT8が糖代謝やインスリン分泌に関与していることが*ZnT8*遺伝子欠損マウスの解析から示されている[10]（第8章参照）。ZnT7はその遺伝子欠損マウスの解析から成長や脂肪代謝に関与することが明らかにされ[11]，最近では耐糖能やインスリン抵抗性にもかかわることが報告されている[12]。神経系においても亜鉛イオンが重要な働きをしていることが報告されている（第5章参照）。前シナプスには亜鉛を含む顆粒（亜鉛顆粒）が存在し，この貯蔵亜鉛は生理的刺激に応答して細胞外に放出され，イオンチャネルの機能調節や細胞死の誘導に関与し，亜鉛そのものが神経伝達物質として細胞間情報伝達を担うことが明らかとなっている[13]。また，この亜鉛顆粒への亜鉛供給にはZnT3が関与しており，ZnT3を欠損させたマウスでは誘導性のてんかん症状の悪化[14]や記憶障害が惹起される[15]。これらは，亜鉛トランスポーターが輸送する亜鉛イオンが糖代謝や神経系機能において重要な働きをしていることを示唆している。

（2）シグナル因子として働く亜鉛イオン──亜鉛シグナル

　亜鉛イオンが亜鉛トランスポーターを介して細胞内シグナル伝達経路を制御する様相も示されている。例えば，ゼブラフィッシュ初期胚の原腸陥入においては，亜鉛トランスポーターZIP6に依存してSnail（E-カドヘリン転写抑制因子）の核内移行による上皮間葉転換（epithelial mesenchymal transition：EMT）が誘導される。これは，初期発生の過程において発現誘導された亜鉛トランスポーターが亜鉛シグナルを惹起してSnailの核移行を制御していることを示唆している[16]。また，ZIP13，ZIP14，ZnT5，ZnT7の遺伝子欠損は成長遅延を呈し（表7-1），ZIP13，ZIP14とZnT5は骨代謝に寄与し（後述），ZnT5はアレルギー応答にも関与する（第9章参照）。すなわち，亜鉛トランスポーターが亜鉛イオンの恒常性を維持するための単なる媒体として働いているだけでなく，シグナル分子として働く亜鉛イオンを細胞に供給することに

よって細胞機能を時空間的に制御していることを明示している。この「細胞表面や細胞内小器官に局在する亜鉛トランスポーターや亜鉛関連分子を媒介してシグナル因子として機能する亜鉛イオンの作用」を"亜鉛シグナル"と定義する[17]。

次に，亜鉛シグナルの生理的意義の具体的な例として，亜鉛シグナルによる成長と骨代謝制御を紹介する。

3. 亜鉛シグナルによる成長と骨代謝制御

亜鉛の摂取障害は成長遅延や骨量低下を引き起こす。小腸から吸収された亜鉛イオンは血液を介して末梢の細胞に届けられるが，細胞に届けられた亜鉛イオンがシグナル因子としてどのように成長制御や骨代謝にかかわっているのか，その詳細は解明されていない。著者らは亜鉛シグナルの生理学的な役割を調べるために，SLC39/ZIPファミリーのZIP13とZIP14の遺伝子欠損マウス（*ZIP13*-KOマウス[18]と*ZIP14*-KOマウス[19]）をそれぞれ作製して解析した。これらのマウスの解析によって，亜鉛シグナルが成長制御と骨代謝に重要であること，それぞれの亜鉛トランスポーターが媒介する亜鉛シグナルが選択的に細胞内シグナル伝達経路を制御していること，亜鉛シグナルの破綻が成長障害や骨代謝異常を伴う病気の原因となることを見いだした。

（1）成長と内分泌制御にかかわる亜鉛トランスポーターZIP14

ZIP14は*Slc39a14*遺伝子がコードする細胞膜表面に局在する亜鉛トランスポーターである（図7-2）。著者らはZIP14の遺伝子欠損マウスを解析し，ZIP14が長骨の伸長や全身の成長，糖新生に関与するホルモン受容体のシグナル伝達をポジティブに制御することを見いだした[19]。

1）*ZIP14*-KOマウスにみられる成長と骨代謝の異常

ZIP14-KOマウスは，成長遅延，斜頸，側彎，骨量低下および四肢短小等の骨代謝異常に起因する表現型を呈する（口絵-2-A）。軟骨細胞の分化は骨

伸長に重要であり，最終的に石灰化されて骨に置換される。ZIP14-KO マウスの軟骨成長板では形態学的な前肥大・肥大層の伸長が認められ，各層の分化マーカーであるインディアンヘッジホッグ（Indian hedgehog：Ihh）と 10 型コラーゲン（type10 collagen：Col10a1）の発現量も増加していた（口絵-2-B）。ZIP14 は通常は増殖層で高く発現しており，増殖軟骨細胞から肥大軟骨細胞への分化の制御における ZIP14 の関与が示唆された。

ZIP14-KO マウスの成長板において肥大化亢進が認められたことから，ZIP14 の作用点の候補として肥大化の亢進を制御する副甲状腺ホルモン関連ペプチド（parathyroid hormone-related peptide：PTHrP）に注目した。PTHrP の受容体である PTH1R は GPCR のひとつであり，PTH1R を介するシグナルは軟骨細胞の肥大化を抑制する役割を有することが知られている。PTHrP の結合で活性化された PTH1R はアデニル酸シクラーゼを活性化し，その結果として産生された環状アデノシン一リン酸（cyclic adenosine monophosphate：cAMP）は PKA（protein kinase A）の触媒サブユニットを核移行させて転写因子 CREB をリン酸化する。PTH1R のシグナル伝達を調べるために，新生仔マウスの肋骨から調製した初代軟骨細胞を PTHrP で刺激した。その結果，ZIP14-KO マウス由来の細胞では，CREB のリン酸化と PKA 触媒サブユニットの核移行の減弱化が認められ，さらにサイクリックヌクレオチド分解酵素であるホスホジエステラーゼ（phosphodiesterase：PDE）の活性の亢進に伴う cAMP 量の著明な減少が認められた。これらの異常は ZIP14 の過剰発現や亜鉛イオンの導入によって回復した。上記の結果は，ZIP14 を介する亜鉛シグナルが PDE 活性を抑制し，細胞内の cAMP 量を維持することによって GPCR シグナルを介した軟骨細胞の分化をポジティブに制御していることを示している。

2）ZIP14 は成長ホルモンの産生を制御する

全身の成長に重要な成長ホルモン（growth hormone：GH）は，脳下垂体において成長ホルモン放出ホルモン受容体（growth hormone releasing hormone receptor：GHRHR）を介した GPCR シグナル伝達によって産生が調節

されている。*ZIP14*-KOマウスに成長の遅延がみられることから，*ZIP14*-KOマウス由来の下垂体細胞のcAMPと亜鉛量を調べると両者とも減少が認められた。次に，GHRHRの応答性を検査するためにマウスにGHRHを投与すると，GH濃度の上昇が*ZIP14*-KOマウスではほとんど認められず，GH分泌不全様の表現型を呈していることが判明した。脳下垂体で産生されたGHは，肝臓に発現するGH受容体（growth hormone receptor：GHR）を刺激してインスリン様成長因子Ⅰ（insulin-like growth factorⅠ：IGF-Ⅰ）の産生を促し，このGH-IGF-Ⅰ axisが全身の成長に重要であることが知られている。そこでIGF-Ⅰの発現量を検証すると，*ZIP14*-KOマウス由来の肝臓ではIGF-Ⅰの発現量が減少していた。これらの結果から，ZIP14は細胞内のcAMP量の維持に貢献することで，GPCRシグナルを介したGHの産生を制御していることが明らかになった。さらにZIP14が肝臓のグルカゴン受容体を介した絶食時の糖新生反応を制御することも判明し，ZIP14は全身成長とエネルギー代謝に深く関与するGPCRシグナル伝達の新規制御因子であることが判明した。

すなわち，ZIP14の亜鉛シグナルがGPCRシグナル伝達をポジティブに制御して成長をコントロールしている様相が明らかになった（図7-4-左）[19]。また，これらの結果は，小腸から吸収された亜鉛イオンが，末梢細胞の表面に局在するZIP14などの亜鉛トランスポーターによって細胞内に導入されることが正常な細胞機能に重要であることを示している（図7-3-3）。

（2）成長と硬組織・結合組織形成にかかわる亜鉛トランスポーター ZIP13

*Slc39a13*遺伝子はゴルジ体に局在する亜鉛トランスポータータンパク質ZIP13をコードする。ZIP13は細胞内でホモ二量体を形成し，ゴルジ体から細胞質側への亜鉛輸送を担っている（図7-2）[20]。遺伝子欠損マウスとヒト遺伝性疾患の解析から，ZIP13の亜鉛シグナルが成長制御と硬組織および結合組織の形成に重要であることが判明した[18]。

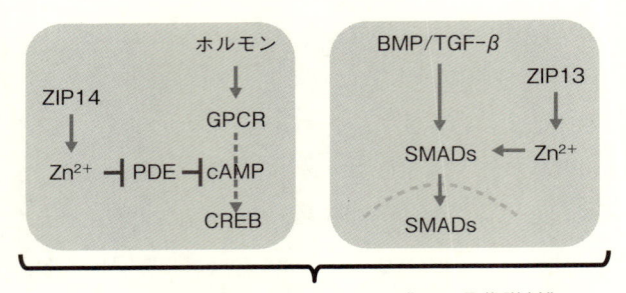

図7-4 成長や骨代謝制御には複数の独立した亜鉛シグナルが関与する
左：ZIP13 も ZIP14 もその機能損失は成長遅延や骨代謝異常を引き起こすが，それぞれの細胞における役割は異なる。ZIP14 による亜鉛シグナルは PDE 活性を抑制し，細胞内の cAMP 量を維持することによって GPCR シグナル伝達を促進して全身の成長を制御している。
右：ZIP13 による亜鉛シグナルは BMP/TGF-β シグナル経路において SMAD タンパク質の核移行を制御する。
正常な成長や骨代謝には複数の独立した亜鉛シグナルが機能することが必要とされる。

（文献 35 より改変）

1）*ZIP13*-KO マウスにみられる骨形成不全と歯形成異常

ZIP13-KO マウスは，3 週齢前後から成長遅延，歯形成不全，皮膚や眼の脆弱化や脊柱後彎などの硬組織および結合組織に多様な異常を呈する。*ZIP13*-KO マウスの長骨は野生型（WT）マウスと比べて短く（図7-5-左），脛骨の軟骨成長板においては肥大軟骨細胞の顕著な減少と軟骨細胞のカラム配列の乱れが観察され（図7-5-右），ZIP13 が増殖軟骨細胞から肥大軟骨細胞への分化と軟骨細胞のカラム配列構築に重要であることが示された。さらに*ZIP13*-KO マウスは骨量の減少と骨芽細胞機能の低下を認め（図7-5-左），ZIP13 がマウスの成長期における骨芽細胞と軟骨細胞の機能と分化に極めて重要であることが判明した。

ZIP13-KO マウスはさまざまな歯科的形態異常を呈し，例えば臼歯では歯根象牙質の著明な減少を認める（図7-6）。マウスの歯の発生は上皮間葉相互作用による歯冠形成が先行し，上皮系由来のエナメル芽細胞によるエナメル質

3. 亜鉛シグナルによる成長と骨代謝制御　179

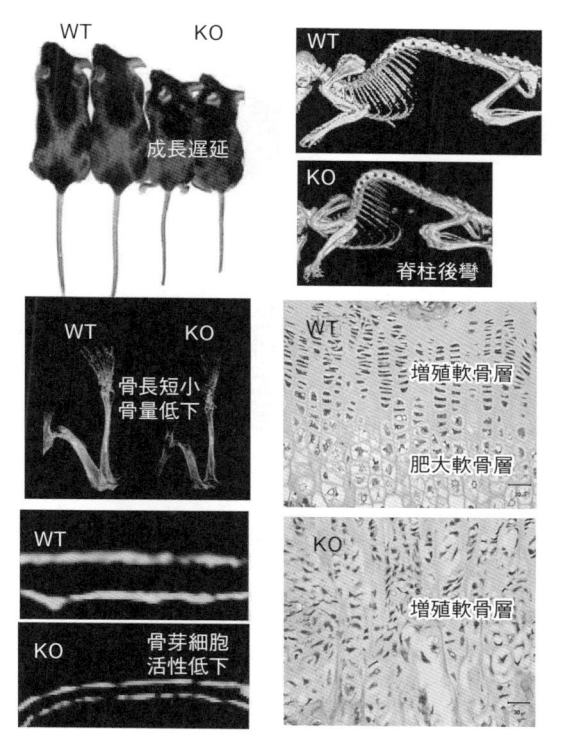

図7-5　ZIP13-KO マウスにおける骨形成不全

(文献18より改変)

ZIP13-KO マウスにおける成長遅延（左上），脊柱後彎（右上），骨量低下および短い長骨（左中：脛骨と大腿骨），骨芽細胞の機能低下（左下），軟骨細胞の分化抑制と軟骨カラム構造異常（右下：ヘマトキシリン・エオジン染色）

の分泌を伴う歯冠の完成は生後10日ごろまでに完了する。それに前後して歯根の伸長と間葉系由来の象牙芽細胞による象牙質の肥厚が開始する[21]。この歯根形成は生後10日前後から始まる現象であり，ZIP13-KO マウスにみられる歯根形成異常の時期は2～3週齢前後に現れる成長遅延や骨形成不全の時期と一致する。象牙質を産生する象牙芽細胞は通常はエナメル層歯髄側に整列しているが，ZIP13-KO マウスの象牙芽細胞は無秩序に配置されている（図7-6）。これらの結果は，前述の軟骨細胞と同様に象牙芽細胞の機能と整列制

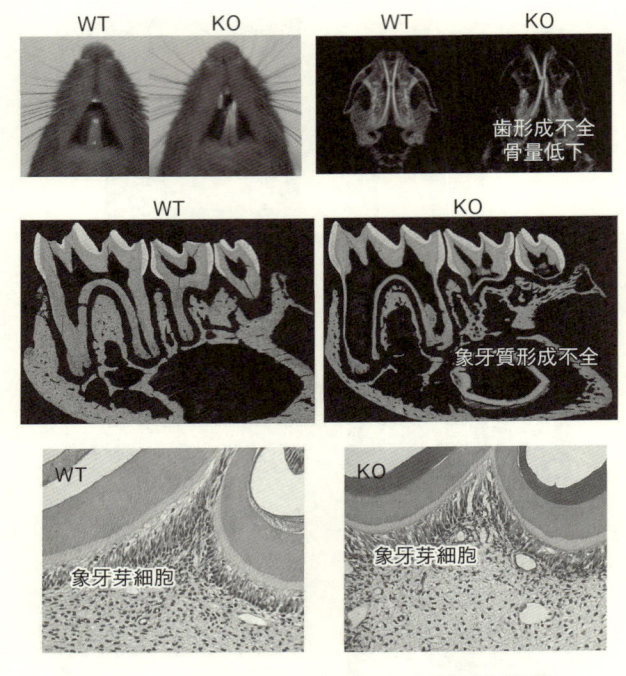

図7-6 *ZIP13*-KO マウスにおける歯形成不全
ZIP13-KO マウスにみられる切歯形態異常（上段），歯根の象牙質形成異常（右中），象牙芽細胞形態異常（右下：ヘマトキシリン・エオジン染色）

御にも ZIP13 は重要な役割を演じていることを示唆している。骨における表現型が骨芽細胞と軟骨細胞に起因しており，歯においては象牙芽細胞に起因することから，*ZIP13*-KO マウスの成長や硬組織における異常は総じて 2～3 週齢（マウスの成長期）前後から始まる間葉系細胞の機能異常を反映していると考えられる。

2）ZIP13 とヒト疾患

ZIP13-KO マウスの表現型はヒト系統疾患の特徴を有していた。そこで著者らは類似疾患を探索し，*ZIP13*-KO マウスの表現型と高い相関性を示す症例をポルトガルで見いだした。当該患者は，成長遅延，骨密度低下，脊柱異形成（脊柱扁平，脊柱彎曲），部分性無歯症，皮膚の脆弱化，青色強膜，窪目，

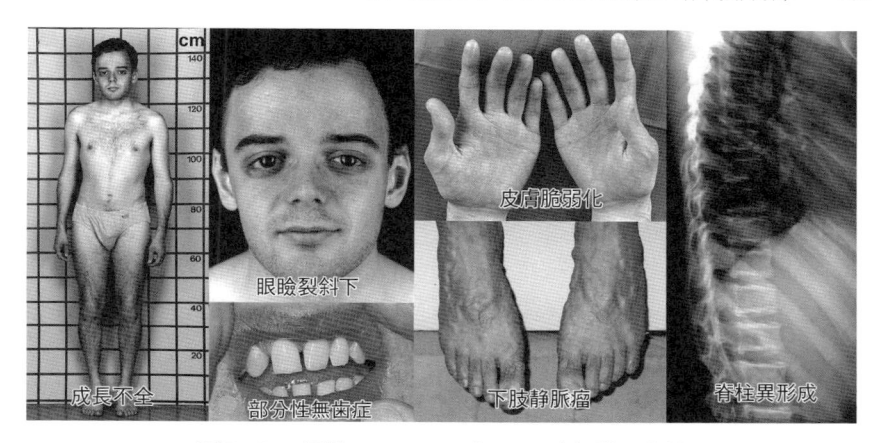

図7-7 新規エーラス・ダンロス症候群の症例
新しいタイプのエーラス・ダンロス症候群症例患者（ポルトガル人男性：22歳当時）が発症した低身長，窪目，眼瞼裂斜下，乱視，部分性無歯症，皮膚の脆弱化，下肢静脈瘤，脊柱異形成を示す．

眼瞼裂斜下といった骨形成不全症とエーラス・ダンロス症候群の特徴を有しており（図7-7），新しいタイプのエーラス・ダンロス症候群と診断された．現在は脊椎異形成型エーラス・ダンロス症候群（Spondylodysplastic Ehlers-Danlos Syndrome：SD-EDS）と呼称され[22]，他のグループからも同様の症例が報告されている[23]．遺伝子配列検査の結果，ZIP13の第1膜貫通ドメインにあるグリシン残基がアスパラギン酸に置き換わる点変異を当該患者に確認した．上述した*ZIP13*-KOマウスとSD-EDSの表現型における高い相関性と劣性遺伝形式から，*ZIP13*遺伝子がマウスとヒトにおける成長制御と硬組織の形成に極めて重要であることが明らかになった．

3）ZIP13による細胞内シグナル伝達経路の制御

ZIP13-KOマウス由来の細胞（*ZIP13*-KO細胞）を用いてDNA microarrayを行った結果，*ZIP13*-KO細胞ではBMP/TGF-βシグナル伝達経路が障害されており，実際にBMP4やTGF-βで刺激すると応答遺伝子の発現誘導が減弱化されていた．BMP/TGF-βシグナル伝達で重要な転写因子であるSMADの動態を精査すると，*ZIP13*-KO細胞においてSMADのリン酸化は

WTマウスと同等に誘導されたが，その核内移行は顕著に阻害されており，ZIP13 は SMAD の核内移行の制御に寄与することが示された．さらに，SD-EDS 患者にみられた点変異が ZIP13 の loss of function 型変異であることをレスキュー実験によって明らかにした．これらの結果から，ゴルジ体から細胞質へ亜鉛を移送する亜鉛トランスポーター ZIP13 が硬組織と結合組織の発生に重要であること，BMP/TGF-β シグナル伝達にかかわっていること，その機能不全が成長遅延と硬組織形成不全を伴う疾患の原因になることが判明した[18]（図7-4-右）．

成長遅延と骨形成不全は，亜鉛欠乏症の患者によくみられる症状である．そこで，ZIP13-KOマウスと SD-EDS 患者において血清内亜鉛濃度を精査したが，対照値と比較して有意な差は認められなかった．ZIP13 は亜鉛イオンの細胞内分布を制御する亜鉛トランスポーターである．ZIP13 の研究結果は，母乳や食物摂取を介してもたらされた亜鉛イオンの細胞全体における量的な制御に加えて（図7-3-3），細胞内の亜鉛イオンの分布制御も正常な細胞機能に重要であることを示している（図7-3-4）．

4．亜鉛シグナルは選択的に細胞機能を制御する

亜鉛が欠乏すると成長障害や骨密度の低下などが生じ，その原因は亜鉛イオンが酵素の活性中心やタンパク質の立体構造の維持に必要であるからとされてきたが，他章の著者も論じているように，亜鉛イオンがカルシウムイオンのようにシグナル因子として作用することの重要性が明らかになり，亜鉛シグナルの解明が必須微量元素としての亜鉛の生理作用を深く解明する手がかりのひとつになると思われる．

亜鉛トランスポーターのなかには発現細胞や局在が重複するものもあるが，表7-1や本章で示したように単一の亜鉛トランスポーター遺伝子欠損マウスが示す表現型はユニークであり，他のトランスポーターによる代償性はほとんどない．この事実は，亜鉛イオンが細胞内で無秩序に存在して細胞機能を制御

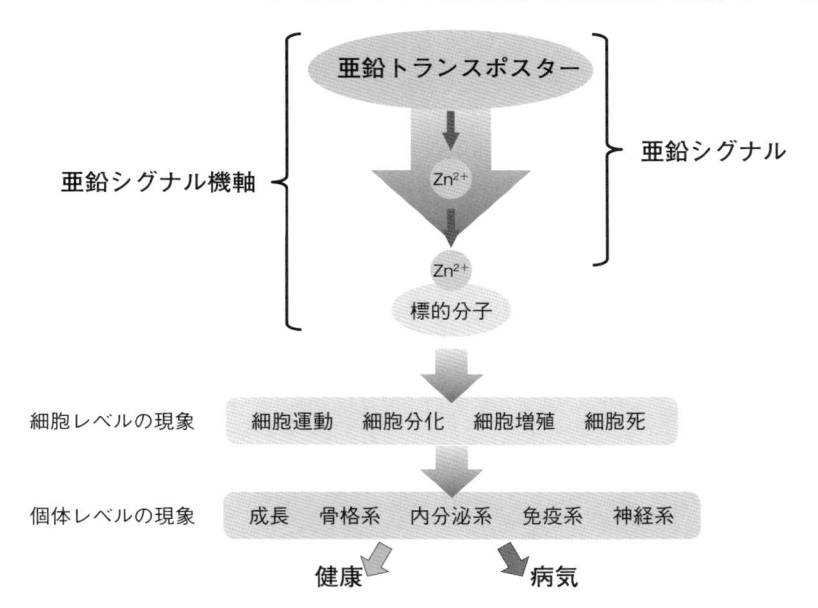

図7-8 亜鉛シグナル機軸――亜鉛シグナルは選択的に細胞機能を制御する
　それぞれの亜鉛シグナル機軸は特異的な標的分子を有し，選択的にシグナル伝達経路を制御することによって細胞機能の調節にかかわり，個体レベルの生命現象に貢献する．ひとつの亜鉛シグナル機軸の破綻は，その機軸に対して補填機構がない限り疾患や異常の原因となる．

(文献24より改変)

しているわけではないことを示している．実際に，ZIP13もZIP14も成長制御や骨代謝に関与するが，それらの亜鉛シグナルがコントロールする事象は異なっており，複数の独立した亜鉛シグナルが同種の生理学的現象に参加していることを強く示唆している（図7-4）．

　亜鉛トランスポーターの細胞における局在も表現型を定義づける要因であると考えられる．例えば，ZIP13とZIP14はともに軟骨成長板の増殖層に高い発現を認め，軟骨細胞の分化に重要であることが判明したが，それぞれの遺伝子欠損マウスの成長板では異なる表現型がみられた．すなわち，*ZIP13*-KOマウスでは形態学的に肥大層が縮小しているのに対し（図7-5），*ZIP14*-KO

マウスでは肥大化が亢進していた（口絵-2-B）。また，細胞膜に発現するZIP14の機能欠損が細胞内亜鉛レベルの減少をもたらすのに対して，ゴルジ体に発現するZIP13の機能欠損は亜鉛の細胞内分布に変化をもたらした。これらは，個別の亜鉛トランスポーターがその特徴に基づいて亜鉛シグナルと下流の標的分子を規定し（これを"亜鉛シグナル機軸"と定義する[24]，図7-8），この亜鉛シグナル機軸が選択的に細胞機能に作用してさまざまな生物学的事象を制御していることを示している。

　亜鉛シグナル機軸を規定する亜鉛トランスポーターの標的分子の同定とその標的分子への亜鉛の供与機構の解明は，成長制御や骨代謝の制御機構の理解に新しい知見をもたらすものと確信する。亜鉛シグナルを起点として，成長制御や骨代謝が関連する疾患はもとより，他の生物学的事象の理解と病気の治療方法の開発が発展することを期待したい。本書の執筆から5年後にどのような発見と研究展開がなされているのか，その想像はとても楽しく，その発展を祈念してペンを置きたいと思う。

文　献

1) Prasad A. S.：Discovery of human zinc deficiency and studies in an experimental human model. Am J Clin Nutr, 1991；53；403-412.
2) Andreini C., Banci L., Bertini I. et al.：Counting the zinc-proteins encoded in the human genome. J Proteome Res, 2006；5；196-201.
3) Kambe T., Yamaguchi-Iwai Y., Sasaki R. et al.：Overview of mammalian zinc transporters. Cell Mol Life Sci, 2004；61；49-68.
4) Fukada T. and Kambe T.：Molecular and genetic features of zinc transporters in physiology and pathogenesis. Metallomics, 2011；3；662-674.
5) Huang L. and Gitschier J.：A novel gene involved in zinc transport is deficient in the lethal milk mouse. Nat Genet, 1997；17；292-297.
6) Chowanadisai W., Lönnerdal B. and Kelleher S. L.：Identification of a mutation in SLC30A2 (ZnT-2) in women with low milk zinc concentration that results in transient neonatal zinc deficiency. J Biol Chem, 2006；281；39699-39707.
7) Wang K., Zhou B., Kuo Y.M. et al.：A novel member of a zinc transporter fami-

ly is defective in acrodermatitis enteropathica. Am J Hum Genet, 2002 ; 71 ; 66-73.
8) Kury S., Dreno B., Bezieau S. et al. : Identification of SLC39A4, a gene involved in acrodermatitis enteropathica. Nat Genet, 2002 ; 31 ; 239-240.
9) Sladek R., Rocheleau G., Rung J. et al. : A genome-wide association study identifies novel risk loci for type 2 diabetes. Nature, 2007 ; 445 ; 881-885.
10) Hardy A. B., Serino A. S., Wijesekara N. et al. : Regulation of glucagon secretion by zinc : lessons from the beta cell-specific Znt8 knockout mouse model. Diabetes Obes Metab, 2011 ; 13(Suppl. 1) ; 112-117.
11) Huang L., Yu Y. Y., Kirschke C. P. et al. : Znt7 (Slc30a7) -deficient mice display reduced body zinc status and body fat accumulation. J Biol Chem, 2007 ; 282 ; 37053-37063.
12) Huang L., Kirschke C. P., Lay Y. A. et al. : Znt7-null mice are more susceptible to diet-induced glucose intolerance and insulin resistance. J Biol Chem, 2012 ; 287 ; 33883-33896.
13) Frederickson C. J., Koh J. Y., Bush A. I. et al. : The neurobiology of zinc in health and disease. Nat Rev Neurosci, 2005 ; 6 ; 449-462.
14) Lee J. Y., Cole T. B., Palmiter R. D. et al. : Accumulation of zinc in degenerating hippocampal neurons of ZnT3-null mice after seizures : evidence against synaptic vesicle origin. J Neurosci, 2000 ; 20 ; RC79.
15) Sindreu C., Palmiter R. D. and Storm D. R. : Zinc transporter ZnT-3 regulates presynaptic Erk1/2 signaling and hippocampus-dependent memory. Proc Natl Acad Sci USA, 2011 ; 108 ; 3366-3370.
16) Yamashita S., Miyagi C., Fukada T. et al. : Zinc transporter LIVI controls epithelial-mesenchymal transition in zebrafish gastrula organizer. Nature, 2004 ; 429 ; 298-302.
17) Fukada T., Yamasaki S., Nishida K. et al : Zinc homeostasis and signaling in health and diseases : Zinc signaling. J Biol Inorg Chem, 2011 ; 16 ; 1123-1134.
18) Fukada T., Civic N., Furuichi T. et al. : The zinc transporter SLC39A13/ZIP13 is required for connective tissue development ; its involvement in BMP/TGF-beta signaling pathways. PLoS One, 2008 ; 3 ; e3642.
19) Hojyo S., Fukada T., Shimoda S. et al. : The zinc transporter SLC39A14/ZIP14 controls G-protein coupled receptor-mediated signaling required for systemic

growth. PLoS One, 2011 ; 6 ; e18059.
20) Bin B.H., Fukada T., Hosaka T. et al. : Biochemical characterization of human ZIP13 protein : a homo-dimerized zinc transporter involved in the Spondylocheiro dysplastic Ehlers-Danlos syndrome. J Biol Chem, 2011 ; 286 ; 40255-40265.
21) Fukada T., Asada Y., Mishima K. et al. : Slc39a13/Zip13 : A crucial zinc transporter involved in tooth development and inherited disorders. J Oral Biosci, 2011 ; 53 ; 1-12.
22) Warman M. L., Cormier-Daire V., Hall C. et al. : Nosology and classification of genetic skeletal disorders : 2010 revision. Am J Med Genet A, 2011 ; 155A ; 943-968.
23) Giunta C., Elcioglu N.H., Albrecht B. et al. : Spondylocheiro dysplastic form of the Ehlers-Danlos syndrome—an autosomal-recessive entity caused by mutations in the zinc transporter gene SLC39A13. Am J Hum Genet, 2008 ; 82 ; 1290-1305.
24) Fukada T., Hojyo S. and Furuichi T. : Zinc Signal : A New Player in Osteobiology. J Bone Miner Metab, 2013 ; 31 ; 129-135.
25) Kambe T., Weaver B. P. and Andrews G. K. : The genetics of essential metal homeostasis during development. Genesis, 2008 ; 46 ; 214-228.
26) Geiser J., Venken K.J., De Lisle R.C. et al. : A mouse model of acrodermatitis enteropathica : loss of intestine zinc transporter ZIP4 (Slc39a4) disrupts the stem cell niche and intestine integrity. PLoS Genet, 2012 ; 8 ; e1002766.
27) Dalton T. P., He L., Wang B. et al. : Identification of mouse SLC39A8 as the transporter responsible for cadmium-induced toxicity in the testis. Proc Natl Acad Sci USA, 2005 ; 102 ; 3401-3406.
28) Napolitano J. R., Liu M. J., Bao S. et al. : Cadmium-mediated toxicity of lung epithelia is enhanced through NF-kappaB-mediated transcriptional activation of the human zinc transporter ZIP8. Am J Physiol Lung Cell Mol Physiol, 2012 ; 302 ; L909-L918.
29) Galvez-Peralta M., He L., Jorge-Nebert L. F. et al. : ZIP8 zinc transporter : indispensable role for both multiple-organ organogenesis and hematopoiesis in utero. PLoS One, 2012 ; 7 ; e36055.
30) Cole T. B., Wenzel H. J., Kafer K. E. et al. : Elimination of zinc from synaptic

vesicles in the intact mouse brain by disruption of the ZnT3 gene. Proc Natl Acad Sci USA, 1999 ; 96 ; 1716-1721.
31) Adlard P. A., Parncutt J. M., Finkelstein D. I. et al. : Cognitive loss in zinc transporter-3 knock-out mice : a phenocopy for the synaptic and memory deficits of Alzheimer's disease? J Neurosci, 2010 ; 30 ; 1631-1636.
32) Inoue K., Matsuda K., Itoh M. et al. : Osteopenia and male-specific sudden cardiac death in mice lacking a zinc transporter gene, Znt5. Hum Mol Genet, 2002 ; 11 ; 1775-1784.
33) Nishida K., Hasegawa A., Nakae S. et al. : Zinc transporter Znt5/Slc30a5 is required for the mast cell-mediated delayed-type allergic reaction but not the immediate-type reaction. J Exp Med, 2009 ; 206 ; 1351-1364.
34) Wenzlau J. M., Juhl K., Yu L. et al. : The cation efflux transporter ZnT8 (Slc30A8) is a major autoantigen in human type 1 diabetes. Proc Natl Acad Sci USA, 2007 ; 104 ; 17040-17045.
35) Fukada T., Nishida K., Yamasaki S. et al. : Zinc signaling : A novel regulatory system on bone homeostasis, and immune and allergic responses. Clin Calcium, 2012 ; 22 ; 1707-1727.

第8章 亜鉛と糖尿病

福中彩子[*]，藤谷与士夫[*]

1. はじめに

　膵β細胞は生体内で高い亜鉛含有を示す。亜鉛は，膵β細胞においてインスリンの生合成や結晶構造形成に必要であることや，酸化ストレスに対して抗酸化作用を示すこと，さらに糖尿病患者や糖尿病モデルマウスでは膵臓での亜鉛の減少が認められることから，古くから糖尿病の発症や進行に亜鉛代謝異常が関与することが予想されていた。近年，ゲノムワイドな解析により，膵β細胞のインスリン顆粒膜上に局在する亜鉛トランスポーター ZnT8 をコードする *SLC30A8* 遺伝子が2型糖尿病の疾患感受性遺伝子のひとつであると同定され，糖尿病における亜鉛の役割に注目が集まっている。本章では，亜鉛と糖尿病についての最新の知見を紹介する。

2. 糖尿病とは

(1) 糖尿病の成因

　2008年に厚生労働省は，2007年の国民健康・栄養調査に基づき，日本の糖尿病患者数はさらに増加し，糖尿病あるいは予備群者が2,210万人にのぼると発表した[1]。この数字はこの10年間で800万人以上増加しているが，その背景には，日本の生活習慣の欧米化による肥満・内臓脂肪蓄積を基盤としたメタ

---

[*] 順天堂大学大学院医学研究科

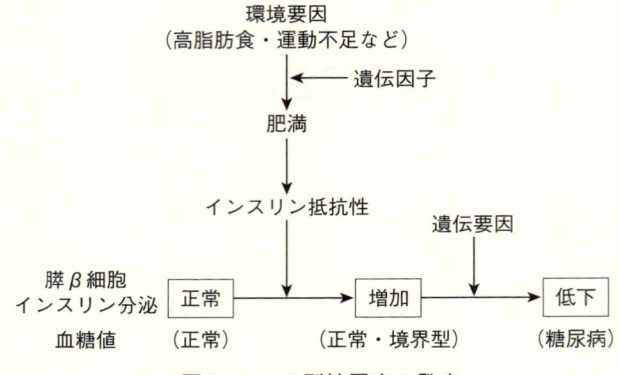

```
                環境要因
          (高脂肪食・運動不足など)
                   │ ←── 遺伝因子
                   ↓
                  肥満
                   │
                   ↓
              インスリン抵抗性       遺伝要因
                   │                │
   膵β細胞         ↓                ↓
  インスリン分泌  ┌正常┐ → ┌増加┐ → ┌低下┐
   血糖値       (正常)   (正常・境界型)  (糖尿病)
```

図8-1　2型糖尿病の発症

　2型糖尿病発症のメカニズムとして，次のような仮説が提唱されている。過食・高脂肪食・運動不足などの生活習慣の悪化が主な要因となって肥満が生じ，インスリン抵抗性が生じる。膵β細胞はこのインスリン抵抗性を代償するためにインスリン分泌を増強し高インスリン血症を示す。そのため一定期間は，血糖値を正常あるいは境界型に保つことができるが（代償期），最終的には膵β細胞の疲弊・機能不全をきたし（不全期），インスリン分泌が低下し糖尿病を発症する。

ボリックシンドロームの増加があげられる。こうしたメタボリックシンドロームに基づいたインスリン抵抗性状態が，遺伝的・体質的なインスリン分泌低下や膵β細胞機能の代償不全に加わることによって糖尿病を発症すると考えられている。インスリン分泌低下には主に遺伝因子が，インスリン抵抗性には過食，運動不足による肥満・内臓脂肪蓄積などの環境因子と遺伝因子の両方が関与していると考えられている（図8-1）。

　糖尿病はその病態から大きく，1型と2型に分類される。1型糖尿病は，主に自己免疫機序により膵β細胞が破壊され，インスリン分泌能が低下し発症する。一方，2型糖尿病では，インスリン分泌不全とインスリン抵抗性という2つの要因が相互に関連し，糖尿病を発症すると考えられている。日本の糖尿病患者の95%は2型で，3～5%が1型とされる。

（2）インスリン分泌とインスリンの作用

　糖尿病は，膵臓から分泌されるインスリンの量的不足または作用不足により，血液中のグルコースの利用が低下し，その結果，慢性的に血糖値が高い状態を呈する病態である[2]。

　ランゲルハンス島（膵島）は膵臓全体の約1%を構成し，主に4つの内分泌細胞から成る。グルカゴンを分泌するα細胞，インスリンを分泌するβ細胞に加えて，δ細胞とPP細胞が存在し，それぞれソマトスタチンと膵ポリペプチドを合成・分泌する。これらの4つの細胞から放出されるそれぞれのホルモンは自身の細胞，または周囲の他の細胞を制御しながら，協調してグルコースの恒常性維持を担っていると考えられている[2]。

　インスリンは血糖降下作用を有する唯一のホルモンであり，血糖降下作用に加えて，グリコーゲンや脂肪などの新生を促進する。グルコースはそのアルデヒド基の反応性の高さゆえ，生体内のタンパク質と糖化反応を起こし，血管に障害をもたらす。血糖値がある一定範囲に保たれることは重要であり，インスリンはこのような血糖値の恒常性維持に必須の役割を果たす。

　インスリン分泌は膵β細胞外のグルコース濃度によって制御される。グルコースはグルコーストランスポーターを介して膵β細胞内に取り込まれ，代謝されることでATPが産出される。細胞内ATP濃度の増加により，細胞膜上のATP感受性K^+チャネル（K_{ATP}チャネル）が閉鎖し，膜の脱分極，電位依存性Ca^{2+}チャネルの開口によるCa^{2+}の流入，Ca^{2+}濃度の増加を経てインスリン分泌が惹起される（図8-2）。インスリン分泌障害のメカニズムとして，グルコースが細胞内で代謝される過程，ATP産出過程，K_{ATP}チャネルの異常などが考えられる。

　インスリンは，インスリン受容体を介したシグナル伝達経路により，グルコーストランスポーターであるGlut4の膜への移行を促進し，種々の臓器でグルコースの取り込みを増やすことによって，血糖値を調節している（図8-3）。またこのほかにもインスリンは，グリコーゲン合成，タンパク質合

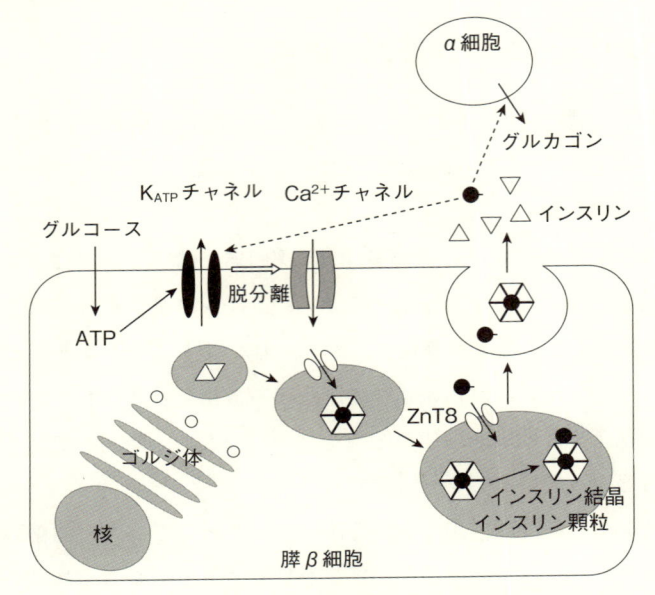

図8-2 インスリン分泌の分子機構と亜鉛の関与

　細胞内に取り込まれたグルコースは代謝・分解されてATPを産生する。ATPが細胞膜を脱分極させ，カルシウムが流入し，細胞内カルシウムの増加によりインスリンが細胞外に放出される。インスリン顆粒膜上に存在するZnT8を介して亜鉛が供給されることによりインスリンは結晶構造を形成する。亜鉛はインスリンとともにグルコース刺激により分泌される。

成，脂肪酸合成，糖新生抑制，脂質分解抑制，抗アポトーシス，細胞増殖など，さまざまな作用を発揮し，血糖値を調節している[2]。インスリンが効きづらくなるインスリン抵抗性は，運動不足などの環境要因によって引き起こされる以外にも，インスリンレセプター遺伝子の異常やGlut4の発現低下や活性抑制といった遺伝要因によっても惹起されることが知られている。

（3）糖代謝における臓器相関

　これまで，インスリンを分泌する膵β細胞と，インスリン標的臓器でしかも主要な糖代謝臓器である肝臓や骨格筋が糖尿病の成因や病態を考えるうえで重

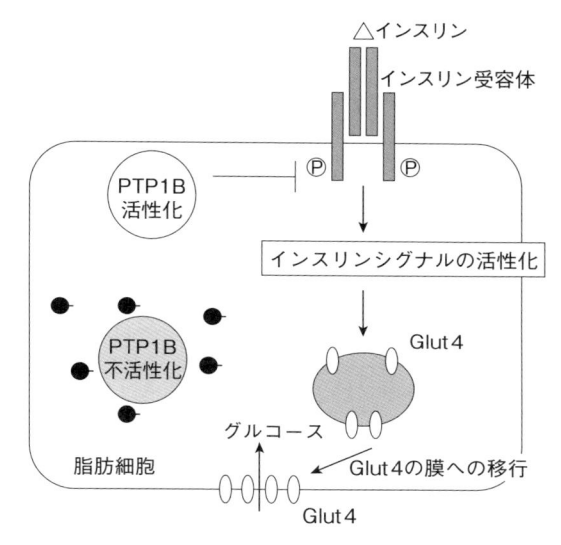

図8-3 インスリンシグナルと亜鉛のインスリン様作用

インスリンが肝臓や筋肉の細胞に作用するにはまず細胞表面のインスリンレセプターに結合する。その後インスリンシグナル経路を介し、グルコーストランスポーター（Glut4）を活性化し、グルコースを細胞外から細胞内へと取り込む。また、インスリンは、取り込んだグルコースからグリコーゲンを合成・貯蔵したり、エネルギーとして燃焼させる。亜鉛はPTPaseの活性を阻害し、インスリンシグナル経路を活性化すると考えられている。

要視されてきた。これらに加え、最近、脂肪細胞、中枢神経系、また消化管の糖尿病発症における役割が注目されている（図8-4）。2型糖尿病の原因として、疫学的に肥満との関連が深いという事実は、脂肪組織の関与を示唆している。脂肪組織は単に脂肪蓄積のための臓器ではなく、多数のホルモンやサイトカインを分泌する内分泌臓器であり、脂肪細胞から分泌されるアディポカインの異常により、肝臓や骨格筋におけるインスリン抵抗性が惹起される。さらに脂肪細胞から分泌されるレプチンは、視床下部に存在する受容体に作用することで、通常は食欲抑制やエネルギー消費亢進を介して肥満へのブレーキとなるが、レプチン作用不足やレプチン抵抗性が生じると肥満の原因となる（図8-5）。つまり、レプチン抵抗性を初めとする中枢神経系を介するエネルギー

194　第8章　亜鉛と糖尿病

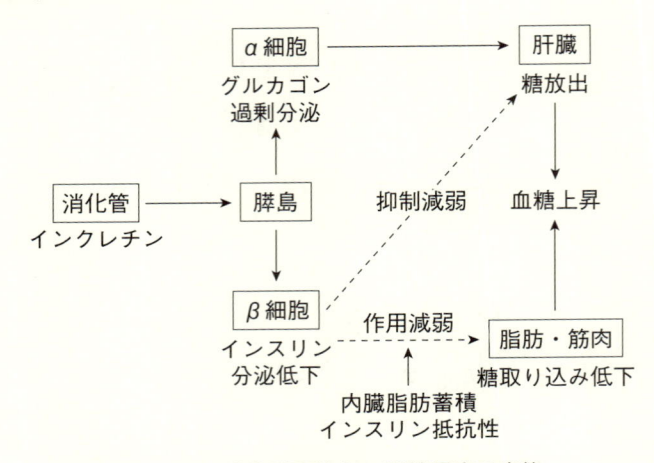

図8-4　糖代謝調節と2型糖尿病の病態

　膵島にはインスリンを分泌するβ細胞と，グルカゴンを分泌するα細胞が存在する。糖尿病ではβ細胞からのインスリン分泌が低下し，筋肉や脂肪細胞への血液中のブドウ糖の取り込みが低下し，血糖値が上昇する。グルカゴンは肝臓に働き，肝臓に貯蔵しているグリコーゲンなどからグルコースを産生し，血液中に放出する。グルカゴンは健康状態では空腹時に分泌され，血糖値が下がりすぎないように肝臓から糖を放出させ血糖値を維持する。食後は食事から摂取する糖質が血液中に流れ込んでくるので，肝臓からの糖の放出は必要なく，グルカゴンの分泌は抑えられ，肝臓からの糖の放出もほとんどみられない。糖尿病状態では，食後にもグルカゴン分泌が抑制されず，食後高血糖の一因となる。ここに関与すると考えられているのが，消化管由来のインクレチンホルモンの作用低下である。

消費低下メカニズムが，肥満や2型糖尿病の成因として重要である。また，栄養素の摂取に伴い消化管から分泌され，膵β細胞からのインスリン分泌を促進する消化管ホルモン（インクレチン）は，食後の高血糖を抑制する重要な役割を果たしている。このように糖代謝制御には，膵β細胞，骨格筋，肝臓のみならず，脂肪組織，中枢神経系，消化管なども関与していることが明らかになってきた[2]。そのため，これらの臓器の間のクロストークやネットワークの仕組みとその調節メカニズムを解明することが，糖尿病の病態解明の鍵となると考えられる。

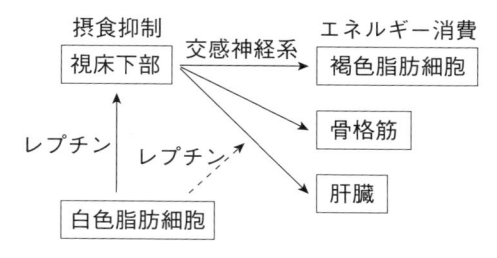

図8-5 レプチンによるエネルギー代謝調節
レプチンは主として視床下部を介して摂食を抑制し，末梢標的臓器におけるエネルギー消費を亢進させる．

（4）糖代謝調節における病態基盤

臓器ネットワークの破綻となる病態基盤として炎症，酸化ストレス，小胞体ストレスあるいはミトコンドリアにおける酸化的リン酸化の低下が注目されている（図8-6）。これらの異常はいずれも一部は遺伝的素因により規定され，また高脂肪食，運動不足などの生活習慣によっても引き起こされる。さらに，これら一連の病態は相互に悪化させる悪循環の関係にあり，その結果，脂肪細胞でのアディポカインの異常や，膵β細胞ではインスリンの分泌低下が観察される。また肝臓や筋肉では脂肪の蓄積や炎症が惹起され，最終的に2型糖尿病が発症する[2]。

3．糖尿病における亜鉛の関与

亜鉛は必須微量金属元素のひとつであり，糖尿病と亜鉛との関連はさまざまな研究により示唆されている。1930年代に，糖尿病患者では膵臓の亜鉛量が50%減少することが報告され，亜鉛と膵臓と糖尿病の関係が示唆されていた[3]。また，亜鉛欠乏で膵β細胞のインスリン顆粒の減少や[4]，グルコース応答性のインスリン分泌の減少も報告されている[5]。

糖尿病患者および糖尿病モデル動物では亜鉛の尿中排泄量が増加することが

第8章 亜鉛と糖尿病

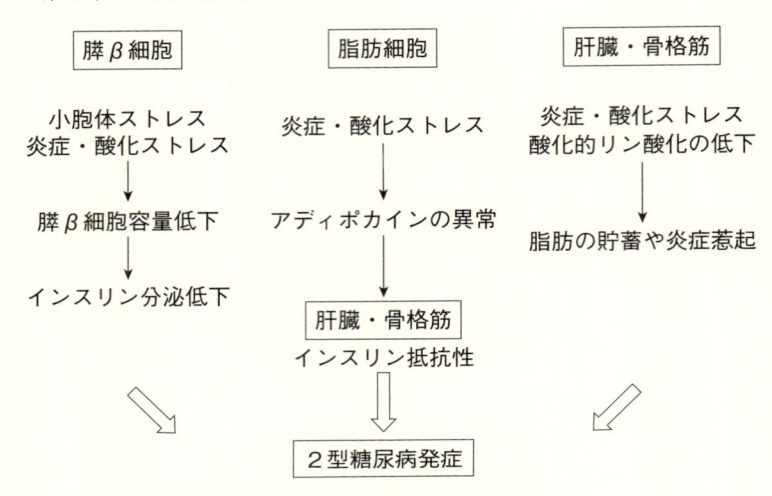

```
    [膵β細胞]              [脂肪細胞]              [肝臓・骨格筋]
    
  小胞体ストレス           炎症・酸化ストレス       炎症・酸化ストレス
  炎症・酸化ストレス                              酸化的リン酸化の低下
        ↓                      ↓                      ↓
  膵β細胞容量低下          アディポカインの異常     脂肪の貯蓄や炎症惹起
        ↓                      ↓
  インスリン分泌低下          [肝臓・骨格筋]
                           インスリン抵抗性
        ↘                    ↓                    ↙
                        [2型糖尿病発症]
```

図8-6 糖代謝調節の基盤病態

炎症,酸化ストレス,小胞体ストレスあるいはミトコンドリアにおける酸化的リン酸化の低下が,2型糖尿病の病態形成に深くかかわる。亜鉛欠乏は酸化ストレスや小胞体ストレスを惹起することが知られている。

報告されている。一方で,糖尿病患者における血清亜鉛量の動きは軽微であり,尿中排泄量と比較すると優位な差が観察できなかった。そのため糖尿病患者の亜鉛代謝における変動の指標として,より鋭敏な変動を示す尿中亜鉛量を用いることが望ましいことが示されている[6]。

さまざまな2型糖尿病モデルマウスにおいても,膵臓内の亜鉛濃度の減少が報告されている。例えば,レプチンレセプターに変異を持つ*db/db*マウスへの亜鉛の補充は,膵臓内の亜鉛量が増加し,高血糖症や高インスリン血症を減弱させる。逆にこのマウスに亜鉛欠乏食を与えると,血中インスリン濃度が減少して高血糖症が悪化することが観察されている[7]。一方でレプチンに異常を持つ*ob/ob*マウスにおいて,亜鉛の補充は膵島のインスリン量を上昇させ,絶食時の高血糖症や高インスリン血症を減弱させた。またグルコース応答性の高濃度のインスリン分泌が減弱することも報告されている[8]。亜鉛の糖代謝への影響は,1型糖尿病モデル動物でも調べられており,ストレプトゾトシン

(STZ)を投与して作製した高血糖ラットに亜鉛を腹腔内投与すると、メタロチオネインが誘導され、血糖値が低下することが報告されている[9]。

糖尿病における血糖値改善の亜鉛の作用機序として、チロシンホスファターゼの活性阻害が指摘されている[10]。亜鉛はPTP1Bなどのチロシンホスファターゼの活性を阻害することで、インスリンレセプターのチロシン残基のリン酸化を促進する。この細胞内情報伝達の初期過程の亢進により、脂肪細胞などの末梢組織においてグルコーストランスポーター（Glut4）によるグルコースの吸収が増強することから、亜鉛はインスリン様作用を発揮することが示唆されている[10]（図8-3）。

4．糖尿病における亜鉛の役割

（1）インスリン生合成

亜鉛は膵臓に豊富に存在し、特に膵β細胞のインスリン分泌顆粒内に濃縮され、その濃度は約20 mMにもなることが知られている。膵β細胞におけるインスリンの合成・貯蔵・分泌の量は、正確に調節されており、亜鉛がこれらの過程の異なる段階において重要な役割を担っていることがいくつかの研究により明らかにされている[11]。

1920年代に、亜鉛がインスリンの結晶構造の形成に重要であることが示唆され、その後X線結晶構造解析により、2つの亜鉛イオンが6つのHisB10残基と結合することでインスリン六量体を形成することが判明した。インスリンの生合成は以下のように行われる。小胞体では、プレプロインスリンがシャペロンの助けを借りて、ジスルフィド結合により正しい三次元構造をとる。このフォールディングはゴルジ体でプロインスリン六量体を形成するのに必要である。2つのプロインスリン二量体はそれぞれのHisB10残基と2つの亜鉛イオンを介して相互作用することでプロインスリン四量体を形成する。その後さらに二量体ユニットと結合し、亜鉛2-プロインスリン6の六量体を形成する。

ゴルジ体から分泌顆粒内へ移行すると，未成熟な亜鉛-プロインスリン六量体から亜鉛-インスリン六量体へと変換される。亜鉛-プロインスリン六量体は水溶性であるが，分泌顆粒の酸性化に伴い亜鉛-インスリン六量体は結晶構造を形成する。グルコース刺激に応じて分泌顆粒内に蓄えられた亜鉛-インスリン六量体は，インスリンと亜鉛に解離するが，予想される2:6の割合の亜鉛：インスリンの存在比とは異なり，その2倍の亜鉛が含まれていたことから，余分な亜鉛はインスリン-亜鉛六量体から水分子を解離させるのに必要であると考えられている。このように亜鉛は，インスリン六量体の形成，さらにはインスリンの結晶構造形成に必要とされることが知られている。

　モルモットなどの一部の脊椎動物はHisB10を失っており，インスリンに構造的な変化がみられる。そのため，これらの種では，プロインスリンは二量体や六量体を形成せず，もちろんインスリンの結晶構造も形成されない。この結果と一致して，モルモットの膵β細胞内では亜鉛は検出されない。ヒトの患者でHisB10のヒスチジンがアスパラギン酸に置換された変異体（His-B10-Asp）が存在する。この患者ではインスリン結晶構造を形成できず，高プロインスリン血症を呈し，耐糖能に異常がみられる[12]。

　インスリン六量体が膵β細胞から分泌される時には，活性のあるインスリン単量体と亜鉛が共分泌される。分泌された亜鉛は，隣り合う細胞（例えばα細胞）にパラクライン的に作用することや，もしくはβ細胞から放出されるインスリンの分泌を抑制するとの報告もある[13]（図8-2）。

（2）抗酸化作用

　亜鉛はアポトーシスによる細胞死の調節にも働いていることが知られており，インスリノーマMIN6細胞やヒトβ細胞を亜鉛欠乏状態にすると細胞死を誘発することも報告されている[14]。また亜鉛は，膵β細胞に比較的高濃度で存在する抗酸化酵素であるカタラーゼやペルオキシダーゼ，スーパーオキシドジスムターゼなどの多くの酵素のコファクターとして重要である。このように，亜鉛は抗酸化作用を持つことにより，糖尿病の発症原因となる膵β細胞内

での酸化ストレスを軽減していると考えられている。食事性亜鉛によって誘導されるメタロチオネインの合成は，細胞内亜鉛の貯蔵や細胞内の還元調節に深く関与する。メタロチオネインはヒドロキシラジカルに対して，スカベンジャー的役割を持つことにより，細胞保護的効果を持つ。それゆえ，亜鉛とメタロチオネインの複合体は，α細胞やβ細胞をフリーラジカルや酸化ストレスから保護する役割を果たしている可能性がある。これを支持する結果として，メタロチオネイン過剰発現マウスでは，膵臓の亜鉛量が増加することにより，ストレプトゾトシン（STZ）によって誘導される高血糖の改善がみられている[15]。

（3）亜鉛代謝関連分子

膵β細胞への亜鉛の供給は，膵β細胞中に豊富に存在するZnT8やメタロチオネインによって担われていると予想される。亜鉛代謝と糖尿病の関連に関しては1930年代から報告されてきたが，遺伝子レベルでの解析は，1塩基多型（single nucleotide polymorphism：SNP）を利用した全ゲノム相関解析法（genome-wide association study：GWAS）により初めて可能となった。すなわち膵β細胞のインスリン顆粒膜上に存在する亜鉛トランスポーターZnT8のSNP（325番目のトリプトファン残基がアルギニン残基に変換）が2型糖尿病疾患感受性遺伝子のひとつであることが報告され，注目を集めることとなった[16]。32コホートのメタアナリシスにより，ZnT8のリスクアリル患者（アルギニンアイソフォーム）では14％ほど2型糖尿病発症の可能性が増加することが明らかにされ[17]，また，グルコース応答性インスリン分泌の第1相が減少していることも報告されている[18]。さらに，ZnT8の3′非翻訳領域の1塩基置換も絶食時のグルコースレベルを増加させることが報告されており，このような患者では亜鉛の取り込みと絶食時のグルコース濃度とは逆の相関性があることがわかっている。興味深いことに，メタロチオネインの1塩基置換も2型糖尿病と関連することが最近報告されており[19]，このことは適切な亜鉛代謝と血糖値のコントロールに関連性があることを示唆している。

5. 糖尿病における亜鉛トランスポーターの役割

(1) 膵β細胞における亜鉛トランスポーターの発現と機能

亜鉛の恒常性は亜鉛トランスポーターによって担われており,亜鉛トランスポーターは ZnT と ZIP に分類されている。それらの詳しい解説は他のすぐれた総説を参照されたい[20]。ZnT は細胞質から細胞外へと亜鉛を輸送し,一方,ZIP は細胞外から細胞質へと亜鉛を輸送する。哺乳類において ZnT は 9 種類,ZIP は 14 種類存在し,それぞれが協調して,もしくは組織特異的に機能することが知られている[21]。また細胞内亜鉛の分布はメタロチオネインによって制御されている。

ZnT8 は膵β細胞特異的に高発現することが知られているが,β細胞以外にもα細胞や PP 細胞に発現している。ただし,δ細胞ではほとんど検出されない[22]。大腸菌の ZnT ホモログである YiiP の結晶構造解析に基づいた ZnT8 のホモロジーモデリング解析により,ZnT8 は他の ZnT と同様,細胞質側に面したカルボキシル末端側で単量体同士が結合し,Y 字型の二量体を形成すると考えられている。前述の 2 型糖尿病リスクアリル型の 325 番目のアルギニン残基は,二量体形成や亜鉛輸送に重要な ZnT8 の細胞質側に面したカルボキシル末端側に位置している。この 325 番目のアミノ酸残基の意義について調べるために,インスリノーマ INS-1 細胞にアルギニン残基 ZnT8 (R325) とトリプトファン残基の ZnT8 (W325) を過剰発現させたところ,グルコース応答性のインスリン分泌や膜電位に両者の差異はなかったが,リスクアリル型を過剰発現させた場合にはインスリン顆粒内への亜鉛輸送の減少が観察された[23]。リスクアリル型でなぜインスリン顆粒内への亜鉛の輸送が減少するのかを明らかにすることは,ZnT8 リスクアリル保有者における糖尿病発症機序の解明に繋がるものと期待される。

一方で,グルコースやサイトカインの刺激により亜鉛トランスポーターの発

現調節が行われることも知られている。マウスの膵β細胞で 16.7 mM のグルコースに 24 時間培養すると，ZnT8 の発現に変化はみられないが，ZIP6，ZIP7，ZIP8 の発現が上昇し，同じ条件では MT1 や MT2 の発現は減少することが観察されている。高血糖に曝されると，膵β細胞は細胞質内の亜鉛量を増加させ，酸化ストレスへ対応しているのかもしれない。また炎症性サイトカイン（IL-1β，TNF-α）は ZnT8 の発現を低下させることから，膵炎などを伴う糖尿病では ZnT8 の発現は減少することが予想される。さらに膵β細胞特異的転写因子 MafA の欠損マウスでは ZnT8 の発現がみられないことから，ZnT8 の発現は MafA に依存すると考えられている。MafA は糖尿病などの高血糖状態では，その発現あるいは活性が低下することが知られており，著者らは 2 型糖尿病モデルマウスにおいて，その発症初期から膵β細胞における ZnT8 の発現が減少することを報告している[22]。このように，ZnT8 の発現は，2 型糖尿病時の高血糖や炎症により減少する。

ZnT8 の生理的役割を明らかにするために，全身の ZnT8 欠損マウスがさまざまな研究グループで作製された[23,24]。ZnT8 欠損マウスの膵β細胞ではインスリン結晶構造の形成が不完全であり，比較的軽度な耐糖能の異常が観察された。ZnT8 欠損マウスのインスリン顆粒は，可溶化したインスリンで満たされているのかもしれない。

著者らは，膵β細胞特異的に ZnT8 を欠損するマウスを作製し，機能解析を行った。その結果，このマウスでは，食後に膵β細胞からのインスリン分泌はコントロールマウスよりも増加しているにもかかわらず，末梢血中のインスリン濃度は減少するという乖離を認めた。さらに詳細な解析を行ったところ，膵β細胞からインスリンと共分泌される亜鉛には，肝臓でのインスリン分解を抑制する働きがあることを見いだした。このことから ZnT8 欠損マウスでは肝臓におけるインスリン分解を抑制できないために，末梢組織へ向かうインスリンレベルを高く維持できず，耐糖能障害を引き起こすものと考えられた。また，ZnT8 欠損マウスから得られた知見と同様，ZnT8 リスクアリル保有者においてもインスリン分解の調節障害を有していた。このようなインスリン分解の異

常によって膵β細胞に慢性的にインスリン分泌負荷を強いることがZnT8による糖尿病発症リスク上昇の背景に存在するのかもしれない。

ZnT8欠損マウスの解析結果から，ZnT8はインスリンの結晶構造の形成には寄与しているが，インスリンの生合成には影響しないことが示唆された。膵β細胞にはZnT8以外にもゴルジ体や小胞体に局在するZnT5やZnT7が発現していることが報告されており，ZnT5やZnT7がインスリンの生合成にかかわるのかもしれない。これらのZnTは，ユビキタスに発現することが知られており，ニワトリDT40細胞ではZnT5はZnT6とともに機能的なヘテロ二量体を形成することから，ZnT6も膵β細胞に発現している可能性が考えられる[21]。

分泌タンパク質の合成が盛んな膵β細胞は，恒常的に小胞体ストレス状態に曝されている。また亜鉛欠乏は小胞体ストレスを惹起することが知られており，MIN6細胞を亜鉛欠乏状態で培養すると小胞体ストレスが容易に惹起される。$ZnT5$遺伝子の転写が小胞体ストレスで誘導され，その誘導が小胞体ストレスで活性化される転写因子XBP1により制御されていることから，ZnT5/ZnT6ヘテロ複合体は小胞体ストレスを回避するためのフィードバック機構を有している。分泌経路に局在するこれらのZnTは，膵β細胞の恒常性を維持する際に重要な役割を果たしているのかもしれない。

(2) α細胞におけるZnT8の役割

免疫組織染色を行うと，ZnT8はβ細胞に比べてα細胞での発現が低い。α細胞からのグルカゴンの分泌はβ細胞によって抑制されることが報告されており，このメカニズムとして，インスリン自体，もしくはインスリン顆粒内に存在しインスリンとともに分泌される亜鉛，あるいはインスリン顆粒とは別の小胞に蓄えられているγアミノ酪酸（GABA）の分泌を介する系が考えられている[25]。亜鉛は膵β細胞膜に存在するスルホニル尿素受容体（SUR1）の細胞外領域の2つのヒスチジン残基に結合することにより，K_{ATP}チャネルを活性化することが示されている[26]。そのため，インスリンとともに放出される亜鉛

が α 細胞の K_{ATP} チャネルに結合して，膜の脱分極を抑制することによりグルカゴン分泌を抑制するものと考えられている（図8-2）．しかしながら ZnT8 欠損マウスでは血清中のグルカゴンの濃度に変化はみられないことから[27]，亜鉛の α 細胞からのグルカゴン分泌抑制機構についてはさらなる解析が必要である．

（3）1型糖尿病における ZnT8 の役割

1型糖尿病とは，おもに自己免疫応答を介して膵 β 細胞が破壊され，インスリン分泌が枯渇して発症する糖尿病をいう．患者血清中には GAD 抗体（Glutamic acid decarboxylase antibody）や IA-2 抗体（insulinoma-associated antigen-2 antibody），インスリン自己抗体（insulin autoantibody：IAA）あるいは膵島抗体（islet cell antibody：ICA）など，膵島細胞構成成分に対する抗体が検出される[2]．一方，1型糖尿病の発症前からこれらの自己抗体が陽性の例も存在することが知られており，発症前にこれらの抗体を検出することにより，発症の予知や予防に役立たせようと考えられている．

ZnT8 もまたヒトの1型糖尿病の主要な自己抗原であることが近年明らかにされ，糖尿病発症前のマーカーとなることが報告された[28]．また，新規に1型糖尿病を発症した患者の60～80%で ZnT8 は自己抗体の標的となることが明らかにされ，さらに，ZnT8 の抗体は上述の抗体と併用することで，98%の感度で1型糖尿病の発症を検出できる．

6. 肥満と亜鉛

近年，エネルギー代謝の恒常性維持における臓器間相互作用の重要性が注目されている．エネルギー代謝調節機構のひとつとして重要なのが，レプチンを媒介とするシステムである（図8-5）．レプチンは脂肪組織から分泌されて血液中を流れ，脳の視床下部に作用し，摂食抑制や交感神経系活性化によるエネルギー消費の増加などをもたらすアディポカインの一種である．亜鉛欠乏によ

り脂肪細胞からのレプチンの分泌量が減少するなどの報告はあるが，肥満における亜鉛が果たす役割はほとんどわかっていない。

　メタロチオネインにはMT1からMT4までのアイソフォームが存在し，MT1とMT2は広く全身に発現する一方，MT3は脳，特に視床下部に発現が高いことが知られている。MT1/MT2欠損マウスでは肥満を呈することがこれまで知られていた。最近，MT3欠損マウスのオスは10週齢を過ぎると肥満を呈することが明らかにされ，これはレプチン受容体の発現低下によるものであることが判明した。この機序は，視床下部においてMT3から遊離した亜鉛がERKのリン酸化を惹起し，レプチン受容体の発現を上昇させることによる[29]。一方，ZnT7欠損マウスでは，血清中のレプチン量減少を伴う脂肪組織の減少が観察できるが，このマウスに高脂肪食を負荷すると，インスリン抵抗性を示す[30]。このように，亜鉛代謝関連因子の欠損マウスが，肥満やインスリン抵抗性に関与するとの報告が最近相次いでいることから，近い将来，肥満や糖尿病の病態形成における亜鉛の分子機序解明が待ち望まれる。

7．おわりに

　糖尿病における亜鉛や亜鉛トランスポーターの役割が分子レベルで徐々に明らかになってきた。医薬品としての亜鉛に強い関心が持たれているのは，亜鉛の持つ多様な生物活性によるものであろう。鉄や銅はその原子価の変化によって広く生体内の酸化還元反応とかかわり，生体内の代謝に重要な役割を果たすが，その反応性ゆえに取り扱いが難しい。一方，亜鉛は酸-塩基反応における酵素の中心金属として，酸としてほどよい強さを有し，さらに生体内の種々の低分子，高分子と配位結合できる。このような背景から，近年亜鉛錯体の開発が精力的に行われている[31]。糖尿病において亜鉛がアミロイドの形成を抑制するとの報告もあることから，今後，亜鉛や亜鉛トランスポーターを標的とした医薬品の開発が望まれる。

文 献

1) 厚生労働省健康局総務課生活習慣病対策室：平成19年国民健康・栄養調査の概要．2008.
2) 門脇　孝，佐倉　宏，戸澄一之・他（編）：カラー版糖尿病学―基礎と臨床．西村書店，2007.
3) Scott D. A. and Fisher A. M.：The Insulin and the Zinc Content of Normal and Diabetic Pancreas. J Clin Invest, 1938；17；725-728.
4) Boquist L. and Lernmark A.：Effects on the endocrine pancreas in Chinese hamsters fed zinc deficient diets. Acta Pathol Microbiol Scand, 1969；76；215-228.
5) Huber A. M. and Gershoff S. N.：Effect of zinc deficiency in rats on insulin release from the pancreas. J Nutr, 1973；103；1739-1744.
6) 垂井清一郎：日本臨牀，1958；16；2071-2086.
7) Simon S. F. and Taylor C. G.：Dietary zinc supplementation attenuates hyperglycemia in db/db mice. Exp Biol Med (Maywood), 2001；226；43-51.
8) Begin-Heick N., Dalpe-Scott M., Rowe J. et al.：Zinc supplementation attenuates nsulin secretory activity in pancreatic islets of the *ob/ob* mouse. Diabetes, 1985；34；179-184.
9) Yang J. and Cherian M. G.：Protective effects of metallothionein on streptozotocin-induced diabetes in rats. Life Sci, 1994；55；43-51.
10) Haase, H. and Maret W.：Protein tyrosine phosphatases as targets of the combined insulinomimetic effects of zinc and oxidants. Biometals：an international journal on the role of metal ions in biology, biochemistry, and medicine, 2005；18；333-338.
11) Dodson, G. and Steiner D.：The role of assembly in insulin's biosynthesis. Curr Opin Struct Biol, 1998；8；189-194.
12) Gruppuso P. A. et al.：Familial hyperproinsulinemia due to a proposed defect in conversion of proinsulin to insulin. N Engl J Med, 1984；311；629-634.
13) Ghafghazi T., McDaniel M. L. and Lacy, P. E.：Zinc-induced inhibition of insulin secretion from isolated rat islets of Langerhans. Diabetes, 1981；30；341-345.
14) Truong-Tran A. Q., Carter, J., Ruffin, R. E. et al.：The role of zinc in caspase activation and apoptotic cell death. Biometals, 2001；14；315-330.

15) Chen H., Carlson E. C., Pellet L., et al.: Overexpression of metallothionein in pancreatic beta-cells reduces streptozotocin-induced DNA damage and diabetes. Diabetes, 2001 ; 50 ; 2040-2046.
16) Sladek R., Rochekeau G., Rung J. et al.: A genome-wide association study identifies novel risk loci for type 2 diabetes. Nature, 2007 ; 445 ; 881-885.
17) Cauchi S., Del Guerra S., Choguet H. et al.: Meta-analysis and functional effects of the SLC30A8 rs13266634 polymorphism on isolated human pancreatic islets. Mol Genet Metab, 2010 ; 100 ; 77-82.
18) Boesgaard T. W., Zilinskaite J., Vänttinen M. et al.: The common SLC30A8 Arg325Trp variant is associated with reduced first-phase insulin release in 846 non-diabetic offspring of type 2 diabetes patients—the EUGENE2 study. Diabetologia, 2008 ; 51 ; 816-820.
19) Giacconi R. Bonfigli A. R., Teata R. et al.: +647 A/C and +1245 MT1A polymorphisms in the susceptibility of diabetes mellitus and cardiovascular complications. Mol Genet Metab, 2008 ; 94 ; 98-104.
20) Fukada T. and Kambe T.: Molecular and genetic features of zinc transporters in physiology and pathogenesis. Metallomics, 2011 ; 3 ; 662-674.
21) Fukunaka A. and Kambe T.: Mechanism of zinc transport by zinc transporters, ZnT and ZIP. Seikagaku, 2010 ; 82 ; 30-34.
22) Tamaki M., Fujitani Y., Uchida T. et al.: Downregulation of ZnT8 expression in pancreatic beta-cells of diabetic mice. Islets, 2009 ; 1 ; 124-128.
23) Nicolson T. J., Bellomo E. A., Wijesekara N. et al.: Insulin storage and glucose homeostasis in mice null for the granule zinc transporter ZnT8 and studies of the type 2 diabetes-associated variants. Diabetes, 2009 ; 58 ; 2070-2083.
24) Lemaire K., Ravier M. A., Schraenen A. et al.: Insulin crystallization depends on zinc transporter ZnT8 expression, but is not required for normal glucose homeostasis in mice. Proc Nat Acad Sci USA, 2009 ; 106 ; 14872-14877.
25) Ishihara H., Maechler P., Gjinovci A., et al.: Islet beta-cell secretion determines glucagon release from neighbouring alpha-cells. Nat Cell Biol, 2003 ; 5 ; 330-335.
26) Bancila, V., Cens T., Monnier D. et al.: Two SUR1-specific histidine residues mandatory for zinc-induced activation of the rat KATP channel. J Biol Chem, 2005 ; 280 ; 8793-8799.

27) Wijesekara N., Dai F. F., Hardy A. B. et al. : Beta cell-specific *Znt8* deletion in mice causes marked defects in insulin processing, crystallisation and secretion. Diabetologia, 2010 ; 53 ; 1656-1668.
28) Wenzlau J. M., Juhl K., Yu L. et al. : The cation efflux transporter ZnT8 (Slc30A8) is a major autoantigen in human type 1 diabetes. Proc Nat Acad Sci USA, 2007 ; 104 ; 17040-17045.
29) Byun H. R., Kim D. K. and Koh J. Y. : Obesity and downregulated hypothalamic leptin receptors in male metallothionein-3-null mice. Neurobiol Dis, 2011 ; 44 ; 125-132.
30) Huang L., Kirschke C. P., Lay Y. A. et al : Znt7-null Mice Are More Susceptible to Diet-induced Glucose Intolerance and Insulin Resistance. J Biol Chem, 2012 ; 287 ; 33883-33896.
31) Yoshikawa Y., Sakurai H. and Yasui H. : Challenge of studies on the development of new Zn complexes to treat diabetes mellitus. Yakugaku Zasshi, 2011 ; 131 ; 925-930.

第9章 アレルギー反応における亜鉛/亜鉛トランスポーターの役割

西田 圭吾*

1. はじめに

　骨髄由来顆粒細胞であるマスト細胞は，全身の皮下組織および粘膜に幅広く分布し，寄生虫などの感染防御の役割を担う免疫担当細胞であることが知られている[1,2]。細胞膜上に発現している高親和性IgE受容体（FcεRI）がアレルゲン（抗原）により架橋されることでマスト細胞は活性化し，化学伝達物質であるヒスタミン，セロトニン，種々のプロテアーゼなどを細胞外に放出する脱顆粒反応や，炎症性サイトカインの産生を行う[3]。この活性化は感染防御に役割を果たす一方で，過剰な反応により花粉症，喘息，食物アレルギー，じん麻疹，アトピー性皮膚炎などの原因にもなることから，マスト細胞の活性化機構を明らかにすることが重要であると考えられている[4,5]。

　1960年代の電子顕微鏡と重金属イオン染色を用いた研究から，マスト細胞の顆粒に生体内微量必須元素のひとつである亜鉛が豊富に含まれていることが知られている[6]。亜鉛はシグナル伝達に関与する酵素や転写因子などの構造成分として機能しているため，発生，分化，増殖などのさまざまな生物の基本的なイベントに関与しているが，マスト細胞の活性化における亜鉛の役割は詳しく知られていない。近年，著者の研究グループは，亜鉛キレーターや亜鉛トランスポーター遺伝子欠損マウスを用い，マスト細胞依存的なアレルギー反応に亜鉛/亜鉛トランスポーターが必須であることを報告している[7-9]。本章では，マスト細胞における抗原依存的な活性化と亜鉛/亜鉛トランスポーターの役割

---

*　理化学研究所免疫・アレルギー科学総合研究センターサイトカイン研究グループ

について解説する。

2. 亜鉛供給とその細胞内調節機構

　亜鉛は微量必須元素のメンバーのうちのひとつである。体重60 kgの成人生体内におよそ2 g存在し，体を構成するすべての細胞および体液に含まれており，生存するうえで不可欠な元素であることが知られている。生体内の総亜鉛量は一定に保たれており，この恒常性が崩れた場合は，さまざまな疾患が引き起こされることが報告されている。小腸からの亜鉛の吸収障害や，偏食，あるいは食品添加物による亜鉛のキレート作用などが原因で亜鉛欠乏状態になると，軽度の場合は味覚障害，夜盲症，生殖機能の低下，重度の場合は免疫機能の低下，感染症，皮膚炎，下痢，脱毛，成長障害，精神障害が引き起こされることが示されている。一方，亜鉛に汚染した飲食物が原因で亜鉛を過剰に摂取すると，即時的には金属中毒症状として嘔吐や下痢が引き起こされる。また，慢性的な過剰状態では鉄や銅など他の金属元素の吸収を妨げることで溶血性貧血症などを起こすことが報告されている。

　亜鉛の恒常性の破綻により，このように広範囲に及ぶ機能障害が引き起こされるのは，亜鉛が300種類以上に及ぶ酵素の活性中心の形成や，亜鉛フィンガーなど亜鉛イオン結合モチーフを持つ転写因子やシグナル伝達分子の立体構造維持に関与していることに起因すると考えられている。したがって，亜鉛は細胞の増殖・分化・機能発現・生存・運動性といった幅広い生物反応を制御することで，初期発生，免疫反応機能，がん細胞の転移，創傷治癒などの局面に役割を果たしている。

　微量必須元素の亜鉛は，飲食物に含まれる亜鉛が小腸から吸収され，アルブミンやマクログロブリンと結合した状態で血中を循環して各組織・各細胞へと運ばれていく。細胞内における亜鉛量は，亜鉛の取込み・放出・貯蔵により調節されており，亜鉛の細胞膜内外における交換は亜鉛トランスポーターにより行われていることが知られている（図9-1）。現在，細胞外または細胞内器官

2. 亜鉛供給とその細胞内調節機構

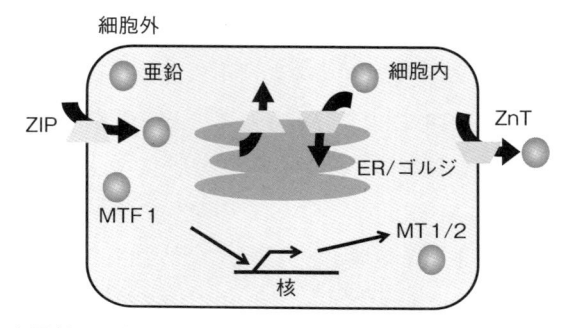

図9-1 細胞内亜鉛は亜鉛トランスポーターやメタロチオネインにより厳密に制御されている

細胞質における亜鉛濃度は亜鉛を増加させる方向性の輸送体として機能するZIPファミリータンパク質と，逆に細胞内亜鉛濃度を減少させる方向性を持つ輸送体として機能するZnTファミリータンパク質によって調節されている。また，細胞質内に発現しているMTF1 (metal-regulatory transcription factor 1) は細胞内の亜鉛上昇によってメタロチオネイン (metallothionein 1/2：MT1/2) を誘導する。MT1/2は過剰な亜鉛イオンに対する解毒作用や反応系へ金属イオンを供給する貯蔵体としての機能を果たしている。

から細胞質方向へ亜鉛を輸送する14種類のZIP (Zrt-, Irt-like protein) ファミリー亜鉛トランスポーターと，細胞質から細胞外または細胞内器官へ亜鉛を輸送する9種類のZnT (Zinc transporter) ファミリー亜鉛トランスポーターが存在することが報告されている[10-12]。さらに，多くの研究グループより亜鉛トランスポーターの異常と亜鉛依存的な疾患の関連を示した報告がなされている。

腸性肢端皮膚炎 (acrodermatitis enteropathica：AE) は，小腸からの亜鉛吸収障害が原因で皮膚炎をはじめとする亜鉛欠乏による病態を呈する疾患で，亜鉛トランスポーター*ZIP4*がAEの原因遺伝子であることが明らかになっている[13]。ZIP4は腸管上皮細胞に発現しており，AEが亜鉛トランスポーターによる亜鉛の取込みの障害で起こる疾患であることが確認された。また乳汁中の亜鉛欠乏が原因で皮膚炎，脱毛，発育不全を起こし離乳前に死亡する*lethal milk*マウスの原因遺伝子は*ZnT4*であることが明らかになっている[14]。ヒト

においても母親の ZNT2 遺伝子の点突然変異により乳児の低亜鉛症状が誘導されることが明らかになっており[15]，乳汁中に含まれる亜鉛が乳腺上皮に発現している ZnT2 や ZnT4 により分泌されていることが示されている。さらに 2 型糖尿病のリスク領域をゲノムワイドスクリーニングした結果，膵臓の β 細胞の分泌顆粒膜上に発現してインスリンの産生に関与することが知られる ZNT8 の遺伝子をコードする領域が該当することが明らかになっている[16]（第 8 章参照）。さらに，著者の研究グループでは ZIP13 が成長遅延をはじめ，骨・歯・眼・皮膚などの硬組織および結合組織において異常を呈するエーラス・ダンロス症候群の原因遺伝子のひとつであることを報告した[17]（第 7 章参照）。

このように亜鉛トランスポーターは生体のさまざまな生物現象に関与していることが示されつつある。これら膜上の亜鉛トランスポーターを介した取込みと排出による亜鉛の制御に加えて，システイン残基を多く含むメタロチオネインが細胞質において過剰な金属イオンを貯蔵する役割を果たしている[18]。細胞内亜鉛濃度はトランスポーターとメタロチオネインの発現量を制御することで一定に保たれていると考えられている（図9-1）。

3．亜鉛キレーターによるマスト細胞活性化の抑制

著者の研究グループでは，マスト細胞の活性化における亜鉛の役割を検討する目的で亜鉛のキレート剤 TPEN〔N,N,N',N'-tetrakis(2-pyridylmethyl)ethylenediamine〕をマウスに投与した。その結果，血管透過性を指標した局所性アナフィラキシー反応が TPEN の投与量依存的に抑制されることが確認された。このときの耳の組織切片におけるマスト細胞の形態から，TPEN 投与を行った個体では脱顆粒反応が低下していることが明らかになった。また TPEN は全身性アナフィラキシー反応に対しても抑制効果を示すことが確認された。さらに骨髄由来のマスト細胞を用いてマスト細胞活性化に対する TPEN の阻害効果を検討した結果，TPEN 処理により脱顆粒反応，ロイコトリエン産生，および IL-6 と TNF-α などのサイトカイン産生が低下していた。

TPENは亜鉛以外の銅，鉄，およびマンガンに対してもある程度のキレート効果があるが，銅，鉄，マンガンのキレート剤はマスト細胞の活性化を抑制しなかったことから，抗原刺激依存的なマスト細胞の活性化に亜鉛が関与していることが示唆された。また，TPENは抗原受容体の下流のSyk，LAT，およびPLCγ2のリン酸化やカルシウムシグナルに対する阻害効果を示さなかったが，脱顆粒反応に重要なプロセスである細胞内顆粒の細胞膜への移行を抑制することが明らかになった。

最近，マスト細胞の顆粒移行を調節する分子として低分子量Gタンパク質の一員であるARF1（ADP-ribosylation factor 1）の同定に成功した[9]。さらに，このARF1の活性化はTPENで阻害されることが判明し，TPENの脱顆粒反応抑制の標的分子として，ARF1が考えられた。一方，サイトカイン産生における阻害機構を検討した結果，IL-6とTNF-αの主要な転写調節因子であるnuclear factor-κB（NF-κB）の刺激依存的な核移行がTPEN処理により大幅に抑制されており，その上流のIκBのリン酸化とユビキチン化による分解，そしてIκB kinase（IKK）の活性化が低下していることが判明した。さらにPKCβ1の活性化に重要な細胞膜への移行がTPEN処理により阻害されていたことから，PKCβ1-NF-κB経路を介した炎症性サイトカインの産生に亜鉛が関与していることが明らかになった[7]。図9-2に，マスト細胞活性化における亜鉛の作用点に関する模式図を示す。脱顆粒に関してはARF1分子依存的な細胞内顆粒移動，サイトカイン産生に関してはプロテインキナーゼC（protein kinase C：PKC）の膜移行のプロセスを制御していると考えている[19]。

4．亜鉛トランスポーターZnT5とアレルギー反応

上述したように，亜鉛キレーターを用いて，亜鉛がマスト細胞の活性化に重要な役割を担っていることが示唆された。しかしながら，細胞内亜鉛は亜鉛トランスポーターによって厳密な制御を受けている。そこで，これら亜鉛調節に

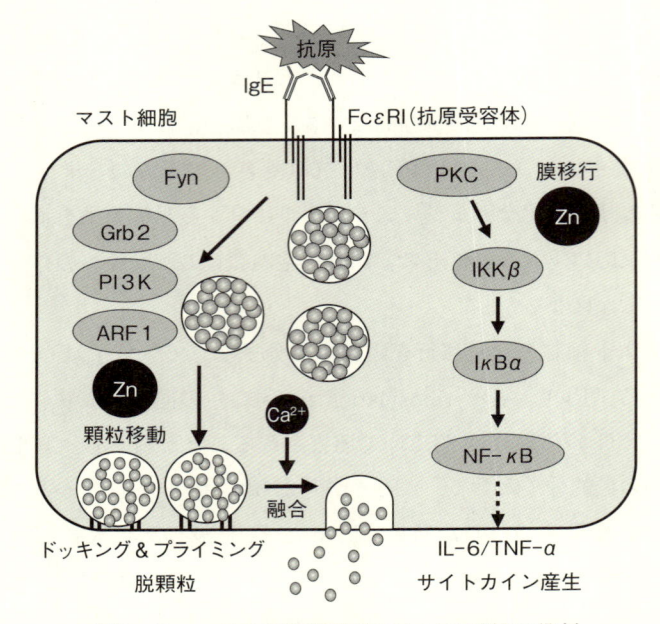

図9-2 マスト細胞活性化における亜鉛の役割

亜鉛キレーター TPEN は脱顆粒においては ARF1 分子依存的な細胞内顆粒移動の抑制,また,PKC の抗原刺激依存的な膜移行を抑制することでサイトカインの転写・産生を抑制している.

PI3K:ホスファチジルイノシトール 3-キナーゼ,Grb2:Grb2-associated binder 2,ARF1:ADP リボシル化因子.

関与する亜鉛トランスポーターに着目して,より生理的な条件下で,アレルギー反応との関係を検討することにした.

アレルギー接触性皮膚炎とは,一般的には"かぶれ"と呼ばれており,ダニやほこりなどの抗原による感作後,再び同様の抗原に曝露されることにより炎症反応が起こるⅣ型アレルギー反応(遅延型アレルギー反応)のひとつで,マスト細胞由来の TNF-α などの炎症性サイトカイン産生が炎症部位に必要であることがこれまでにマウスを用いたモデル実験で報告されている[20].また,マスト細胞では,亜鉛トランスポーター,ZnT ファミリーメンバーのなかで,ZnT1,2,5,6,7 の発現が観察され,そのなかで ZnT5 転写の増加が抗原刺

4. 亜鉛トランスポーター ZnT5 とアレルギー反応　215

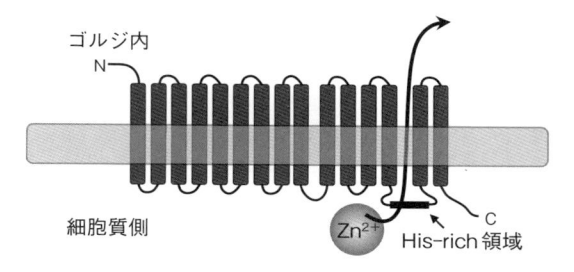

図9-3　亜鉛トランスポーター ZnT5 の構造
ZnT5 は 15 回膜貫通型タンパク質で，His-rich 領域を有しており，この領域が亜鉛の輸送に重要であると考えられている．マスト細胞ではゴルジに発現しており，細胞質からゴルジ内へ亜鉛を輸送している．

激依存的に観察されたことから，著者の研究グループでは ZnT5 がアレルギー反応に関与するのではないかと考え，研究を進めることにした．

ER/ゴルジに局在する ZnT5 は 15 回膜貫通型タンパク質で，His-rich 領域を介して亜鉛が輸送されるのではないかと考えられている（図9-3）。これまで，*ZnT5* 遺伝子欠損マウスは雌雄ともに体重減少を示し，雄では不整脈や突然死を起こすと報告されている[21]．また，*ZnT5/ZnT6/ZnT7* 遺伝子が欠損した細胞では，亜鉛要求性の酵素であるアルカリホスファターゼの活性が低く，この酵素の活性化に *ZnT5/ZnT6/ZnT7* 遺伝子が必要であることが報告されている[22,23]．しかし，アレルギー反応と ZnT5 の関係は不明のままであった．そこで，遅延型アレルギーのモデルである接触性皮膚炎を *ZnT5* 遺伝子欠損マウスと野生型マウスで検討することにした．その結果，興味深いことに，*ZnT5* 遺伝子欠損マウスにおいて，接触性皮膚炎が野生型マウスと比較して減弱していることが明らかになった（図9-4）[8]．次に，*ZnT5* 遺伝子欠損マウスから骨髄由来マスト細胞を調製し，抗原刺激を行ったところ，脱顆粒反応には影響が認められなかったが，IL-6，TNF-α などの炎症性サイトカインの産生が減少する結果が得られた（図9-5）．また，マスト細胞欠損 Kit^{W-sh}/Kit^{W-sh} マウスに野生型マスト細胞，あるいは *ZnT5* 遺伝子欠損マスト細胞をそれぞれ移植し，接触性皮膚炎の実験を検討した結果，予想通り野生型マスト

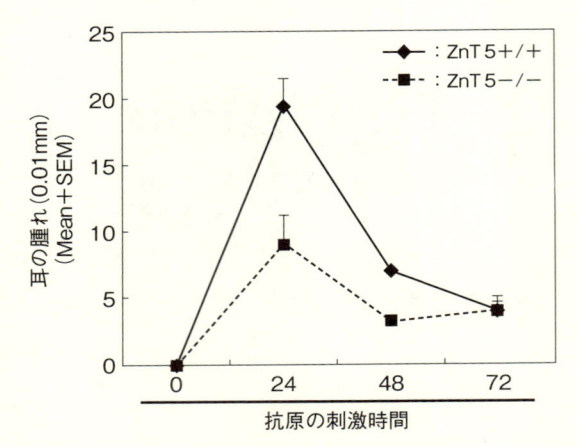

図 9-4 亜鉛トランスポーター ZnT5 欠損マウスは遅延型アレルギー反応が抑制される

ZnT5 欠損マウスに遅延型アレルギーモデル（接触性皮膚炎）を誘導したところ，野生型と比べ，接触性皮膚炎の指標となる耳の腫れが減弱していた。

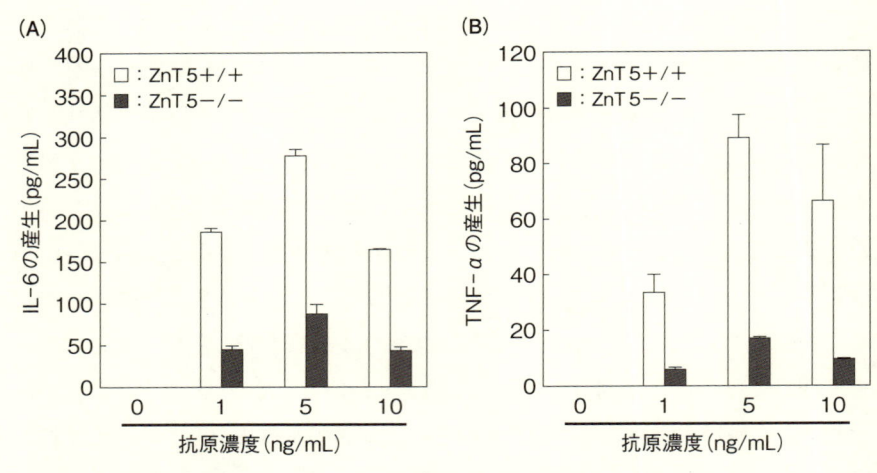

図 9-5 ZnT5 欠損マウス由来マスト細胞では抗原刺激依存的なサイトカイン産生が低下する

ZnT5 欠損マウス骨髄より培養マスト細胞を調整して，抗原刺激 3 時間後のサイトカイン産生量を測定した。IL-6（A），TNF-α（B）ともに ZnT5 欠損マスト細胞で産生量の低下が観察された。

細胞を移植したKit^{W-sh}/Kit^{W-sh}マウスは接触性皮膚炎を発症したが，*ZnT5*遺伝子欠損マスト細胞を移植したKit^{W-sh}/Kit^{W-sh}マウスは発症が減弱していた。これらのことから，接触性皮膚炎にはマスト細胞のZnT5が重要な役割をしていることが示された。

引き続き，ZnT5欠損による炎症性サイトカインの減少を分子レベルで解析する目的で，IL-6，TNF-αの転写レベルを検討したところ，*ZnT5*遺伝子欠損マウス骨髄由来マスト細胞ではその転写活性化が低下していたため，細胞内シグナル伝達の解析を試みることにした。*ZnT5*遺伝子欠損マウス由来マスト細胞では，炎症性サイトカインの転写因子NF-κBの核移行が抑制されており，その上流のIKKのリン酸化やIκBのリン酸化と分解も抑制されていることが明らかになった。

さらに著者が注目したのは，抗原刺激においてIKK/IκB/NF-κBシグナルを制御することが知られているプロテインキナーゼC（protein kinase C：PKC）である。PKCはホルボールエステル（phorbol myristate acetate：PMA）結合領域に亜鉛と結合する2つの亜鉛フィンガードメインを持ち，抗原刺激依存的に細胞質から細胞膜に移行してジアシルグリセロール（diacylglycerol：DAG）と結合し活性化されるリン酸化酵素である[24]（図9-6）。生化学的な解析の結果，*ZnT5*遺伝子欠損マスト細胞ではこのPKCの膜移行が抑制されることが判明した。さらにPKCの亜鉛フィンガードメインに存在する2個のシステインをセリンに置換したPKCの変異体を用いた実験から，膜移行には亜鉛フィンガー領域が重要で，PMAとの結合能力も低下していることが示された。さらに，*ZnT5*遺伝子欠損マスト細胞のPKCはPMAとの結合能力が亜鉛フィンガー変異体と同様に減少していることがわかった。このことから，*ZnT5*遺伝子欠損マウスでは，マスト細胞のPKCのPMA結合部位とその活性化因子DAGとの結合状態が減少し，その下流のIKK/IκB/NF-κBシグナルが抑制され，IL-6，TNF-αなどの炎症性サイトカインの発現が減弱した結果，アレルギー性接触皮膚炎が緩和されると考えられた（図9-7）。

それではなぜ，ZnT5が欠損するとPKCの細胞への膜移行が抑えられるの

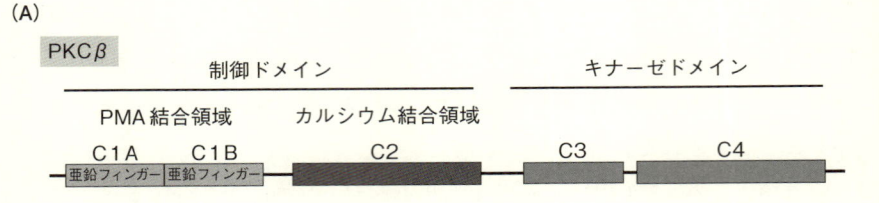

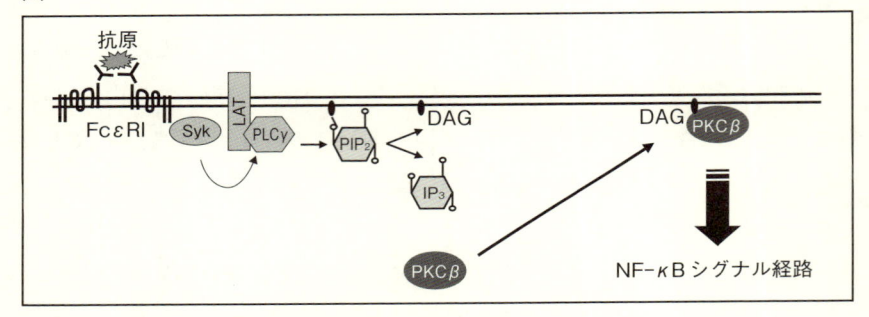

図9-6 PKCの構造と膜移行のメカニズム

A：PKCは制御ドメインとキナーゼドメインを有している。制御ドメインには活性化に必要なPMA結合領域とカルシウム結合領域が存在している。また，PMA結合領域には亜鉛フィンガーモチーフがあり，PKCの構造維持に必須であると考えられている。

B：抗原刺激によって活性化されたホスホリパーゼCγ（PLCγ）はホスファチジルイノシトール2リン酸（PIP_2）を分解して，ジアシルグリセロール（DAG）とイノシトール1, 4, 5-3リン酸（IP_3）を産生する。膜に蓄積されたDAGはPKCのPMA結合領域と結合することによって活性化し，下流のNF-κBシグナル伝達経路を制御している。

であろうか。上述したように，① PKCの変異体ではPMAとの結合が抑制されていた，② ZnT5欠損マスト細胞由来PKCにおいてもPMAとの結合が低下していた。これらのことから，おそらくPKCのPMA結合部位に存在している亜鉛結合部位への亜鉛供給に障害が起こり，その結果PKCは正常な構造を保つことができなくなった可能性が考えられ，ZnT5がPKCに亜鉛を直接もしくは間接的に供給していることが推測された。しかしながらZnT5がどのようにしてPKCに亜鉛を供給しているのかについては，今後の課題となって

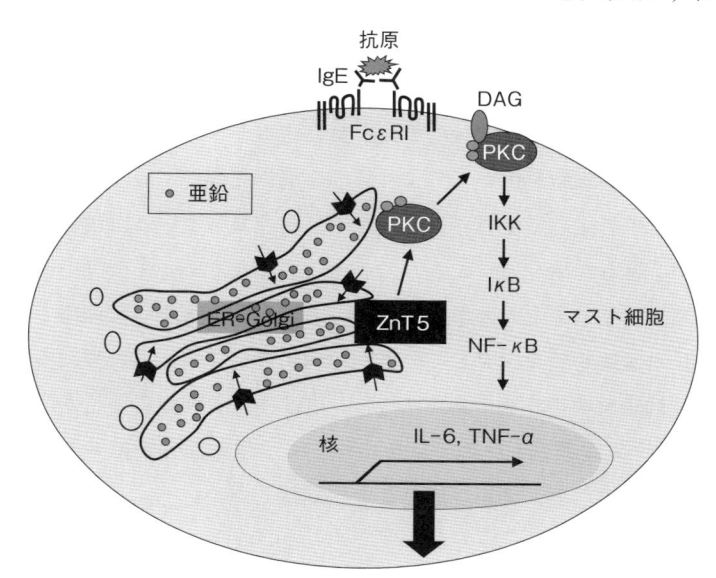

図9-7 ZnT5はマスト細胞依存的な遅延型アレルギー反応およびPKC/NF-κBシグナル伝達経路に必須である
ZnT5はPKCの抗原刺激依存的な膜移行を制御することによってNF-κBシグナル伝達経路を調節し，マスト細胞におけるサイトカイン産生制御に関与している。

いる。

5．おわりに

　本章で紹介した実験結果以外でも，亜鉛とアレルギーの関係はいくつかの報告がなされている。例えば，卵白アルブミン（ovalbumin：OVA）誘導性の喘息モデルにおいて，亜鉛欠乏で好酸球の気道への浸潤が低下し，一方，亜鉛補充により亢進が観察されている[25]。また，亜鉛欠乏が喘息発症のリスク因子のひとつであると同定しているグループ[26,27]や小児喘息患者においてリンパ球における*ZIP2*遺伝子の発現が亢進しているといった報告もあり[28]，亜鉛と

アレルギー病態の関係が指摘されている。哺乳類において，亜鉛トランスポーターは23種類存在しており，今回紹介したマスト細胞以外の免疫担当細胞でも発現が確認されている。今後は亜鉛トランスポーター欠損マウスやそのマウス由来の免疫担当細胞を用いて，より詳細な解析を行っていくことにより，単純に亜鉛恒常性の破綻で生じるアレルギー反応の異常といった現象論から，分子機構を中心とした研究にシフトしていき，亜鉛とアレルギー反応の役割解明がさらに深まっていくものと思われる。さらに，マスト細胞で観察されているように，化学伝達物質を含有している顆粒内に豊富に蓄えられている亜鉛の生物学的意義は未解明のままである[6, 29]。今後はマスト細胞の解析から得られた亜鉛/亜鉛トランスポーターの知見を生かして，創薬開発を推進していくことで，アレルギーの治療に応用されることを期待したい。

文　献

1) Galli S. J., Maurer M. and Lantz C. S.：Mast cells as sentinels of innate immunity. Curr Opin Immunol, 1999；11；53-59.
2) Wedemeyer J., Tsai M. and Galli S. J.：Roles of mast cells and basophils in innate and acquired immunity. Curr Opin Immunol, 2000；12；624-631.
3) Galli S. J., Nakae S. and Tsai M.：Mast cells in the development of adaptive immune responses. Nat Immunol, 2005；6；135-142.
4) Galli S. J., Tsai M. and Piliponsky A. M.：The development of allergic inflammation. Nature, 2008；454；445-454.
5) Kawakami T., Ando T., Kimura M. et al.：Mast cells in atopic dermatitis. Curr Opin Immunol, 2009；21；666-678.
6) Gustafson G. T.：Heavy metals in rat mast cell granules. Lab Invest, 1967；17；588-598.
7) Kabu K., Yamasaki S., Kamimura D. et al.：Zinc is required for FcepsilonRI-mediated mast cell activation. J Immunol, 2006；177；1296-1305.
8) Nishida K., Hasegawa A., Nakae S. et al.：Zinc transporter Znt5/Slc30a5 is required for the mast cell-mediated delayed-type allergic reaction but not the immediate-type reaction. J Exp Med, 2009；206；1351-1364.

9) Nishida K., Yamasaki S., Hasegawa A. et al. : Gab2, via PI-3K, regulates ARF1 in FcepsilonRI-mediated granule translocation and mast cell degranulation. J Immunol, 2011 ; 187 ; 932-941.
10) Palmiter R.D. and Huang L. : Efflux and compartmentalization of zinc by members of the SLC30 family of solute carriers. Pflugers Arch, 2004 ; 447 ; 744-751.
11) Eide D. J. : The SLC39 family of metal ion transporters. Pflugers Arch, 2004 ; 447 ; 796-800.
12) Kambe T., Yamaguchi-Iwai Y., Sasaki R. et al. : Overview of mammalian zinc transporters. Cell Mol Life Sci, 2004 ; 61 ; 49-68.
13) Wang K., Zhou B., Kuo Y.M. et al. : A novel member of a zinc transporter family is defective in acrodermatitis enteropathica. Am J Hum Genet, 2002 ; 71 ; 66-73.
14) Huang L. and Gitschier J. : A novel gene involved in zinc transport is deficient in the lethal milk mouse. Nat Genet, 1997 ; 17 ; 292-297.
15) Chowanadisai W., Lönnerdal B. and Kelleher S. L. : Identification of a mutation in SLC30A2 (ZnT-2) in women with low milk zinc concentration that results in transient neonatal zinc deficiency. J Biol Chem, 2006 ; 281 ; 39699-39707.
16) Sladek R., Rocheleau G., Rung J. et al. : A genome-wide association study identifies novel risk loci for type 2 diabetes. Nature, 2007 ; 445 ; 881-885.
17) Fukada T., Civic N., Furuichi T. et al. : The zinc transporter SLC39A13/ZIP13 is required for connective tissue development ; its involvement in BMP/TGF-beta signaling pathways. PLoS One, 2008 ; 3 ; e3642.
18) Andrews G. K. : Cellular zinc sensors : MTF-1 regulation of gene expression. Biometals, 2001 ; 14 ; 223-237.
19) Nishida K., Fukada T., Yamasaki S. et al. : Zinc in Allergy, Autoimmune, and Hard and Connective Tissue Diseases. In : Zinc in Human Health (ed. by Rink L.). IOS Press, Amsterdam, 2011, pp. 268-282.
20) Suto H., Nakae S., Kakurai M. et al. : Mast cell-associated TNF promotes dendritic cell migration. J Immunol, 2006 ; 176 ; 4102-4112.
21) Inoue K., Matsuda K., Itoh M. et al. : Osteopenia and male-specific sudden cardiac death in mice lacking a zinc transporter gene, Znt5. Hum Mol Genet, 2002 ; 11 ; 1775-1784.
22) Suzuki T., Ishihara K., Migaki H. et al. : Zinc transporters, ZnT5 and ZnT7, are

required for the activation of alkaline phosphatases, zinc-requiring enzymes that are glycosylphosphatidylinositol-anchored to the cytoplasmic membrane. J Biol Chem, 2005 ; 280 ; 637-643.

23) Suzuki T., Ishihara K., Migaki H. et al. : Two different zinc transport complexes of cation diffusion facilitator proteins localized in the secretory pathway operate to activate alkaline phosphatases in vertebrate cells. J Biol Chem, 2005 ; 280 ; 30956-30962.

24) Corbalan-Garcia S. and Gomez-Fernandez J. C. : Protein kinase C regulatory domains : the art of decoding many different signals in membranes. Biochim Biophys Acta, 2006 ; 1761 ; 633-654.

25) Richter M., Bonneau R., Girard M. A. et al. : Zinc status modulates bronchopulmonary eosinophil infiltration in a murine model of allergic inflammation. Chest, 2003 ; 123 ; 446S.

26) Riccioni G. and D'orazio N. : The role of selenium, zinc and antioxidant vitamin supplementation in the treatment of bronchial asthma : adjuvant therapy or not? Expert Opin Investig Drugs, 2005 ; 14 ; 1145-1155.

27) Zalewski P. D., Truong-Tran A. Q., Grosser D. et al. : Zinc metabolism in airway epithelium and airway inflammation : basic mechanisms and clinical targets. A review. Pharmacol Ther, 2005 ; 105 ; 127-149.

28) Xu T. F., Wang X. L., Yang J. Z. et al. : Overexpression of Zip-2 mRNA in the leukocytes of asthmatic infants. Pediatr Pulmonol, 2009 ; 44 ; 763-767.

29) Ho L.H., Ruffin R.E., Murgia C. et al. : Labile zinc and zinc transporter ZnT4 in mast cell granules : role in regulation of caspase activation and NF-kappaB translocation. J Immunol, 2004 ; 172 ; 7750-7760.

終章　今後の展望

神戸大朋*

1. はじめに

　本書では，必須栄養素としての亜鉛の生理作用について，基礎から応用まで最新の知見を交えて幅広い視点からまとめられている。最近特に注目されている亜鉛のシグナル作用を含め，さまざまな分野への亜鉛研究の広がりを知るには十分な内容となっているが，ここ数年来の亜鉛研究の進展はめざましく，各章で紹介しきれなかった亜鉛の新しい生理作用も数多く存在する。一方で，これまでに明らかにされてきた亜鉛の生理作用を健康増進や疾患の治療へと結びつける応用研究は，まだ十分進展しているとはいえず，今後さらに発展させるべき課題となっている。本章では，これまで本書で触れられなかった話題を中心に，今後注目を浴びることが予想される新しい知見の紹介を交え，亜鉛研究の今後の展望についての課題や問題点などを議論したい。

2. 亜鉛の生理機能を有効活用するために

(1) 簡便な亜鉛欠乏判定法の確立

　これまで臨床的に信頼される血清亜鉛値の測定には，原子吸光法が用いられてきたが，操作の煩雑性や結果の判明に時間を要することから，これに代わる簡便な検査法の確立が望まれていた。第2章にも述べられているように，最

---

*　京都大学大学院生命科学研究科

近,比色法を用いて血清亜鉛値を定量できるキットが販売され,新たな検査法として普及しつつある。比色法であるために自動分析による測定も可能となり,近い将来,血清亜鉛値を基準にして簡単に亜鉛欠乏が診断されるようになるであろう。一方で,血清亜鉛値と体内亜鉛欠乏レベルとが相関しない亜鉛欠乏患者の例も見いだされるため,体内亜鉛レベルを正確に反映する亜鉛酵素などを利用した新たな手法を確立することも,今後の重要な課題となる。

(2) 食事からの亜鉛吸収効率の改善

第6章にあるように,日常口にする食品には亜鉛吸収に対して阻害的に作用するものも多く含まれており,消化管からの亜鉛の吸収効率は潜在的に高くない。したがって,この吸収効率を高めることができれば,亜鉛欠乏の予防に直接的な効果をもたらすことが期待できる。カルシウムの吸収促進因子としてCPP(カゼインホスホペプチド)が見いだされているように,亜鉛吸収を促進する食品因子を見いだすことができれば,食事中の亜鉛を効率的に吸収し,健康の保持を図ることが可能となるであろう。超高齢社会を迎えたわが国においては,このような食品因子は非常に有効であるため,発見が期待される。

(3) 亜鉛サプリメント

亜鉛サプリメントの効能については,本書のなかでも第1章,第2章でいくつか例をあげて紹介されているが,ここでは,国外で実施された最近の亜鉛サプリメントに関する疫学調査の結果について少し考察してみたい。ヨーロッパ各国で実施された ZINCAGE Study においては,亜鉛サプリメントの摂取が高齢者の健康増進に貢献することが,分子レベルでの知見を交えて明示されている[1]。また,アメリカで実施された加齢性眼疾患に関する大規模調査(Age-Related Eye Disease Study:AREDS)の結果から,亜鉛サプリメントを抗酸化ビタミンとともに摂取すると加齢黄斑変性の発症リスクが軽減されることも報告されている[2]。これら報告にある亜鉛サプリメントの効能を考える際には,食環境の違いを考慮することも重要となるが,高齢化や食生活の欧米化が進む

日本においては，おおいに参考にすべき情報を含んでいる。特に，加齢黄斑変性は，今後日本でも患者数が増加していくと予想されており，その予防の観点からも亜鉛サプリメントへの注目はさらに高まるであろう。

一方で，亜鉛サプリメントの多量，かつ長期間の摂取が前立腺がんの発症頻度を高めるという疫学調査結果も報告されているが[3]，この報告にはデータの解釈に問題があることが指摘されており，現在，その見解は否定されつつある。現状では，通常量の範囲を大きく逸脱しない限り，亜鉛サプリメントの摂取で健康被害が生じる危険性はほとんどないと考えられており，食事から十分量の亜鉛が摂れないおそれがある場合などには，亜鉛の生理機能を有効活用するために亜鉛サプリメントは非常に効果的に働くであろう。

3．新しい細胞内亜鉛の検出法

（1）蛍光亜鉛プローブ

食事から摂取された亜鉛は細胞内に取り込まれ，さまざまな生理作用を発揮する。したがって，細胞内の亜鉛代謝を解明することは，亜鉛の生理作用を理解するうえで非常に重要となってくる。細胞内に遊離している亜鉛イオンの濃度は極めて低く，一般に，10^{-9} M 以下と推定されている。この値はカルシウムイオンと比べ1,000桁程度低い[4]。したがって，カルシウムイオンに比べて細胞内の亜鉛イオンを鋭敏に検出することは難しく，感度と特異性の両面を兼ね備えた優れた亜鉛プローブが作出されることが望まれていた。最近になって，優れた蛍光亜鉛プローブがいくつも作出され，亜鉛研究の進展に大きく貢献している[5]。しかしながら，蛍光亜鉛プローブごとに，亜鉛に対する親和力や細胞内局在の指向性が異なるため，その使用に際しては十分な注意を要する場合があり，基礎研究の分野では今後さらに汎用性の高い蛍光亜鉛プローブが作出されることが期待されている。

さらに最近では，基礎研究の分野のみならず医療への応用も視野に入れて蛍

光亜鉛プローブの開発が進められている．例えば，蛍光亜鉛プローブ ZPP1 は，動物実験レベルでは前立腺がんの診断に極めて有効であることが示されている[6]（前立腺は，生体内の軟組織において最も多量の遊離亜鉛を有するが，その量は前立腺がんの進行とともに激減する）．近い将来，ZPP1 のような亜鉛プローブが前立腺がんの診断に活用される日がくるかもしれない．

(2) 新たな細胞内亜鉛の検出法

X 線結晶構造解析により明らかにされたタンパク質と亜鉛との結合様式を模倣して FRET 型亜鉛プローブも作出されている[7]．FRET 型亜鉛プローブは，局所の細胞内亜鉛濃度を感度よく検出する手法として威力を発揮しており，小胞体やゴルジ体など小器官内の亜鉛量の測定に成功した例も報告されている[7]．また，最近では，蛍光 X 線分析を用いた亜鉛量の測定法の進歩も著しく，赤血球にマラリア原虫が感染する際の顕著な亜鉛濃度の上昇や，マウス卵母細胞の減数分裂成熟の間の亜鉛濃度の変動などの検出に威力を発揮している[8,9]．このような新しい細胞内亜鉛の検出法によって，これまでの手法では正確な測定が困難であった生体試料における亜鉛の検出が可能となる．今後は，さらに複雑な生体応答過程におけるダイナミックな亜鉛の動きが観察されていくであろう．

4．細胞内での亜鉛代謝の全容解明に向けて

(1) 亜鉛トランスポーターの構造と機能——その輸送メカニズム

亜鉛トランスポーター ZnT と ZIP が，数多くの重要な生理機能を司っていることは本書の各章で紹介されている．しかしながら，両トランスポーターの亜鉛輸送のメカニズムに関しては，まだ多くの謎が残されており，今後の解明が必要である．ZnT トランスポーターの輸送メカニズムに関しては大腸菌の ZnT ホモログタンパク質が X 線結晶構造解析されており，6 回膜貫通型タン

4．細胞内での亜鉛代謝の全容解明に向けて　227

パク質で二量体を形成することや，プロトン（H^+）との交換輸送の様式で亜鉛を輸送することが示されている。しかしながら，この輸送メカニズムが全てのZnTトランスポーターの輸送様式として当てはまるかについては，まだ完全には示されていない。一方，ZIPトランスポーターに関しては，立体構造解析がほとんど進展しておらず，その構造はドメイン予想に基づいた推定構造に留まっている。輸送メカニズムに関しても，重炭酸イオン（HCO_3^-）と共輸送されることがいくつかのZIPトランスポーターにおいて示されているのみで，多くのZIPトランスポーターの輸送機構は，未だ謎のままである。今後，ZnTとZIPトランスポーターの構造や輸送メカニズムに関連する解析が進展し，各トランスポーターの活性制御や，トランスポーター間の協調的な制御機構等が解明されることが期待される。

（2）亜鉛センサーや亜鉛レセプターなどの新たな亜鉛代謝関連分子

　細胞内の亜鉛代謝では，ZnTとZIPトランスポーターが中心的な役割を果たすと考えられているが，細胞内亜鉛の動態には，複数のカルシウムチャネルが関与することも知られている[10]。カルシウムと亜鉛を区別する分子メカニズムについては，まだ十分に解明されていないが，今後の解析の進展により，チャネルを介した速い亜鉛の輸送の詳細についても明らかにされていくことが期待される。また，ある種の細胞では，細胞膜上に亜鉛レセプターが発現する。亜鉛レセプターは，GPR39というGタンパク質共役受容体分子であることが示されており，細胞外の亜鉛に応じて細胞内カルシウム濃度を上昇させ，シグナル伝達に関与する。亜鉛レセプターを介したシグナルは，神経機能を含め[11]，数多くの局面で生体機能調節にかかわることが予想されている。亜鉛シグナルがどのようにして特異性を伴うユニークな役割を演じるのかを含め，亜鉛の関与するシグナル伝達の詳細な分子メカニズムの解明が待たれるところである。

　動物細胞では，細胞内亜鉛の増加に応じて転写因子MTF-1が活性化され，亜鉛増加の影響を軽減させるように遺伝子発現を制御し，亜鉛ホメオスタシス

を維持している。一方，亜鉛欠乏に対する適応メカニズムの詳細については，ほとんど明らかにされていない。出芽酵母などでは，亜鉛欠乏によって活性化される転写因子 Zap1 が亜鉛欠乏を感知するセンサーとなり亜鉛ホメオスタシスを制御することが知られるが[12]，動物細胞に Zap1 のホモログは存在しない。動物細胞においても亜鉛欠乏を感知するセンサー分子が存在するかどうかを明らかにすることは，亜鉛代謝の全容を理解するうえでも非常に意義が大きい。ここにあげた亜鉛代謝関連分子に関しては，今後解明していくべき課題が多く，その進展が注目される。

（3）亜鉛シャペロン分子は存在するのか

　亜鉛がさまざまな生理機能を発揮するには，タンパク質などの生体分子と相互作用する必要がある。しかしながら，細胞内に輸送された亜鉛がどのようにタンパク質と相互作用しているのかに関しては，実際にはほとんど明らかにされておらず，亜鉛の多様な生理作用を理解するうえでも，今後，解明すべき第一の課題となっている。亜鉛と同じ必須微量元素である銅の細胞内代謝では，特異的なシャペロン分子（CCS，COX17，Atox1）がトランスポーターから銅結合タンパク質への銅の受け渡しを介在している（図終-1）。すなわち，遊離の銅イオンの状態をできるだけ避けるようにして，銅をタンパク質に受け渡す仕組みが働いている。一方，亜鉛に関しては，銅でみられるようなシャペロン分子の存在は，まだ知られていない（図終-1）[13]。亜鉛イオンは2価陽イオンとして極めて安定であり毒性が低いこと，また，推定される亜鉛タンパク質の数が 3,000 種近くと膨大であるため，シャペロン分子の助けがなくても亜鉛と相互作用し機能発現するタンパク質が多いことが予想されるが，それに該当しない亜鉛タンパク質が存在したとしても全く不思議ではない。これまでの細胞内の亜鉛タンパク質の機能に関しては，精製酵素を用いた *in vitro* 解析やX線結晶構造解析から得られた亜鉛の結合様式などに基づいた推察が多く，また，シャペロン分子の関与を想定せずにアポ酵素やホロ酵素（アポ酵素＋亜鉛などの補酵素）について議論されることも多かった。細胞内での亜鉛タンパ

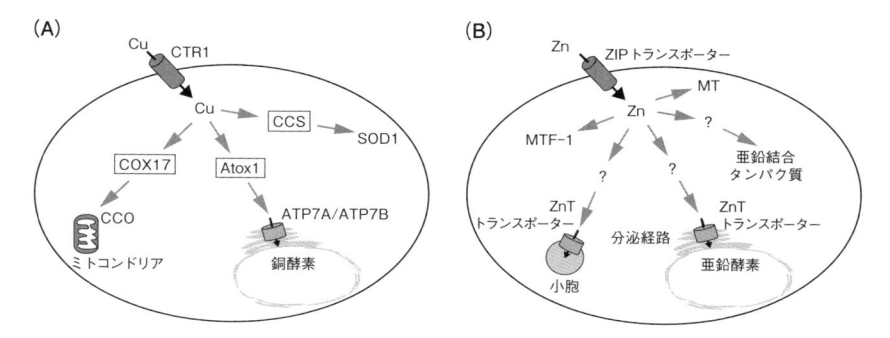

図終-1　細胞内の銅・亜鉛の代謝

A：細胞内の銅代謝。細胞膜上の銅トランスポーター CTR1 により細胞内へ輸送された銅は，主に3つの経路で代謝される。その際，CCS，COX17，Atox1 という3つのシャペロン分子がタンパク質間の銅の受け渡しに重要な役割を果たす。CCS は細胞質のスーパーオキシドジスムターゼ（SOD1）に，COX17 はミトコンドリアのチトクロームｃオキシダーゼ（CCO）に，Atox1 はトランスゴルジネットワークに局在する銅トランスポーター ATP7A/ATP7B を介して分泌性・膜局在性の銅酵素に，それぞれ銅を受け渡す。

B：細胞内の亜鉛代謝。ZIP トランスポーターにより細胞内へ輸送された亜鉛は，メタロチオネイン（MT）や細胞質の亜鉛センサーとして機能する転写因子 MTF-1 へ受け渡されるほか，さまざまな亜鉛タンパク質，さらには，ZnT トランスポーターを介して分泌経路（分泌性・膜局在性の亜鉛酵素のため）や細胞内小胞にも輸送される。これらの過程に亜鉛シャペロン分子が機能するかどうかに関しては，全く明らかにされていない。

ク質の機能発現を動的に理解するためにも，亜鉛シャペロン分子の存在の有無を明示する研究成果が望まれる。

5．亜鉛関連疾患の治療への応用展開

（1）がんと亜鉛の関連

最近，がんの発症と亜鉛代謝が密接に関連することが多くの論文で論じられるようになってきた。例えば，亜鉛トランスポーターの発現制御の破綻が，細胞内の亜鉛ホメオスタシスを変化させ，膵臓がんや肝臓がんを増悪させている

可能性を示すデータが数多く報告されている[14]。さらに，亜鉛トランスポーターが動員した亜鉛が，マトリックスメタロプロテアーゼ（matrix metalloproteinase：MMP）や炭酸脱水酵素（carbonic anhydrase：CA）などがんの増殖や浸潤転移と密接に関連する亜鉛酵素の活性を増強させることが予想されている。将来，ヒトのがん組織で亜鉛トランスポーターの機能破綻ががん増殖に直接関与することを示す例や，亜鉛をキレートすることでがんが抑制されることを明確に示した結果が報告されれば，亜鉛を標的にしたがんの治療法・予防法が確立されていく可能性は十分に考えられる。実際に，MMPやCAに対する阻害剤として考案されている化合物には，両酵素の活性中心に存在する亜鉛をキレートするタイプのものが数多く存在しており[15]，今後，いっそうの展開が期待される。

（2）他の疾患と亜鉛をめぐる最近の話題

第5章で述べられているように，アルツハイマー病患者の老人斑には亜鉛が蓄積することが知られ，亜鉛はアミロイドβの凝集性を高める作用を有する[10]。老人斑がアルツハイマー病の病因となるかどうかに関してはまだ議論の余地があるが，この亜鉛を除去することができれば，アルツハイマー病の治療に何かしらの貢献が期待される。実際に，亜鉛キレート作用を有するPBT2の前期第Ⅱ相試験（Phase Ⅱa）において，アルツハイマー病患者の認知テストで有意な改善効果が認められたことが報告されている[16]。筋萎縮性側索硬化症（amyotrophic lateral sclerosis：ALS）など他の慢性神経疾患でも脳内亜鉛が高まることが報告されており[17]，今後，亜鉛キレート作用を主作用とした治療薬の研究開発が進んでいくと考えられる。

動物実験においては多くの亜鉛錯体が血糖値低下作用を持つことが証明されている[18]。亜鉛キレーターや亜鉛錯体は，さまざまな疾患の治療薬候補として有望であるため，今後，亜鉛が関連する疾患の病態解明とともに，このような機能分子の研究が進展していくものと思われる。

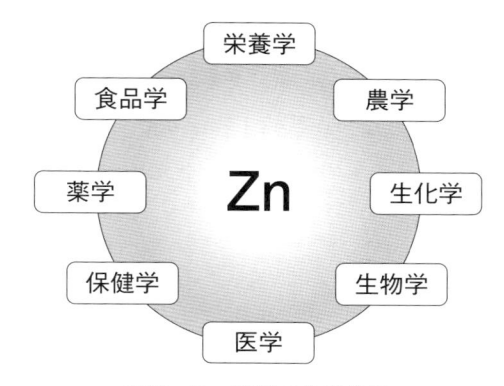

図終-2　亜鉛の生理作用
亜鉛は多様な生理作用を有するため，その研究はさまざまな分野にまたがっている。

6．おわりに

　亜鉛の生理機能は極めて多彩であるため，亜鉛研究を細分化されたひとつの研究領域に限定して議論することはできない（図終-2）。むしろ，今後は各研究領域を横断的に捉えて理解を深めることが，これまで予想されていなかった新しい亜鉛の機能の発見に，さらにそれに続く応用展開に必要となってくる。実際，生体内の亜鉛には，細分化された研究では解決することが難しい多くの未解明の謎が残されている。例えば，前立腺や脈絡膜などに多量に存在する亜鉛の生理機能やその亜鉛集積のメカニズム，また，亜鉛レベルに応じたエピジェネティックな遺伝子発現変化による生体への影響などについては，ほとんど手つかずの状態である。さらに，亜鉛研究のさらなる進展には，研究領域の融合だけでなく，古い知見と新しい知見を有機的に融合させることも重要であろう。それにより，さまざまな病態の治療に有効な亜鉛補充療法の経験的な知識に，分子レベルからの科学的裏づけを与えることが可能となり，亜鉛の効能を健康増進へと結びつける研究は飛躍的に進展するであろう。亜鉛の生理作

用を分子レベルで解明し，必須微量栄養素としての役割を明示することは，健康社会の実現を前進させるのみならず，さらに新たな亜鉛研究を生み出す推進力となることはいうまでもない。亜鉛生物学がさらに魅力的なものになるよう，今後の亜鉛研究のますますの進展を期待したい。

文　献

1) http://www.zincage.org/home.htm
2) Age-Related Eye Disease Study Research Group：A randomized, placebo-controlled, clinical trial of high-dose supplementation with vitamins C and E, beta carotene, and zinc for age-related macular degeneration and vision loss：AREDS report no. 8. Arch Ophthalmol, 2001；119；1417-1436.
3) Leitzmann M. F., Stampfer M. J., Wu K. et al.：Zinc supplement use and risk of prostate cancer. J Natl Cancer Inst, 2003；95；1004-1007.
4) Feske S., Skolnik E. Y., Prakriya M.：Ion channels and transporters in lymphocyte function and immunity. Nat Rev Immunol, 2012；12；532-547.
5) Tomat E. and Lippard S. J.：Imaging mobile zinc in biology. Curr Opin Chem Biol, 2010；14；225-230.
6) Ghosh S. K., Kim P., Zhang X. A. et al.：A novel imaging approach for early detection of prostate cancer based on endogenous zinc sensing. Cancer Res, 2010；70；6119-6127.
7) Qin Y., Dittmer P. J., Park J. G. et al.：Measuring steady-state and dynamic endoplasmic reticulum and Golgi Zn2+ with genetically encoded sensors. Proc Natl Acad Sci USA, 2011；108；7351-7356.
8) Marvin R. G., Wolford J. L., Kidd M. J. et al.：Fluxes in "free" and total zinc are essential for progression of intraerythrocytic stages of Plasmodium falciparum. Chem Biol, 2012；19；731-741.
9) Kim A. M., Vogt S., O'Halloran T. V. et al.：Zinc availability regulates exit from meiosis in maturing mammalian oocytes. Nat Chem Biol, 2010；6；674-681.
10) Sensi S. L., Paoletti P., Bush A. I. et al.：Zinc in the physiology and pathology of the CN. Nat Rev Neurosci, 2009；10；780-791.
11) Besser L., Chorin E., Sekler I. et al.：Synaptically released zinc triggers metabotropic signaling via a zinc-sensing receptor in the hippocampus. J Neurosci,

2009；29；2890-2901.
12) Eide D. J.：Homeostatic and adaptive responses to zinc deficiency in *Saccharomyces cerevisiae*. J Biol Chem, 2009；284；18565-18569.
13) Kambe T., Weaver B. P. and Andrews G. K.：The genetics of essential metal homeostasis during development. Genesis, 2008；46；214-228.
14) Li M., Zhang Y., Liu Z. et al.：Aberrant expression of zinc transporter ZIP4 (SLC39A4) significantly contributes to human pancreatic cancer pathogenesis and progression. Proc Natl Acad Sci USA, 2007；104；18636-18641.
15) Supuran C. T.：Carbonic anhydrases：novel therapeutic applications for inhibitors and activators. Nat Rev Drug Discov, 2008；7；168-181.
16) Lannfelt L., Blennow K., Zetterberg H. et al.：Safety, efficacy, and biomarker findings of PBT2 in targeting Abeta as a modifying therapy for Alzheimer's disease：a phase IIa, double-blind, randomised, placebo-controlled trial. Lancet Neurol, 2008；7；779-786.
17) Hozumi I., Hasegawa T., Honda A. et al.：Patterns of levels of biological metals in CSF differ among neurodegenerative diseases. J Neurol Sci, 2011；303；95-99.
18) Sakurai H., Yoshikawa Y. and Yasui H.：Current state for the development of metallopharmaceutics and anti-diabetic metal complexes. Chem Soc Rev, 2008；37；2383-2392.

索　引

<数字・欧文>

1 塩基多型 ……………………… 199
1 型糖尿病 …………… 190, 203
25(OH)D_3 ………………………… 91
25 ヒドロキシビタミン D_3… 91
2 型糖尿病 ……………… 189, 190
　――リスクアリル型……… 200
3 点曲げ試験法 ………………… 89
Ⅳ型アレルギー反応……… 214
α_2-マクログロブリン …… 154
AAP ……………………………… 99
ACE 比測定 …………………… 37
acrodermatitis enteropathica
　………………………… 155, 172
ADP-ribosylation factor 1
　……………………………… 213
AE ……………………………… 172
ALS ……………………………… 230
AREDS ………………………… 224
ARF1 …………………………… 213
β 細胞 ………………………… 174
BMP/TGF-β ……………… 181
Ca^{2+} シグナル ……………… 134
cAMP …………………………… 176
carbonic anhydrase ……… 116
CA 阻害剤 ……………………… 122
CKD ……………………………… 65
CpG 領域 ……………………… 91
CREB …………………………… 176
cyclic adenosine
　monophosphate ………… 176
CYP2R1 …………………… 91, 93
DAG ……………………………… 217
diacylglycerol ………………… 217
DNA micro array ………… 181
E-カドヘリン転写抑制因子
　……………………………… 174
EMT …………………………… 174
epithelial mesenchymal
　transition …………………… 174
ESPGHAN ……………………… 99
FcεRI ………………………… 209
FRET …………………………… 226
GABA 作動性神経 ………… 135
GABA トランスポーター … 135
GH ……………………………… 176
　――受容体 …………………… 177
GHR …………………………… 177
GHRHR ……………………… 176
GPCR …………………………… 176
GPR39 ………………………… 227
growth hormone ………… 176
　――receptor ……………… 177
　――releasing hormone
　　receptor ………………… 176
HC11 …………………………… 101
HPA 系 ………………………… 140
IκB ……………………………… 217
IGF-I …………………………… 177
Ihh ……………………………… 176
IKK ……………………………… 217
IL-6 ……………………………… 212
Indian hedgehog …………… 176
insulin-like growth factor I
　……………………………… 177
International Zinc Nutrition
　Consultative Group …… 95
IZiNCG ………………… 95, 102
JAPAN Report ……………… 48
KITAKAMI Study … 34, 46
KitW-sh/KitW-sh マウス
　……………………………… 215
Kolmogorov-Smirnov …… 31
L-カルノシン亜鉛錯体 … 115
lethal milk …………… 100, 163
　――マウス ………………… 171
long-term potentiation … 136
LTP …………………………… 136
MK-927 ……………………… 124
MMP …………………………… 230
MTF-1 ………………… 162, 227
NAFLD ………………………… 63
NAGANO Study …………… 48
NASH …………………………… 63
NF-κB ………………………… 217
NHANES Ⅱ …………………… 48
NMDA 受容体 ……………… 38
NPY …………………………… 128
NST ……………………………… 74
parathyroid hormone-
　related peptide ………… 176
PC 的デジタル思考 ………… 32
PDE …………………………… 176
phorbol myristate acetate
　……………………………… 217
phosphodiesterase………… 176
PKA …………………………… 176
PKC …………………………… 213
PMA …………………………… 217
Prasad ………………… 19, 169
protein kinase A ………… 176
PTH1R ………………………… 176
PTHrP ………………………… 176
RDA ……………………………… 85
SAMP6 ……………… 88, 93, 94
SD-EDS ……………………… 181
Senescence Accelerated
　Mouse P6 ………………… 88
SGA ……………………………… 98
SLC30/ZnT ファミリー … 170
$Slc30a1$(同 2～8) ………… 172
$Slc30a8$ 遺伝子 …………… 189
SLC30A ファミリー ……… 154
SLC39A ファミリー ……… 154
SLC39/ZIP ファミリー … 170
$Slc39a1$(同 2～4, 8, 13, 14)
　……………………………… 172
SMAD ………………………… 181
small for gestational age … 98

Snail … 174	ZnT5 … 94, 95, 172, 214	—シグナル … 169
SNRI … 38	ZnT7 … 164, 172	—シグナル機軸 … 184
SOD … 55	ZnT8 … 172, 199	—食事摂取基準 … 13
SRL … 32	—欠損マウス … 201	—生物学 … 26, 36, 41
SSRI … 38	—リスクアリル保有者 … 201	—摂取基準 … 9
TGF-β 回路 … 43	Zrt-, Irt-like protein … 211	—摂取量 … 116, 151
Timm's 法 … 137		—センサー … 227
TNF-α … 212	<和 文>	—潜在的欠乏 … 15
TOMI Study … 48		—耐容上限量 … 13
TPEN … 212	【あ】	—中毒 … 9
TRPA1 … 123	亜鉛 … 1, 8, 169, 209	—治療剤 … 114
UNICEF … 86	—/銅配合比率 … 10	—鉄・銅の供給源 … 14
uremic pruritus … 67	—イオン結合モチーフ	—トランスポーター
X 線 CT … 89	… 210	… 39, 93, 94, 96, 151,
X 線結晶構造解析 … 226	—栄養状態 … 13	189, 133, 151, 170,
Zinc transporter … 211	—化学的性質 … 1	189, 210, 226, 229
ZIP … 154, 226	—過剰症 … 9	—熱 … 14
—ファミリー亜鉛	—顆粒 … 174	—非欠乏群 … 34
トランスポーター … 211	—規格基準 … 12	—必要量 … 8
ZIP1 … 171, 172	—給餌 … 127	—フィンガー … 210
ZIP2 … 171, 172	—吸収改善 … 165	—分析法 … 12
ZIP2 遺伝子 … 219	—吸収障害 … 42	—補充療法 … 15, 20, 25,
ZIP3 … 101, 171, 172	—キレーター … 147	42, 53, 56, 57, 72
ZIP4 … 95, 157, 161, 162,	—キレート剤 … 11, 113	—メッキ … 1
164, 165, 171, 172	—経口投与 … 128	—要求酵素 … 55
—不全 … 3	—経口毒性 … 14	—レセプター … 227
—/SLC39A4 … 156	—欠乏 … 15, 112, 113,	味溶液の選択実験 … 117
ZIP5 … 101, 162	118, 119, 125	アスコルビン酸 … 155
ZIP8 … 95, 101, 172	—欠乏群 … 34	アトピー性皮膚炎
ZIP10 … 101, 159	—欠乏症 … 2, 3, 56, 62,	… 27, 39, 65, 67
ZIP13 … 43, 172	109, 169	アフタ性口内炎 … 21, 24, 26
ZIP14 … 172	—欠乏食 … 126, 133	アポ酵素 … 228
Zn^{2+} 恒常性 … 139	—欠乏性貧血 … 63, 78	甘味感受性 … 112
Zn^{2+} シグナル … 131	—欠乏性味覚障害 … 116	アミロイド前駆体タンパク質
Zn^{2+} 染色法 … 137	—欠乏ラット	… 146
ZnT … 154, 226	… 117, 122, 127	アミロイド β タンパク質 … 146
—ファミリー亜鉛	—解毒機能 … 4	有沢祥子 … 27, 40
トランスポーター … 211	—酵素 … 3, 29, 55, 59, 122	アルカリホスファターゼ … 29
ZnT1 … 95, 162,164, 171, 172	—酵母 … 5, 6	アルツハイマー脳
ZnT2 … 96, 97, 101, 171, 172	—剤 … 115	… 81, 138, 146, 230
ZnT3 … 137, 172	—錯体 … 204, 230	アルブミン … 154
ZnT3 欠損マウス … 137	—作動性神経 … 131	アレルギー応答 … 174
ZnT4 … 96, 97, 100, 163,	—サプリメント … 224, 225	アレルギー接触性皮膚炎
164, 171, 172		… 214

【い】

医原性亜鉛欠乏症 ………… 19
一過性乳児亜鉛欠乏症 …101
遺伝因子 ………………………190
遺伝子欠損マウス ………171
遺伝性疾患 …………………177
イブプロフェン ……………112
医薬品 …………………………204
胃瘻 ……………………20, 24, 36
インクレチン ………………194
インスリン …………………174
　　―結晶 ………………………174
　　―結晶構造 ………………201
　　―抵抗性 ……………174, 190
　　―分泌低下 ………………190
　　―様作用 …………………197
　　―様成長因子Ⅰ …………177
　　―六量体 …………………197
インターフェロン ………… 60
インディアンヘッジホッグ
　………………………………176

【う・え・お】

ウイルソン病 …… 56, 61, 77
うつ病 …………………………132
ウレアーゼ …………………… 61
栄養機能食品 ………………153
　　―成分 ………………………… 15
栄養機能表示 ………………… 12
エーラス・ダンロス症候群
　……………………………172, 181
疫学調査 ……………………… 25
エナメル芽細胞 ……………178
エピジェネティック
　………………………93, 94, 231
エリスロポエチン ………… 64
円形脱毛症 …………………… 65
炎症性サイトカイン……215
炎症性腸疾患 ………………… 62
エンドサイトーシス
　………………………………158, 159
塩味感受性 …………………112
煙霧状粉末 …………………… 14

【か】

オキシトシン ………………119
オルニチントランス
　カルバミラーゼ ………… 59
オレキシン …………………128

【か】

回帰曲線 ……………………… 46
海馬 ……………………………81, 138
潰瘍性大腸炎 ………………45, 62
化学伝達物質 ………………209
化学肥料 ……………………… 11
牡蠣（カキ）………………152, 153
加工食品 ……………………… 11
下垂体 …………………………177
下腿潰瘍 ……………………… 66
学校給食 ……………………… 49
活性酸素 ……………………55, 61
活性酸素消去能 ……………… 5
活性抑制機序 ……………… 38
カットオフ値 ………………28, 33
カドミウム …………………159
過敏性大腸症候群 ………… 45
鎌状赤血球症 ……………… 64
カルシウム …………………224, 225
　　―チャネル ………………139, 227
加齢黄斑変性 …………71, 224
がん ……………………………229
　　―患者 ………………………114
環境因子 ……………………190
眼瞼裂斜下 …………………181
肝硬変症 ……………………… 59
環状アデノシン―リン酸
　………………………………176
肝性昏睡 ……………………… 59
肝性脳症 ……………………… 59
関節リウマチ ……………… 70
肝の線維化 ………………… 59
緩和医療 ……………………… 36

【き】

記憶 ……………………………136
キニーネ塩酸溶液 ………118
基本味 …………………………117
　　―応答 ………………………124

【き】

吸収障害 ………………………3, 23
急性亜鉛中毒 ……………… 45
急性心筋梗塞 ……………… 63
共輸送 …………………………227
局所性アナフィラキシー反応
　………………………………212
局所療法 ……………………… 41
拒食 ……………………………21, 25
筋萎縮性側索硬化症……230
菌血症 …………………………42
金属熱 ………………………… 14

【く】

クエン酸 ……………………152
窪目 ……………………………180
クリオキノール ……………147
グルココルチコイド……140
　　―受容体 …………………142
グルコン酸亜鉛
　……………………10, 102, 153
グルタミン酸 ………………134
　　―作動性神経 ……………131
　　―受容体 …………………134
　　―神経毒性 ………………139
クローン病 …………………45, 62
群の基準値 ………………… 30

【け】

蛍光Ｘ線分析 ………………226
経口亜鉛負荷試験 ………… 62
蛍光亜鉛プローブ ………225
脛骨 ……………………………178
血液-脳脊髄液関門 ………133
血液-脳関門 …………………132
血管内皮細胞 ……………… 44
結合組織 ……………………39, 177
　　―発生 ………………………… 43
血清亜鉛 ……………………132
　　―基準下限値 …………… 13
　　―値 ……………21, 25, 223
　　―値分布曲線 …………… 32
血中アンモニア ……………… 59
解熱鎮痛薬 …………………110
下痢 ………22, 23, 26, 45, 156

索　引　237

元気度 …………………………… 21
原子吸光分析法 ………………… 32
原子吸光法 ……………… 57, 223

【こ】

抗うつ薬 ………………………… 38
口角炎 ………………… 25, 26, 40
効果発現 ………………… 29, 35
高カロリー栄養輸液 …………… 19
高カロリー輸液 ………… 62, 75
口乾感 …………………………… 38
抗がん剤 ……………………… 114
交換輸送 ……………………… 226
口腔内違和感 ………… 25, 31, 37
口腔粘膜障害 …………………… 68
抗酸化酵素 ……………………… 6
抗酸化作用 …………………… 199
抗酸化ミネラル ………………… 4
好酸球 ………………………… 219
高山病 ………………………… 123
恒常性 ………………………… 170
　　─維持機能 ………………… 79
高親和性IgE受容体 ……… 209
構造維持因子 …………………… 28
構造機能 ………………………… 2
酵素の補因子 …………………… 28
鼓索神経 ………… 119, 121, 124
　　─応答 …………………… 120
個人差 …………………………… 30
骨芽細胞 ……………………… 178
骨形成 …………………… 88, 90
　　─不全 …………………… 181
骨髄由来マスト細胞 ………… 215
骨折リスク ……………………… 90
骨粗鬆症 ……………………… 80
骨代謝 ………………………… 169
骨密度 ………………………… 169
個の正常値 ……………………… 30
個のゆらぎ ……………………… 49
コラーゲン ……………………… 60
ゴルジ体 ……………………… 182

【さ】

サイトカイン ………… 67, 80

細胞間情報伝達 ……………… 174
細胞死 ………………………… 198
細胞の新生・維持 ……………… 36
酢酸亜鉛 ……………………… 56
　　─フューム ……………… 14
酸化ストレス ………………… 199
三叉神経舌枝 ………………… 119
　　─応答 ……… 121, 124, 125

【し】

ジアシルグリセロール … 217
C型肝炎 ………………………… 60
歯冠 …………………………… 178
シグナル因子 …………………… 28
歯形成 ………………………… 178
嗜好選択実験 ………………… 117
自己抗原 ……………………… 203
自己抗体 ……………………… 203
自己免疫応答 ………………… 203
歯状回 ………………………… 141
視床下部 ……………………… 203
　　─下垂体-副腎皮質系 …140
疾患感受性遺伝子 …………… 189
湿疹様皮膚炎 ………………… 156
疾病予防対策 …………………… 16
至適血清亜鉛濃度 ……………… 32
死のミルク …………………… 163
脂肪組織 ……………………… 203
脂肪代謝 ……………………… 174
若年女性 ……………… 94, 103
シャペロン分子 ……………… 228
重金属 ………………………… 7, 8
　　─解毒機能 ………………… 7
　　─解毒治療 ………………… 8
　　─中毒 ……………………… 7
終末期発症 ……………………… 43
腫瘍形成 ……………………… 42
主要元素 ……………………… 53
循環障害 ……………………… 41
準主要元素 …………………… 53
消化管ホルモン ……………… 194
掌蹠膿疱症 ……… 27, 38, 65, 66
小腸 …………………………… 173
上皮間葉相互作用 …………… 178

上皮間葉転換 ………………… 174
小胞体ストレス ……………… 202
食塩嗜好性 …………………… 119
食塩水 …………………… 118, 120
食餌亜鉛シグナル …………… 127
食事摂取基準 ………… 86, 152
食事療法 ………………………… 42
食生活の欧米化 ……………… 224
褥瘡 ……………… 20, 41, 65, 68
　　─予防 ………………… 43, 45
触媒機能 ………………………… 2
食品中亜鉛含量 ………………… 10
食品添加物 …… 11, 113, 116
食欲調節障害 ………………… 109
食欲不振 ………… 20, 22, 24, 36
初診時血清亜鉛値 ……………… 31
神経幹細胞 …………………… 141
神経細胞 ……………………… 131
　　─死 ……………………… 139
神経新生 ……………………… 141
尋常性乾癬 ……………… 27, 65
腎性貧血 ………………… 64, 65
診断示標 ……………………… 40

【す・せ・そ】

膵β細胞 ……………………… 189
水疱形成 ……………………… 44
水疱症 ………………………… 27
スーパーオキシド
　　ジスムターゼ ……… 55, 63
スーパーオキシド消去能 … 5
ストレス ……………………… 141
生化学的機序 …………………… 36
生活習慣病 ……………… 15, 87
性差 …………………………… 46
精子数の減少 …………………… 49
脆弱性 …………………………… 40
青色強膜 ……………………… 180
精神活動 ……………………… 147
精神状態 ……………………… 21
精神的ストレス ……………… 144
生体値 …………………………… 49
成長 …………………………… 170
　　─障害 …………………… 169

―遅延 ……………………172
成長ホルモン ……………176
　―放出ホルモン受容体
　　……………………………176
性別による影響の違い … 93
脊髄損傷 ……………………44
　―患者 ……………………44
脊柱異形成 ………………180
脊柱後彎 …………………178
脊柱側彎 …………………180
脊柱扁平 …………………180
脊椎異形成型エーラス・
　ダンロス症候群 ………181
石灰化 ……………………176
摂食促進系ペプチド ……128
摂食促進シグナル ………128
摂食中枢 ……………………36
摂食調節 …………………127
摂食抑制系ペプチド ……128
摂食量 ……………………129
絶対値 ………………………33
接着因子 ……………………44
舌痛 …………………………22
　―症 …………… 26, 37, 68
ゼブラフィッシュ ………174
セレン ………………………8
線維芽細胞 …………………43
全ゲノム相関解析法 ……199
潜在亜鉛欠乏群 ……………34
潜在的亜鉛欠乏者 …………50
全身性アナフィラキシー反応
　……………………………212
喘息 …………………………40
前肥大 ……………………176
早期産児 ………………98, 99
爪甲異常 ……………………27
創傷治癒阻害因子 …………41
増殖軟骨細胞 ……… 176, 178
創薬開発 …………………220
掻痒 …………………………23
　―症 ………………………39
側彎 ………………………175
ソマトメジンC ……… 64, 73

【た】

ダイエット …………………49
代謝異常 …………………169
苔癬化 ………………………23
耐糖能 ……………… 174, 201
　―障害 …………………201
大脳皮質 …………………138
耐容上限量 …………………9
多剤投与 ……………………22
脱顆粒反応 ………………215
脱毛 …………………………27
　―症 ……………………156
炭酸飲料 …………………123
炭酸水 ……… 117, 118, 121, 124
　―刺激 …………… 120, 125
炭酸脱水酵素 … 109, 122, 125
　―活性 …………… 125, 126
　―阻害剤 ………… 116, 122
男性不妊 ……………………72
短腸症候群 …………………62

【ち】

地域住民検診 ………………34
地中海貧血 …………………64
中心静脈栄養 ………………62
治癒の判定 …………………36
長期増強 …………………136
腸性肢端皮膚炎
　… 27, 39, 68, 73, 76, 155, 172
調節機能 ……………………2
チロシンホスファターゼ 197

【て・と】

低亜鉛血症 …………………65
低亜鉛食 …………………126
低出生体重児 ………… 98, 99
　―用調整乳 ………………99
低身長 ……………………169
鉄 …………………………155
　―欠乏性貧血 ……………78
　―補充療法 ………………43
てんかん …………………143
銅 ……………… 155, 161, 228

　―欠乏性貧血 ……………78
　―酵母 ……………………5
糖代謝制御 ………………194
糖尿病 ……………………189
毒性 …………………………1
冨田寛 ………………………19
トランスポーター …………57

【な行】

内分泌機能 ………………133
内分泌ホルモン …………147
鉛 ……………………………1
軟骨細胞 …………………175
軟骨成長板 ………………178
二次的亜鉛欠乏 ……………36
日内変動 ………… 30, 34, 46, 57
日本微量元素学会 …………33
乳児用調製粉乳 …………102
乳腺細胞 …………………100
ニューロペプチドY … 36, 128
認知 ………………………147
　―症 ……………………132
熱傷 …………………………66
脳 …………………………131
　機能 ……………………133
膿疱性乾癬様皮疹 …………26

【は】

剥皮 …………………… 40, 45
発育遅延 ……………………28
発症機序 ……………………36
ハンセン病 …………………66

【ひ】

比色法 ………………………57
非代償性肝硬変症 …………55
肥大層 ……………………176
肥大軟骨細胞 ……… 176, 178
ビタミンA …………………71
ビタミンD25位水酸化酵素
　……………………………91
ビタミンD …………………91
必須栄養素 …………………2
必須微量元素 ………………54

索　　引　239

泌乳期 …………………… 99, 100
ヒト系統疾患 ………………180
ヒト血清亜鉛値 ……………13
皮膚 …………………………178
　̶炎 ………………………164
　̶掻痒症 ………… 39, 65, 66
肥満 …………………………204
　̶細胞 ………………………39
表現型 ………………………183
表皮内出血 …………………44
　̶斑 …………………………40
ピロリ菌 ……………………61

【ふ】

フィチン酸 …………… 102, 153
フィッシャー比 ……………59
風土病 ………………………48
フォローアップミルク ……102
深田俊幸 ……………………43
副甲状腺ホルモン
　関連ペプチド ……………176
不定愁訴 ……………………22
不妊症 ………………………49
部分性無歯症 ………………180
プラサド ………………19, 169
フリーラジカル …………55, 79
プロセシング … 158, 159, 161
プロテアソーム ……………158
プロラクチン ………………101
分岐鎖アミノ酸 ……………59
分子生物学 …………………26

【へ・ほ】

ベーチェット病 ……………69
変動許容範囲 ………………30
扁桃体 ………………………145
放射線治療 …………………114
放射線防護機能 ……………4
放射線防護効果 ……………5

放射線防護作用 ……………6
補充療法完了 ………………36
ホスホジエステラーゼ ……176
母乳 ……………… 99, 100, 101
　̶強化食品 …………………99
　̶代替食品 ………………153
　̶哺育 ……………………101
骨への長期的影響 …………94
ホメオスタシス …………41, 79
ポラプレジンク
　………… 15, 55, 59, 60, 68, 70, 115
ポリリン酸 …………………153
ホルボールエステル ………217
ホロ酵素 ……………………228

【ま】

マイクロ CT …………………89
マスト細胞 …………………209
マトリックスメタロ
　プロテアーゼ ……………230
慢性下痢 ……………………45
慢性湿疹用皮疹 ……………23
慢性腎不全 …………………65
慢性膵炎 ……………………62

【み】

味覚異常 ………… 71, 115, 118
味覚検査 ……………………31
味覚障害 …… 20, 21, 31, 36, 56,
　　　　　 71, 109, 110, 112, 115
　̶患者 ……………………110
味覚・食欲調節 ……………109
未熟児 ………………………74
ミネラル含有酵母 ……………5
ミネラル含有熱処理酵母 ……4
ミネラルコルチコイド
　受容体 ……………………142
ミネラル不足 ………………11
ミネラル類 …………………116

味溶液の選択実験 …………117
味蕾 …………………………126

【め・も】

眼 ……………………………178
メタロチオネイン … 3, 7, 55,
　　　　　　 56, 81, 140, 161, 212
メチル化 ……………………91
　̶DNA 免疫沈降法 ………91
免疫系 ………………………39
免疫担当細胞 ………………220
免疫能 ………………55, 58, 79
免疫反応機能 ………………210
毛髪異常 ……………………164

【や行・ら行】

薬剤服用による副作用 …110
夜盲症 ………………………28
ユビキチン化 ………………158
溶存炭酸ガス ………………123
ラット鼓索神経応答 ………113
リスクアリル患者 …………199
リソソーム …………………158
硫酸亜鉛
　……… 10, 55, 66, 67, 102, 153
緑内障 ………………………123
類天疱瘡 ………………… 41, 65
　̶様水疱 ……………… 40, 44
　̶様皮疹 ……………… 26, 27, 40
裂創 …………………………44
レプチン ………………193, 203
老化 …………………………138
　̶現象 ………………………41
老人性皮膚掻痒症 ……… 27, 39
老人斑 ………………………146
論理的亜鉛補充療法
　…………… 27, 35, 37, 38, 40

〔責任編集者〕

駒井三千夫	こまい みちお	東北大学大学院農学研究科
神戸大朋	かんべ たいほう	京都大学大学院生命科学研究科

〔著　者〕（執筆順）

倉澤隆平	くらさわ りゅうへい	東御市立みまき温泉診療所
宮田　學	みやた さとる	誠光会草津総合病院
長田昌士	ながた まさし	株式会社明治研究本部食機能科学研究所
武田厚司	たけだ あつし	静岡県立大学薬学部
深田俊幸	ふかだ としゆき	理化学研究所 免疫・アレルギー科学総合研究センター
藤谷与士夫	ふじたに よしお	順天堂大学大学院医学研究科
西田圭吾	にしだ けいご	理化学研究所 免疫・アレルギー科学総合研究センター

亜鉛の機能と健康
-新たにわかった多彩な機能-

2013 年(平成 25 年) 5 月 20 日　初版発行

監　修	日本栄養・食糧学会	
責任編集者	駒　井　三千夫	
	神　戸　大　朋	
発行者	筑　紫　恒　男	
発行所	株式会社 建帛社 KENPAKUSHA	

〒112-0011　東京都文京区千石4丁目2番15号
　　　　　　ＴＥＬ (03) 3944-2611
　　　　　　ＦＡＸ (03) 3946-4377
　　　　　　http://www.kenpakusha.co.jp/

ISBN 978-4-7679-6171-2　C3047　　　あづま堂印刷／常川製本
© 駒井，神戸ほか，2013.　　　　　　　Printed in Japan.
(定価はカバーに表示してあります)

本書の複製権・翻訳権・上映権・公衆送信権等は株式会社建帛社が保有します。
JCOPY〈(社)出版者著作権管理機構　委託出版物〉
本書の無断複写は著作権法上での例外を除き禁じられています。複写される場合は、そのつど事前に、(社)出版者著作権管理機構 (TEL 03-3513-6969, FAX 03-3513-6979, e-mail : info@jcopy.or.jp) の許諾を得てください。